3주 스피드 몸만들기

**일러두기**

■ **이 책은 '남자를 위한 단기간 다이어트 프로그램'을 알려준다.**
3주 동안 요요 없이 탄력적으로 다이어트 하도록 운동과 식단을 함께 구성하였다. 운동은 트레이너가, 식단은 요리연구가가 플래닝하였다.

■ **이 책은 본책과 별책부록으로 구성되었다.**
본책에는 3주 다이어트 프로그램인 운동과 식단에 대해 자세히 설명하였다. 별책부록은 다이어트 플랜북으로, 3주 동안 실행하는 다이어트 계획을 하루하루 체계적으로 기재하도록 했다.

■ **플랜북에 주차별로 '일주일 장보기'를 수록하였다.**
자주 사용되는 재료 중 닭가슴살과 신선한 채소, 과일은 일주일치 재료를 한 번에 구입하여 사용하고, 곡류나 소스류는 다이어트가 시작되는 첫 주에 3주 치를 한 번에 구입하여 사용할 수 있도록 별도로 구성하였다.

■ **요리할 때 원재료를 사용하면 좋지만, 시중에서 판매되는 완제품을 사용해도 무방하다.**
예를 들어 닭가슴살은 훈제 닭가슴살로, 잡곡밥과 현미밥은 즉석밥으로, 각종 소스류는 완제품으로 대체할 수 있다. 상황에 따라 닭가슴살 요리와 건강주스도 완제품을 사용해도 좋으나, 구입 전에 반드시 칼로리와 GI지수를 확인한다.

■ **이 책에 기재된 칼로리는 포털 사이트 '네이버 칼로리 지식백과'와 앱 '칼로리 카운터'를 참고하였다.**

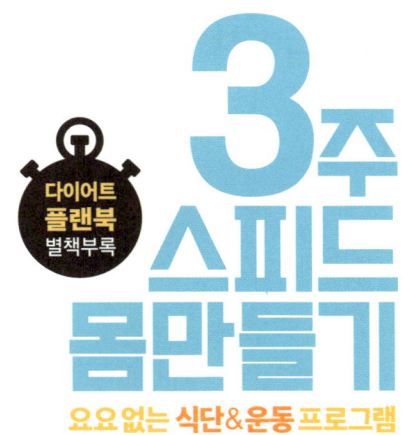

# 3주 스피드 몸만들기

다이어트 플랜북 별책부록

요요 없는 **식단**&**운동** 프로그램

문대균 · 제이킴 지음

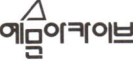

서문

# 우리 몸이 적응하고 습관이 되는 시간, 3주!

사람은 누구나 타인에게 멋있게 보이고 싶어 한다. 그러기 위해 많은 노력을 한다. 당신은 어떤 노력을 하였는가? 만약 노력해 성공하였다면 이 책을 펼치지 않았을 것이다.

"운동하는 법을 모른다고?" "운동할 시간과 장소가 없다고?" "식단 조절에 실패했다고?" 이 책을 읽고 난 후에는 이러한 말들이 핑계라는 걸 알게 될 것이다.

유년시절 태권도에 입문하여 대학교 때까지 십여 년 동안 선수 생활을 하면서 가장 힘들었던 건 체중 조절이었다. 그래서였을까, 은퇴 후 긴장이 풀린 내 모습은 초라하기 그지없었다. 군 제대 후 본격적으로 몸만들기에 돌입했다. 수많은 실패를 거듭했지만 결국 나만의 비법을 찾는 데 성공했다. 하지만 여전히 해결되지 않은 문제가 있었다. 바로 식단이었다. 어떤 음식을 먹느냐에 따라 다이어트의 성공은 물론 지속 여부가 결정되기 때문이다. 특히 고강도 운동을 할 때 지친 상태에서 메뉴에 대한 고민까지 해야 한다면 너무 힘든 나머지 다이어트를 지속하기가 어려워진다. 이 문제는 요리연구가이자 푸드스타일리스트인 제이킴을 만나면서 단번에 해결되었다.

이 책에서 소개하는 '남자 몸만들기 3주 프로그램'은 제이킴과 콜라보레이션으로 운동과 식단을 동시에 제안하며, 앞에서 언급한 3가지 핑계를 모두 해결해준다. 특히 식단은 다이어트 부작용으로 찾아오는 요요 현상 방지에 중점을 두었다. 즉, 먹는 양을 서서히 줄이면서 그 공백을 영양가 있고 질리지 않으면서 맛도 좋은 다양한 닭가슴살 메뉴로 채우고, 갑작스러운 식단의 변화에 따른 공복감은 건강주스 메뉴가 해결하도록 했다.

남자 몸만들기에 있어서 3주는 정말 불가능할 정도로 짧은 기간이다. 사실 독하게 마음먹으면 일주일 만에도 5~7킬로그램을 감량할 수 있다. 하지만 요요 현상으로 금세 원래의 몸으로 돌아간다면, 일주일이라는 시간은 한낱 의미 없는 고통의 시간으로 전락하고 만다.

3주라는 시간은 우리 몸이 적응하고 습관이 되는 최소한이자 최적의 기간이다. 이 프로그램을 진행하다 보면 1주차에는 평소 사용하지 않던 근육을 사용하여 근육통을 겪고, 갑작스러운 식단 조절로 심리적 공복감을 느낄 수 있지만, 2주차에는 이러한 현상들이 점차 줄어들면서 뭔가 모를 심리적, 신체적 변화와 안정감을 느끼게 될 것이다. 그러다 마지막 3주차에는 체형과 체질이 눈에 띄게 변하면서 전과 다른 자신을 발견하게 된다. 또 프로그램이 끝난 후에도 몸은 단백질을 원하고 하루라도 운동하지 않으면 불편함을 느끼게 하여, 의도치 않게 다이어트를 계속 하게 해준다. 물론, 꾸준히 3주 프로그램을 실행했다면 말이다. 따라서 3주라는 기간은 당장의 결과도 좋게 나오지만 앞으로의 성과가 더 기대되는 시간이다.

　　무엇이든 조급함은 금물이다. 특히 다이어트 할 때는 더더욱 그렇다. 처음 1킬로그램을 감량했을 때는 너무나 힘들었을 것이다. 하지만 이 프로그램에 적응이 되고 시간이 지나면 2킬로그램, 3킬로그램 감량이 자연스러워진다. 조급한 마음에 정해진 식단을 무시하고 극단적으로 식사의 양을 줄이게 되면 체중은 빠지나 체지방 감량보단 근손실이 먼저 찾아온다. 또 무리한 운동은 근력 향상보다 근육 손상으로 이어져 운동을 못 하고 결국 다이어트 중단으로 인해 실패로 이어질 가능성이 높다. 간혹 다이어터 중에는 보조제에 의지하는 경우가 있다. 하지만 보조제는 단기간 효과는 있으나, 중단할 경우 부작용이 올 수 있음을 기억해야 한다.

　　"젊음은 젊은이들에게 주기엔 너무 아깝다"라는 조지 버나드 쇼의 말이 있다. 가장 빛나는 젊은 시절은 가장 멋진 모습으로 남겨두어야 한다고 생각한다. 이 책을 접하는 모든 분이 3주 프로그램으로 삶에서 최고로 빛나는 순간을 맞이하길 희망한다.

문대균

C O N T E N T S

## 한 눈에 보는 3WEEKS PROGRAM — 010

- 012 운동과 식단의 특징
- 013 다이어트 필승법
- 014 3WEEKS PROGRAM 미리보기
  - 1주차별 프로그램 _ 식단/운동 ······················ 016
  - 2주차별 프로그램 _ 식단/운동 ······················ 018
  - 3주차별 프로그램 _ 식단/운동 ······················ 020

## 3WEEKS PROGRAM 운동편 준비 & 마무리 운동 — 022

- 024 준비 운동
- 025 마무리 운동
  - 목 ····················································· 026
  - 어깨 ··················································· 027
  - 등 ····················································· 028
  - 허리 ··················································· 029
  - 골반 ··················································· 030
  - 허벅지 ················································· 031
  - 종아리 ················································· 032
  - 발목 ··················································· 033

## 3WEEKS PROGRAM 운동편 근력 운동 — 034

- 036 신체 부위별 운동 난이도
- 038 전신 운동
  - 하드 클린 ············································· 039
  - 버피 테스트 ·········································· 042
  - 암 워킹 ················································ 044

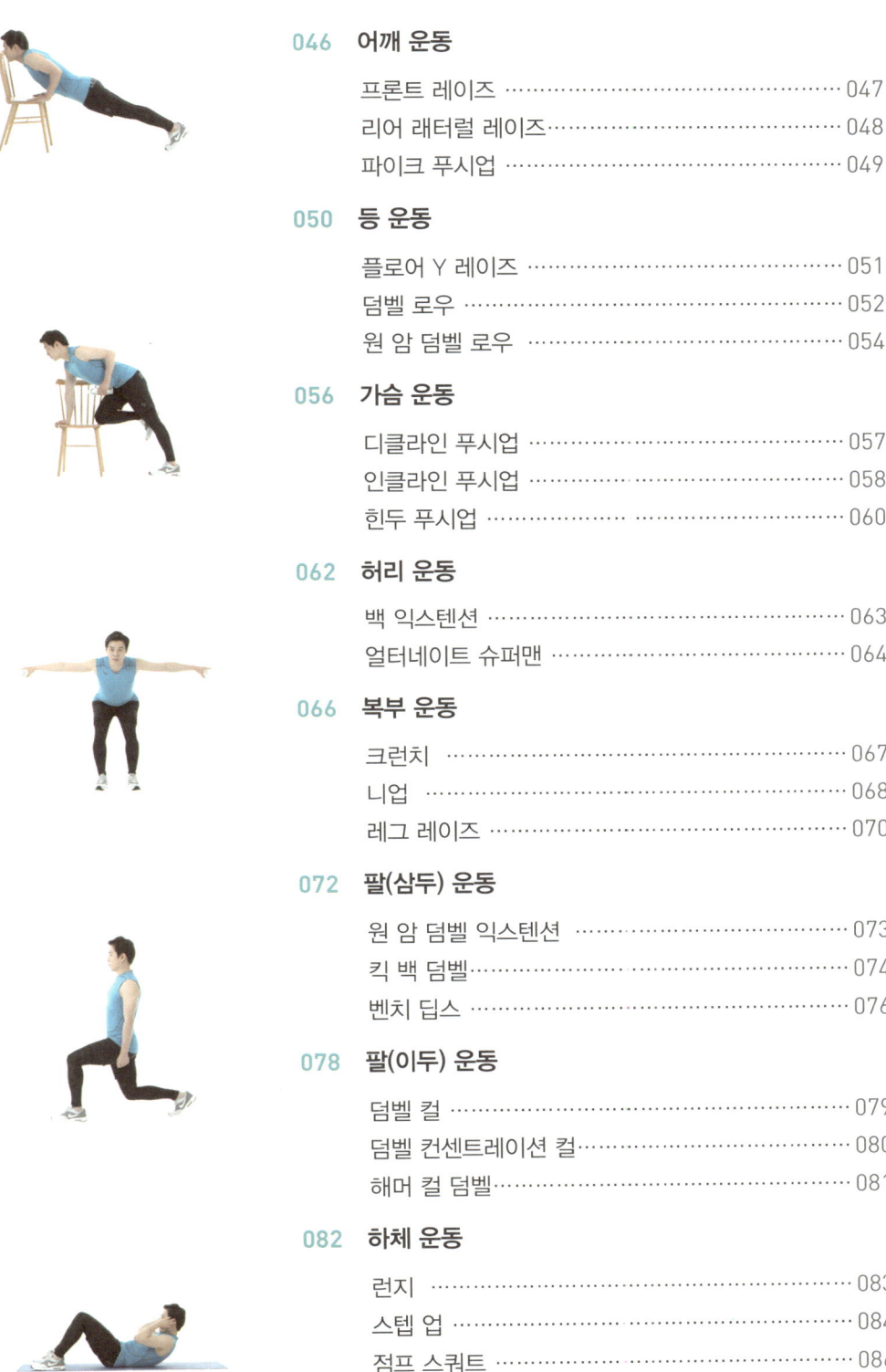

**046 어깨 운동**
- 프론트 레이즈 …………………… 047
- 리어 래터럴 레이즈 ……………… 048
- 파이크 푸시업 …………………… 049

**050 등 운동**
- 플로어 Y 레이즈 ………………… 051
- 덤벨 로우 ………………………… 052
- 원 암 덤벨 로우 ………………… 054

**056 가슴 운동**
- 디클라인 푸시업 ………………… 057
- 인클라인 푸시업 ………………… 058
- 힌두 푸시업 ……………………… 060

**062 허리 운동**
- 백 익스텐션 ……………………… 063
- 얼터네이트 슈퍼맨 ……………… 064

**066 복부 운동**
- 크런치 …………………………… 067
- 니업 ……………………………… 068
- 레그 레이즈 ……………………… 070

**072 팔(삼두) 운동**
- 원 암 덤벨 익스텐션 …………… 073
- 킥 백 덤벨 ……………………… 074
- 벤치 딥스 ………………………… 076

**078 팔(이두) 운동**
- 덤벨 컬 …………………………… 079
- 덤벨 컨센트레이션 컬 …………… 080
- 해머 컬 덤벨 ……………………… 081

**082 하체 운동**
- 런지 ……………………………… 083
- 스텝 업 …………………………… 084
- 점프 스쿼트 ……………………… 086

# 3WEEKS PROGRAM 요리편 닭가슴살 요리    088

- **090** 재료 계량 기준
- **091** 완제품 사용 시 유의사항
- **092** 닭가슴살 조리하고 보관하기
- **094** 기본 재료 손질하고 보관하기

| | |
|---|---|
| 갈릭소스 닭가슴살구이 | 098 |
| 닭가슴살 타락죽 | 100 |
| 닭가슴살 버섯스테이크 | 102 |
| 닭가슴살 아마씨 쌈밥 | 104 |
| 닭가슴살 카레스테이크 | 106 |
| 고구마 닭가슴살 무스 | 108 |
| 단호박 닭가슴살 찜 | 110 |
| 베리베리 닭가슴살 샐러드 | 112 |
| 닭가슴살 두부 카나페 | 114 |
| 닭가슴살 현미죽 | 116 |
| 닭가슴살 무쌈롤 | 118 |
| 닭가슴살 초계탕 | 120 |
| 닭가슴살 통밀빵샌드위치 | 122 |
| 닭가슴살 브로콜리 수프 | 124 |
| 닭가슴살 대파 꼬치 | 126 |
| 닭가슴살 과일롤 | 128 |
| 닭가슴살 메밀전병 | 130 |
| 닭가슴살 퀘사디아 | 132 |
| 닭가슴살 영양계반 | 134 |
| 닭가슴살 바나나 크레페 | 136 |
| 닭가슴살 냉파스타 | 138 |

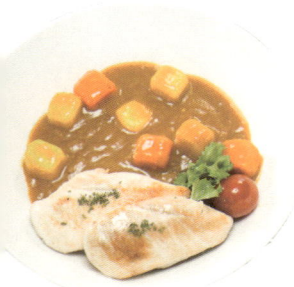
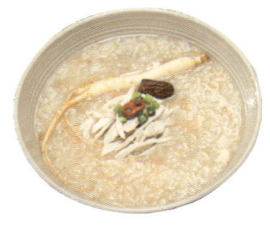
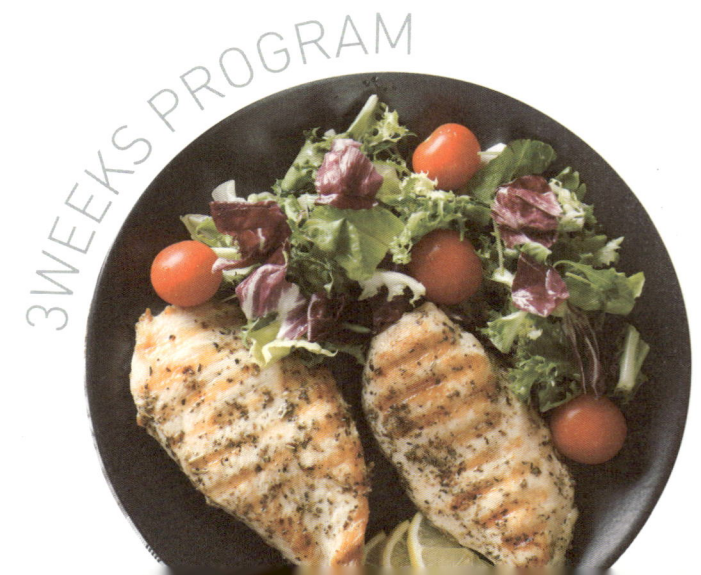

## 3WEEKS PROGRAM 요리편 건강주스 — 140

- 검은콩두유 …………………………………… 142
- 셀러리 바나나주스 ………………………… 144
- 토마토 셀러리주스 ………………………… 146
- 사과 당근주스 ……………………………… 148
- 파슬리 오렌지주스 ………………………… 150
- 블루베리 망고주스 ………………………… 152
- 해독주스 ……………………………………… 154
- 브로콜리 파인애플주스 …………………… 156
- 치아씨주스 …………………………………… 158
- 당근 래디시주스 …………………………… 160
- 아사이베리주스 ……………………………… 162
- 고구마 밤스무디 …………………………… 164
- 녹차두유 ……………………………………… 166
- 자몽 산딸기주스 …………………………… 168
- 레몬 용과주스 ……………………………… 170

### 다이어트 플랜북
**별책부록**

- Before 바디 체크표
- 3주 스피드 몸만들기 10계경
- 3주 스피드 몸만들기 유의사항
- 3주 스피드 몸만들기 PROCESS
- 주차별 MISSION : 1주 적응하기 | 2주 강화하기 | 3주 유지하기
- DIET PLANNER 작성법
- SCHEDULER : 1Hour Workout | 1Day Food
- FOOD! 먹기 전, 칼로리 바로 알기
- After 바디 체크표

### 3주 스피드 몸만들기 PLANNER
- 1주차 PLAN : 운동 & 식단 PROGRAM
  한 번만 장보기 | 일주일 장보기 | PLANNER 실행하기
- 2주차 PLAN : 운동 & 식단 PROGRAM
  일주일 장보기 | PLANNER 실행하기
- 3주차 PLAN : 운동 & 식단 PROGRAM
  일주일 장보기 | PLANNER 실행하기

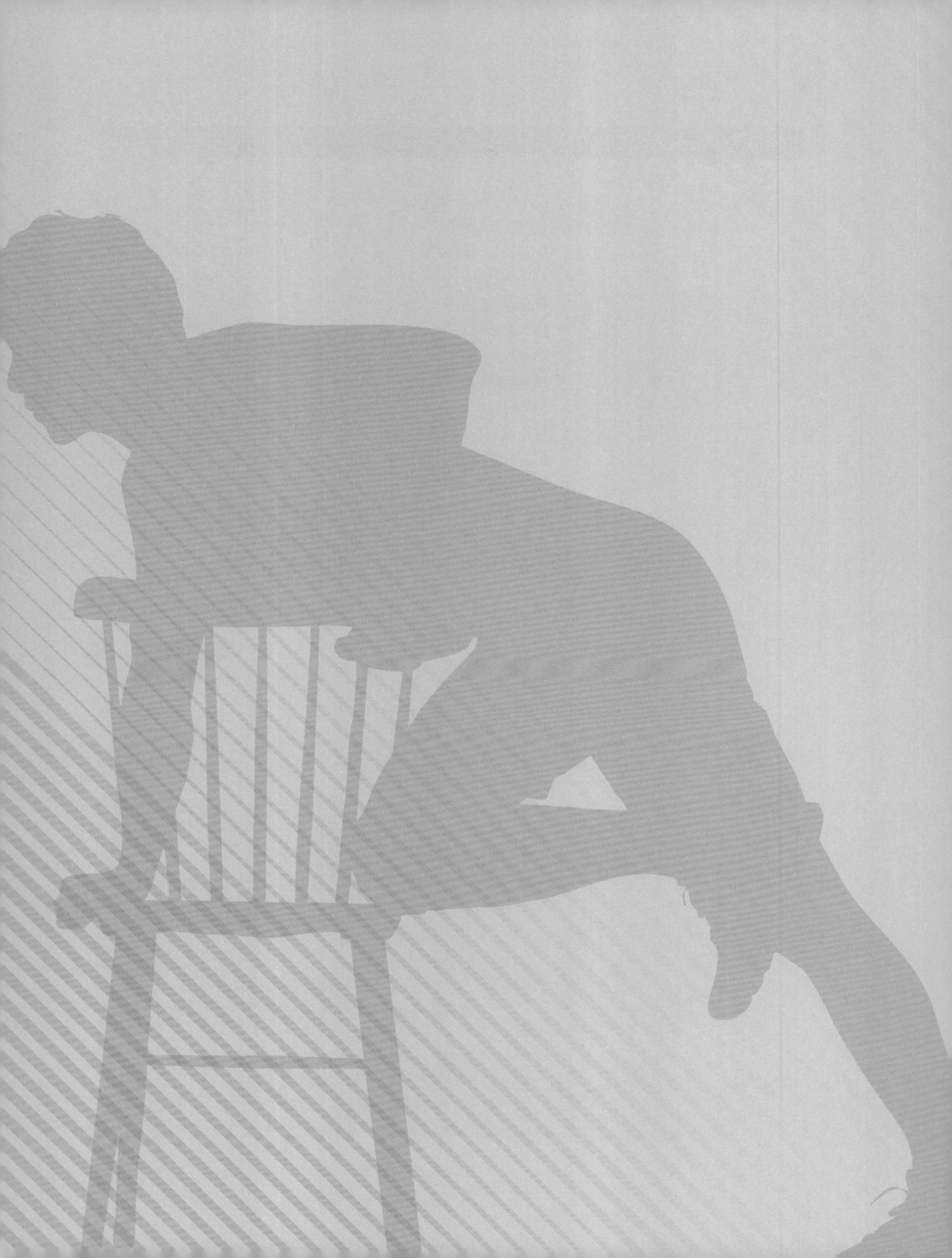

# 한눈에 보는
## 3WEEKS PROGRAM

3주 스피드 몸만들기 PROGRAM

# 운동과 식단의 특징

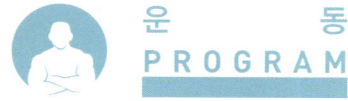

- 근력 운동과 유산소 운동 등 복합적으로 구성하였다. 즉, 근력 강화를 중점으로 하면서 체지방이 빠질 수 있도록 유산소 운동인 전신 운동을 중간중간 포함하였다.
- 유산소 운동이 프로그램에 포함되어 있어 별도로 하지 않아도 되지만, 근력 운동 후 추가로 더 하면 체중 감량에 효과적이다.
- 처음 첫 주는 누구나 부담 없이 할 수 있도록 난이도가 낮은 운동부터 시작하였다. 둘째 주와 셋째 주로 갈수록 난이도 높은, 계단식 프로그램으로 진행된다.
- 다이어트 초보자도 쉽게 도전할 수 있는 운동 프로그램으로 짜였다.

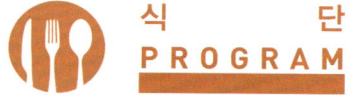

- 다이어트 시 잘못된 식단 조절은 금세 요요 현상을 불러온다. 이를 방지하고자 식사량을 무조건 줄이기보다 칼로리와 영양소를 골고루 맞추면서 서서히 줄이도록 프로그램하였다.
- 특히, 탄수화물을 줄이고 단백질 위주로 구성하여 체지방은 빼고 근력을 키우는 데 도움이 되도록 하였다.
- 식단 변화로 올 수 있는 공복감을 해결하기 위해 저칼로리, 고단백질 간식으로 건강주스 메뉴를 포함하였다.
- 닭가슴살 요리와 건강주스는 질리지 않고 꾸준하게 먹을 수 있도록 요리연구가가 다양한 메뉴를 소개하였으며, 요리 초보자도 쉽게 따라할 수 있는 레시피로 구성하였다.

3주 스피드 몸만들기
# 다이어트 필승법

**1 목표를 무리하게 세우지 않는다**
목표를 높게 잡으면 기대치만큼 실망감도 크다. 실망이나 좌절은 다이어트 포기로 이어지기 마련이다. 처음에는 실현 가능한 목표로 설정한다.

**2 술을 멀리 한다**
술은 칼로리가 높다. 특히 술과 안주를 함께 먹으면 고스란히 지방으로 축적된다. 술 때문에 힘들게 하는 다이어트가 수포로 돌아가는 일이 없도록 한다.

**3 체중에 목숨 걸지 않는다**
다이어트에 실패하는 원인 중 하나가 좀처럼 변하지 않는 체중 때문이다. 체중에 정신적으로 스트레스를 받기 시작하면, 몸도 스트레스를 받는다. 체중은 꾸준히 노력하면 반드시 빠지게 되어 있다.

**4 급할수록 돌아간다**
다이어트를 시작하면 평소보다 먹는 양을 줄여야 하고, 먹고 싶은 음식을 멀리해야 한다. 또 운동해야 한다는 압박감에 스트레스를 받기도 한다. 이런 상황이 지속되면 폭식으로 이어질 가능성이 높다. 마음이 급해질수록 처음 시작할 때의 다짐을 떠올려본다.

**5 절대 끼니를 거르지 않는다**
한 끼라도 거르게 되면 여러 가지 부작용이 올 수 있다. 먼저 예민해진다. 그럼 스트레스를 받게 되고, 포기하는 순간에 폭식으로 이어질 수 있다. 끼니를 걸러 신체적 리듬이 깨지면 다이어트한 몸을 장시간 유지하기 어렵다.

**6 칼로리 계산에 지나치게 연연하지 않는다**
정해진 식단대로 먹으면 살은 충분히 빠진다. 지나친 칼로리 계산은 오히려 스트레스라는 독을 불러온다.

# 3 WEEKS PROGRAM 미리보기

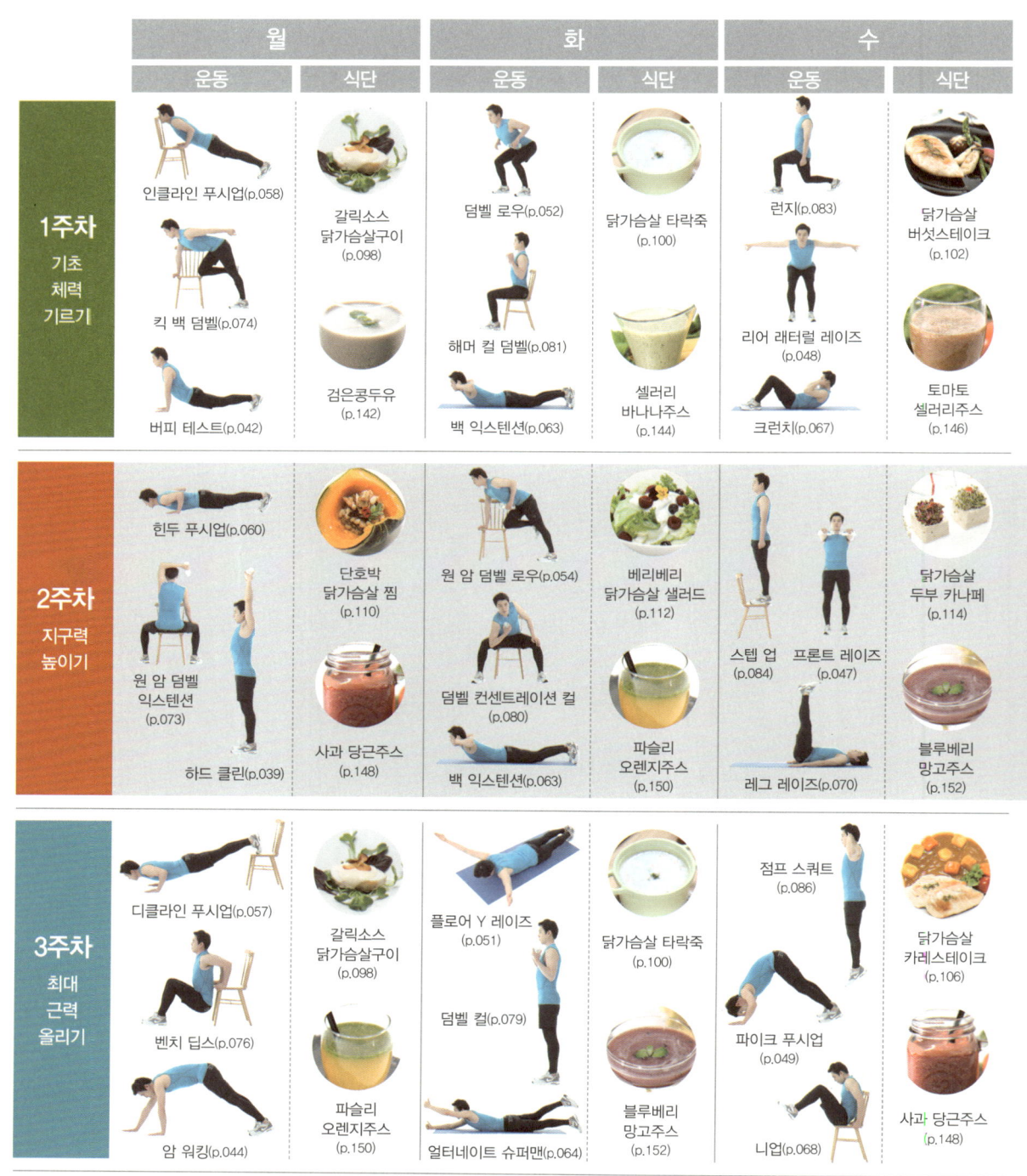

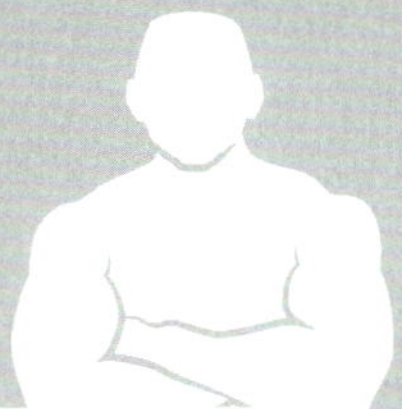

| 목 | | 금 | | 토 | | 일 |
| --- | --- | --- | --- | --- | --- | --- |
| 운동 | 식단 | 운동 | 식단 | 운동 | 식단 | |
| 디클라인 푸시업(p.057)<br>원 암 덤벨 익스텐션(p.073)<br>암 워킹(p.044) | 닭가슴살 아마씨 쌈밥 (p.104)<br>셀러리 바나나주스 (p.144) | 덤벨 로우 (p.052)<br>덤벨 컬(p.079)<br>얼터네이트 슈퍼맨(p.064) | 닭가슴살 카레스테이크 (p.106)<br>사과 당근주스 (p.148) | 런지(p.083)<br>프론트 레이즈 (p.047)<br>니업(p.068) | 고구마 닭가슴살 무스 (p.108)<br>검은콩두유 (p.142) | 휴식 |
| 인클라인 푸시업(p.058)<br>킥 백 덤벨(p.074)<br>버피 테스트(p.042) | 닭가슴살 현미죽 (p.116)<br>해독주스 (p.154) | 플로어 Y 레이즈 (p.051)<br>해머 컬 덤벨(p.081)<br>얼터네이트 슈퍼맨(p.064) | 닭가슴살 버섯스테이크 (p.102)<br>브로콜리 파인애플주스 (p.156) | 스텝 업 (p.084)<br>리어 래터럴 레이즈(p.048)<br>크런치(p.067) | 고구마 닭가슴살 무스 (p.108)<br>블루베리 망고주스 (p.152) | 휴식 |
| 힌두 푸시업(p.060)<br>벤치 딥스 (p.076)<br>하드 클린 (p.039) | 단호박 닭가슴살 찜 (p.110)<br>검은콩두유 (p.142) | 원 암 덤벨 로우(p.054)<br>덤벨 컨센트레이션 컬 (p.080)<br>백 익스텐션(p.063) | 닭가슴살 두부 카나페 (p.114)<br>셀러리 바나나주스 (p.144) | 점프 스쿼트 (p.086)<br>파이크 푸시업(p.049)<br>레그 레이즈(p.070) | 닭가슴살 현미죽 (p.116)<br>블루베리 망고주스 (p.152) | 휴식 |

한눈에 보는 3WEEKS PROGRAM  **015**

# 1 week 주차별 프로그램

**목표**
- **운동** | 신체 균형과 기초 체력 기르기
- **식단** | 식단 변화에 적응하기

## 🍴 1주차 식단 프로그램

- 1주차 기간은 적응하는 시기이므로 식단은 평소보다 식사량을 줄인다. 이때 운동을 병행하므로 무리 되지 않는 수준으로 적절히 조절한다.
- 아침과 점심 메뉴는 잡곡이나 현미 위주의 일반식을 유지하면서 운동 시 생길 수 있는 공복감을 줄여준다.
- 저녁은 고단백, 저칼로리인 닭가슴살 메뉴로 운동으로 손실된 에너지를 보충한다.
- 저녁간식으로 건강주스나 단백질이 풍부한 두유를 마셔 갑작스러운 운동으로 깨진 신체의 균형을 회복시켜 준다.

### 식단 프로그램

|  |  |
|---|---|
| **아침** (427~588 kcal) | **가정식 백반**<br>• 밥은 잡곡밥이나 현미밥 1공기<br>• 반찬은 두부나 고등어구이, 멸치볶음, 김치, 구운 김, 채소볶음 등<br>• 국은 콩나물, 김치국, 연한 된장국 등 |
| **점심** (480kcal) | 백반 중심의 일반식 |
| **저녁** (265~375 kcal) | **닭가슴살을 이용한 다양한 요리 (택1)**<br>• 갈릭소스 닭가슴살구이   • 닭가슴살 타락죽<br>• 닭가슴살 버섯스테이크   • 닭가슴살 아마씨 쌈밥<br>• 닭가슴살 카레스테이크   • 고구마 닭가슴살 무스 |
| **간식** (122~215 kcal) | **신선한 과일과 채소를 이용한 건강주스 (택1)**<br>• 검은콩두유   • 셀러리 바나나주스<br>• 토마토 셀러리주스   • 사과 당근주스 |

## 1주차 운동 프로그램

- 1주차는 처음 시작하는 단계여서 초보자도 부담 없이 따라 할 수 있으면서 기초 체력을 기르는 데 효과적인 프로그램으로 구성하였다.
- 대부분의 동작은 평소에 사용하지 않던 근육들을 고루고루 사용하고 있다. 이때 무리 되지 않도록 오버 트레이닝에 주의하고, 준비 운동과 마무리 운동을 충분히 한다.
- 동작마다 총 3세트를 시행한다. 1세트는 10회, 2세트는 12회, 3세트는 15회 순으로 점차 횟수를 늘려간다. 단, 수요일과 토요일 마지막 동작인 크런치와 니업은 세트별 15회 반복하여 복부를 강화한다.

| 부위 | 월 | 화 | 수 | 목 | 금 | 토 |
|---|---|---|---|---|---|---|
| 전신 | 버피 테스트 ★★☆ | | | 암 워킹 ★★☆ | | |
| 어깨 | | | 리어 래터럴 레이즈 ★★☆ | | | 프론트 레이즈 ★☆☆ |
| 등 | | 덤벨 로우 ★☆☆ | | | 덤벨 로우 ★☆☆ | |
| 가슴 | 인클라인 푸시업 ★☆☆ | | | 디클라인 푸시업 ★★☆ | | |
| 허리 | | 백 익스텐션 ★★☆ | | | 얼터네이트 슈퍼맨 ★★☆ | |
| 복부 | | | 크런치 ★☆☆ | | | 니업 ★★☆ |
| 위팔 뒤쪽 (상완삼두) | 킥 백 덤벨 ★★☆ | | | 원 암 덤벨 익스텐션 ★☆☆ | | |
| 위팔 앞쪽 (상완이두) | | 해머 컬 덤벨 ★☆☆ | | | 덤벨 컬 ★☆☆ | |
| 하체 | | | 런지 ★☆☆ | | | 런지 ★☆☆ |

# 2week 주차별 프로그램

> **목표**
> | 운동 | 지구력 높이기
> | 식단 | 식사량 적정선으로 줄이기

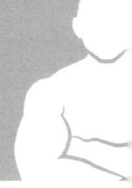

## 🍴 2주차 식단 프로그램

- 2주차 기간은 본격적으로 몸의 변화가 나타나는 시기이므로, 식단은 저탄수화물, 고단백질 위주로 섭취한다.
- 2주차부터는 완전 다이어트 식단으로 바꾼다. 아침에 3일은 신선한 과일과 채소 중심으로 먹고, 2일은 가정식 백반을 먹되 밥의 양을 절반으로 줄인다. 점심의 식사량도 절반으로 줄인다.
- 저녁은 단호박 닭가슴살 찜 등 영양가 높은 닭가슴살 요리를 섭취해 강도 높은 운동으로 손상된 근육을 회복시킨다.
- 저녁 때 줄어든 식사량으로 인해 찾아오는 식욕은 건강주스를 섭취하여 조절한다.

### 식단 프로그램

**아침 (233~388kcal)**

[월요일~목요일] 신선한 과일이나 채소 중심
바나나, 고구마, 단호박, 생채소나 샐러드, 무가당 플레인 요거트, 저지방우유, 두유, 익힌 닭가슴살

[금요일~토요일] 가정식 백반
- 밥은 현미밥 1/2공기
- 반찬은 무생채나 나물무침, 김치, 구운 김 등
- 국은 연한 된장국이나 시금치 된장국 등

**점심 (300kcal)**

백반 중심의 1/2 일반식

**저녁 (251~405kcal)**

닭가슴살을 이용한 다양한 요리 (택1)
- 단호박 닭가슴살 찜
- 베리베리 닭가슴살 샐러드
- 닭가슴살 두부 카나페
- 닭가슴살 현미죽
- 닭가슴살 버섯스테이크
- 고구마 닭가슴살 무스

**간식 (83~228kcal)**

신선한 과일과 채소를 이용한 건강주스 (택1)
- 사과 당근주스
- 파슬리 오렌지주스
- 블루베리 망고주스
- 해독주스
- 브로콜리 파인애플주스

## 2주차 운동 프로그램

- 2주차는 신체의 변화를 가장 많이 느끼는 중요한 시기로, 근력을 강화하는 프로그램 중심으로 짜였다.
- 1주차 동작을 일부 병행하면서 조금 더 근육의 이완과 수축을 느낄 수 있는 동작들로 교체하여 강도를 높였다.
- 2주차는 기초 체력을 만든 후에 최대 근력을 끌어올리기 위한 전 단계로, 근력을 강화하는 데 중점을 두었다.
- 동작마다 총 3세트를 시행하며, 세트별 15회를 한다. 단, 수요일과 토요일 마지막 동작인 레그 레이즈와 크런치는 세트별 20회 반복하여 복부를 강화한다.

| 부위 | 월 | 화 | 수 | 목 | 금 | 토 |
|---|---|---|---|---|---|---|
| 전신 | 하드 클린 ★★☆ | | | 버피 테스트 ★★☆ | | |
| 어깨 | | | 프론트 레이즈 ★☆☆ | | | 리어 래터럴 레이즈 ★★☆ |
| 등 | | 원 암 덤벨 로우 ★★☆ | | | 플로어 Y 레이즈 ★★★ | |
| 가슴 | 힌두 푸시업 ★★★ | | | 인클라인 푸시업 ★☆☆ | | |
| 허리 | | 백 익스텐션 ★★☆ | | | 얼터네이트 슈퍼맨 ★★☆ | |
| 복부 | | | 레그 레이즈 ★★★ | | | 크런치 ★☆☆ |
| 위팔 뒤쪽 (상완삼두) | 원 암 덤벨 익스텐션 ★☆☆ | | | 킥 백 덤벨 ★★☆ | | |
| 위팔 앞쪽 (상완이두) | | 덤벨 컨센트레이션 컬 ★☆☆ | | | 해머 컬 덤벨 ★☆☆ | |
| 하체 | | | 스텝 업 ★★☆ | | | 스텝 업 ★★☆ |

# 3 week 주차별 프로그램

**목표**
- 운동 | 최대 근력 끌어올리기
- 식단 | 다양한 응용요리로 슬럼프 방지하기

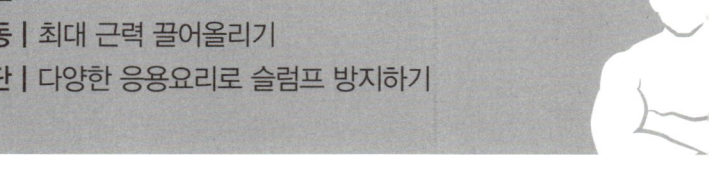

## 🍴 3주차 식단 프로그램

- 마지막 3주차는 변화된 몸을 유지하는 시기이므로, 식사량을 유지하면서 나트륨의 양을 최대한 줄이는 식단으로 짜였다.
- 아침은 익힌 닭가슴살이나 닭가슴살 샐러드, 삶은 달걀 등과 같이 적당한 열량의 메뉴를 선택해 고강도 운동 시 필요한 에너지를 공급한다.
- 저녁은 강도 높은 운동 시 최대 근력을 끌어올릴 수 있도록 영양가 높은 닭가슴살 요리 위주로 구성하였다.
- 저녁간식은 운동으로 쌓인 피로를 해소하고 노폐물을 배출시키는 데 효과적인 건강주스 메뉴로 구성하였다.

### 식단 프로그램

| | | |
|---|---|---|
| 아침 (201~384 kcal) | **[월요일, 금요일] 가정식 백반**<br>• 밥은 현미밥 1/2공기<br>• 반찬은 시금치무침, 달걀찜, 오이무침, 멸치볶음 등<br>• 국은 김치국, 북어국 등<br>**[화요일~목요일, 토요일] 과일과 고단백 중심**<br>익힌 닭가슴살과 닭가슴살 샐러드, 저지방우유, 무가당 플레인 요거트, 삶은 달걀, 바나나, 사과, 파프리카 샐러드 | |
| 점심 (300kcal) | 백반 중심의 1/2 일반식 | |
| 저녁 (265~405 kcal) | **닭가슴살을 이용한 다양한 요리 (택1)**<br>• 갈릭소스 닭가슴살구이 • 닭가슴살 타락죽<br>• 닭가슴살 카레스테이크 • 단호박 닭가슴살 찜<br>• 닭가슴살 두부 카나페 • 닭가슴살 현미죽 | |
| 간식 (83~261kcal) | **신선한 과일과 채소를 이용한 건강주스 (택1)**<br>• 파슬리 오렌지주스 • 블루베리 망고주스 • 사과 당근주스<br>• 검은콩두유 • 셀러리 바나나주스 | |

## 3주차 운동 프로그램

- 3주차는 완성 단계로, 처음에 어려웠던 운동도 근육의 성장을 통해 쉽게 따라 할 수 있음을 느끼는 시기다.
- 3주차 프로그램은 최대 근력 향상과 체지방 감소에 집중하도록 운동 난이도와 강도를 2주차 보다 더 높였다. 이때 자신의 성장한 근육을 믿고 오버 트레이닝 하면 부상으로 이어질 수 있으니, 몸 상태에 따라 적절히 조절하며 강도를 높여간다. 이때 절대 무리하지 않는다.
- 동작마다 총 3세트를 시행한다. 1세트는 15회, 2세트는 18회, 3세트는 20회 순으로 점차 횟수를 늘려간다. 단, 수요일과 토요일 마지막 동작인 니업과 레그 레이즈는 세트별 25회 반복하여 복부를 강화한다.

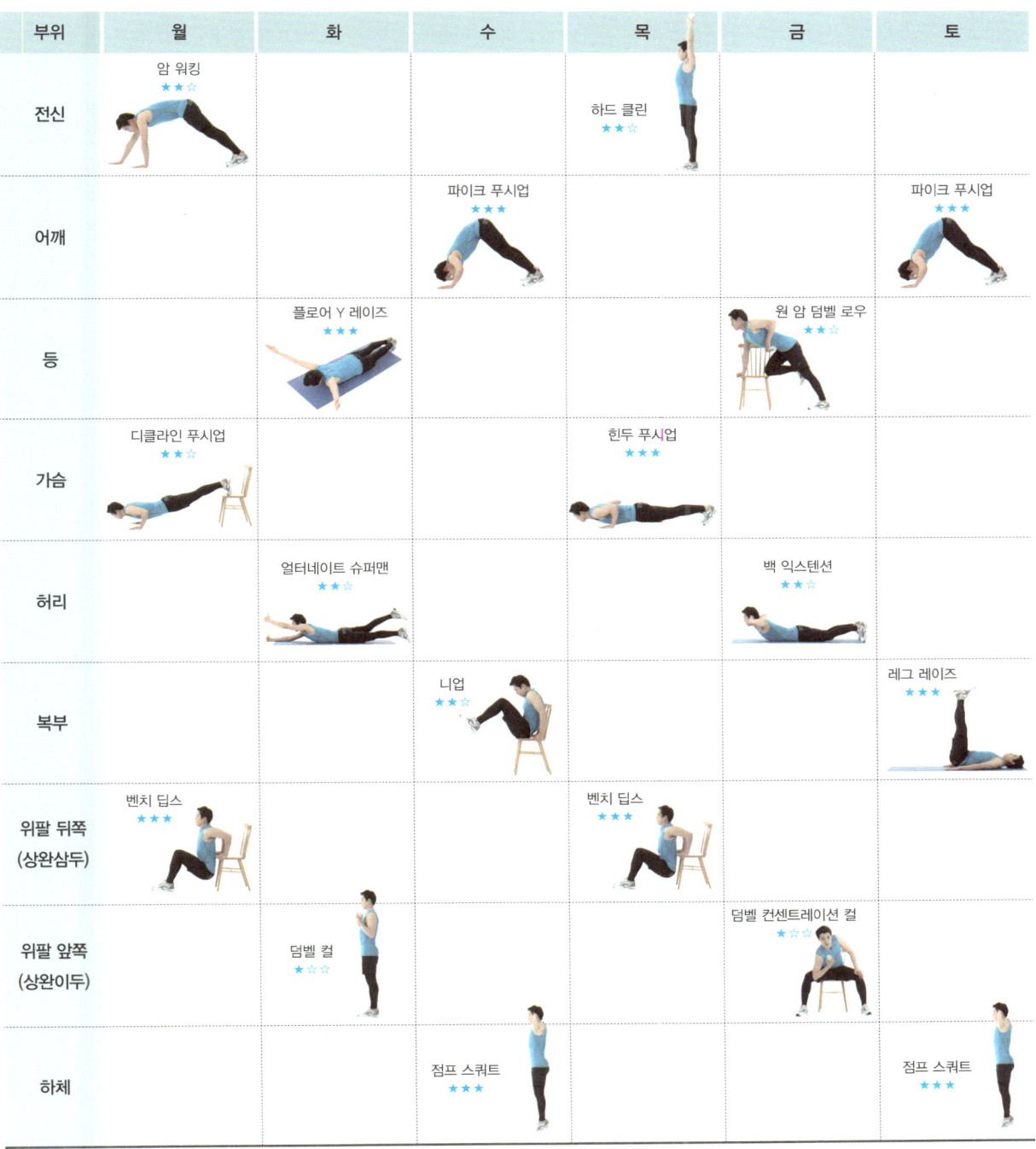

# 3 WEEKS PROGRAM
# 준비 & 마무리운동

# 준비 운동

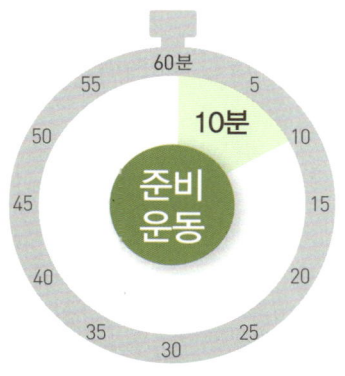

**운동시간** 10~15분가량 실시

**휴식시간** 준비 운동 후 10초가량 휴식

※ 준비 운동은 본 운동이 들어가기 전 체온을 상승시켜 운동 중 발생할 수 있는 부상을 방지하고, 근육을 이완시켜 운동 효과를 상승시킨다.

※ 마지막 단계에서 당일 운동 부위에 스트레칭 하여 근력 운동하기 전에 뭉친 근육을 풀어준다.

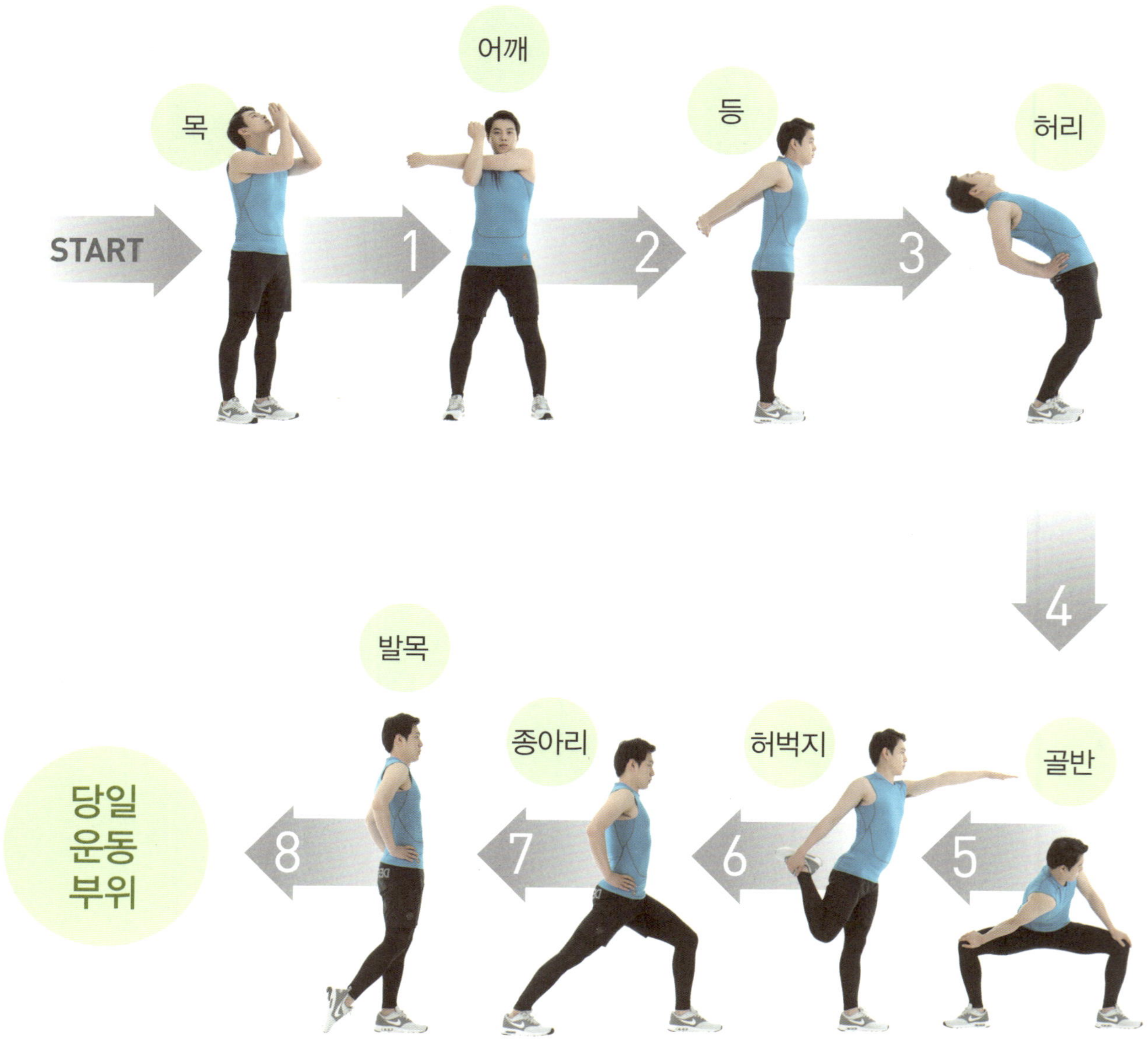

START → 목 1 → 어깨 2 → 등 3 → 허리 4

당일 운동 부위 ← 8 발목 ← 7 종아리 ← 6 허벅지 ← 5 골반

# 마무리 운동

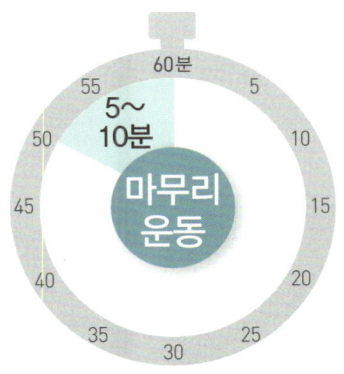

**운동시간** 5~10분가량 실시

**휴식시간** 마무리 운동 후 5초가량 휴식

※ 마무리 운동은 준비 운동과 반대로 열을 식히고 운동 중 신체에 쌓인 노폐물 제거를 돕는다. 또한 운동 후 찾아올 수 있는 근육통을 예방한다.

※ 마지막 단계에서 당일 운동 부위에도 스트레칭 하여 근력 운동으로 인한 긴장을 풀어준다.

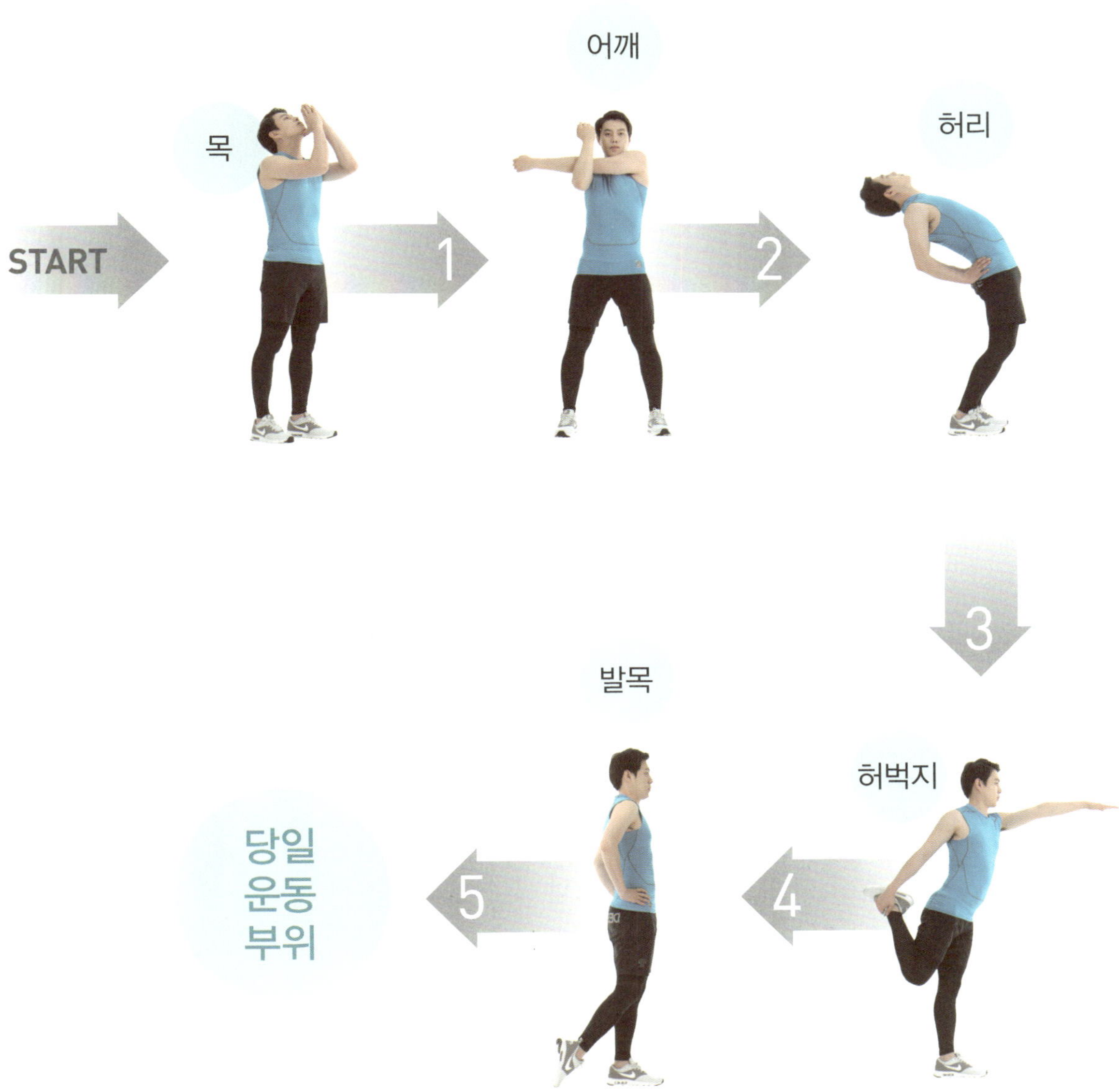

START → 목 1 → 어깨 2 → 허리 3 → 허벅지 4 → 발목 5 → 당일 운동 부위

# 목

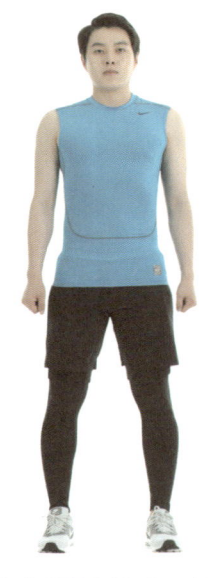

1 다리를 어깨너비만큼 벌리고 선다.

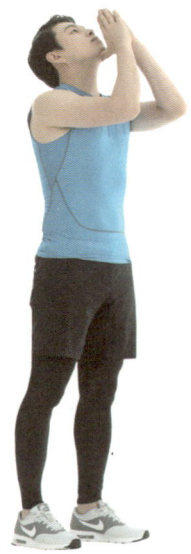

2 양손을 모아 엄지손가락으로 턱을 받친 후 목을 지그시 들어주면서 10초 유지한다.

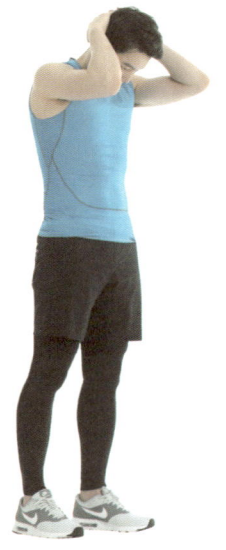

3 양손을 깍지 끼고 뒷머리를 감싼 후 아래로 지그시 눌러주면서 10초 유지한다.

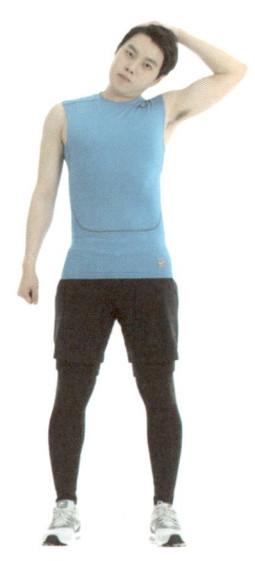

4 한 손을 머리에 얹고 한쪽 귀가 어깨에 닿을 정도로 지그시 눌러주면서 10초 유지한다. 손을 바꿔서 같은 동작을 반복한다.

# 어깨

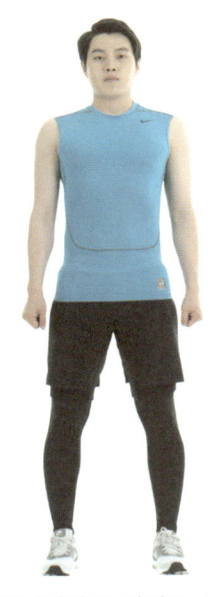

1 다리를 어깨너비만큼 벌리고 선다.

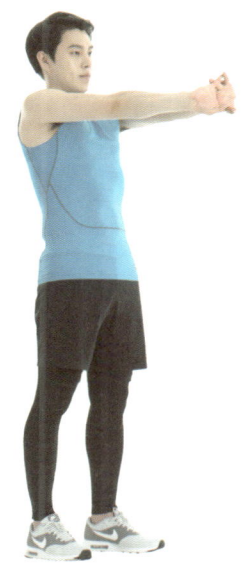

2 양손을 깍지 끼고 앞으로 쭉 뻗는다. 이때 손바닥이 바깥쪽으로 가도록 한다.

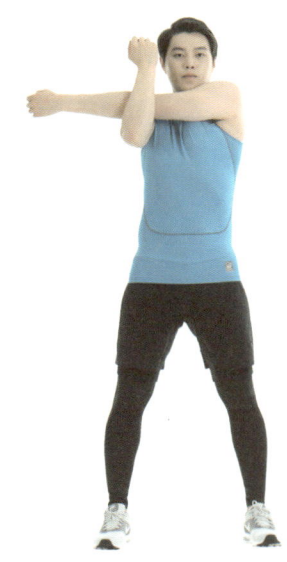

3 어깨높이에서 한쪽 팔을 접어 반대편 팔을 걸고 몸쪽으로 당겨주면서 10초 유지한다. 팔을 바꿔서 같은 동작을 반복한다.

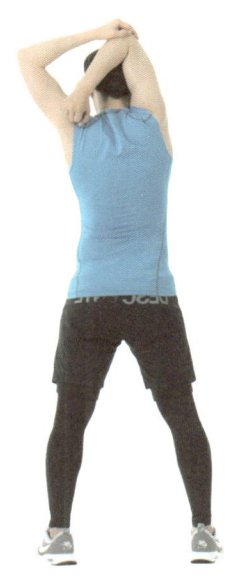

4 머리 뒤에서 한쪽 팔로 반대편 팔꿈치를 잡고 몸쪽으로 당겨주면서 10초 유지한다. 팔을 바꿔서 같은 동작을 반복한다.

3WEEKS PROGRAM 준비 & 마무리 운동

# 등

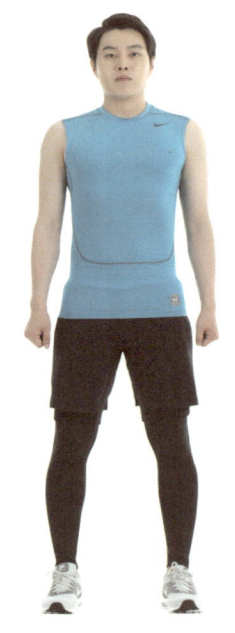

1  다리를 어깨너비만큼 벌리고 선다.

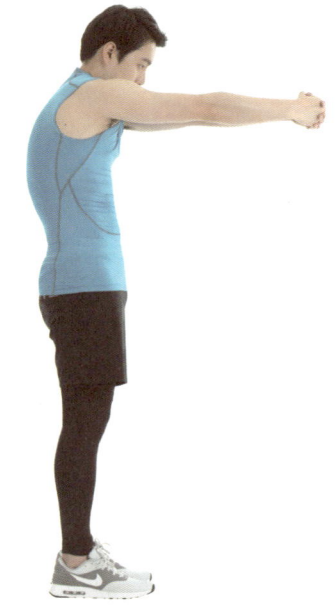

2  양손을 깍지 끼고 앞으로 쭉 뻗고 10초 유지한다. 이때 손바닥은 안쪽으로 가도록 하고, 등은 말아주듯 당겨준다.

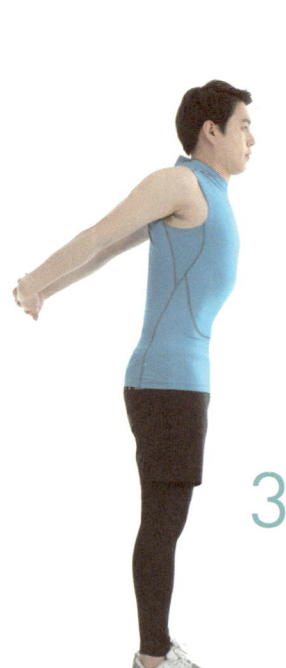

3  등 뒤에서 양손을 깍지 끼고 위로 올려주면서 10초 유지한다. 이때 가슴은 앞으로 내밀어준다.

# 허리

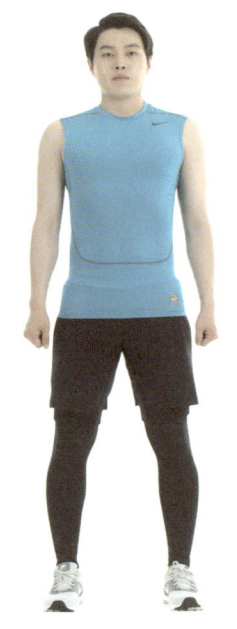

1 다리를 어깨너비만큼 벌리고 선다.

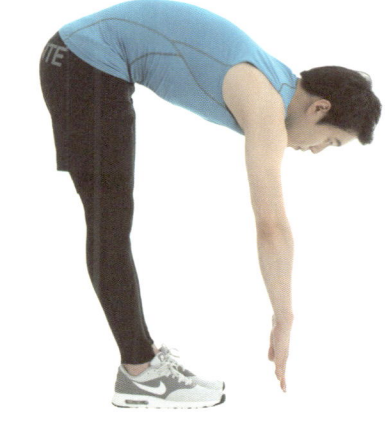

2 허리를 숙여서 양손이 땅에 닿을 듯이 최대한 내려준다. 이때 무릎을 구부리지 않고 펴준다.

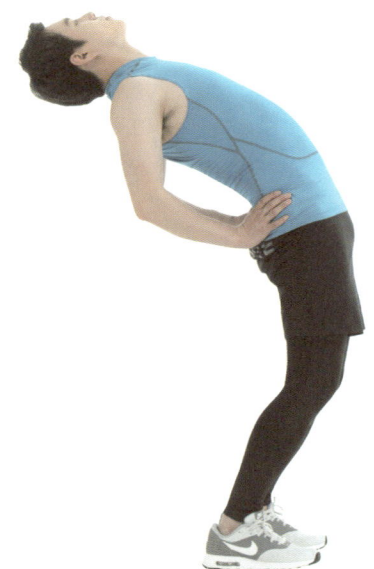

3 양손으로 허리를 받치고 상체를 최대한 뒤로 젖히면서 10초 유지한다. 이때 무릎을 살짝 구부려 준다.

# 골반  `동작 2가지 중 택1`

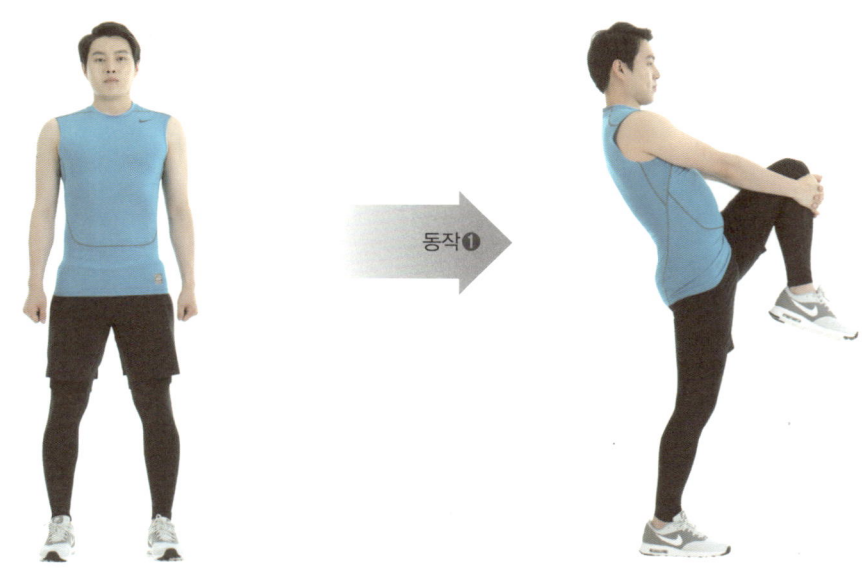

1. 다리를 어깨너비만큼 벌리고 선다.

2. 한쪽 다리를 구부린 후 양손으로 정강이를 잡고 가슴으로 끌어당기면서 10초 유지한다. 다리를 바꿔서 같은 동작을 반복한다.

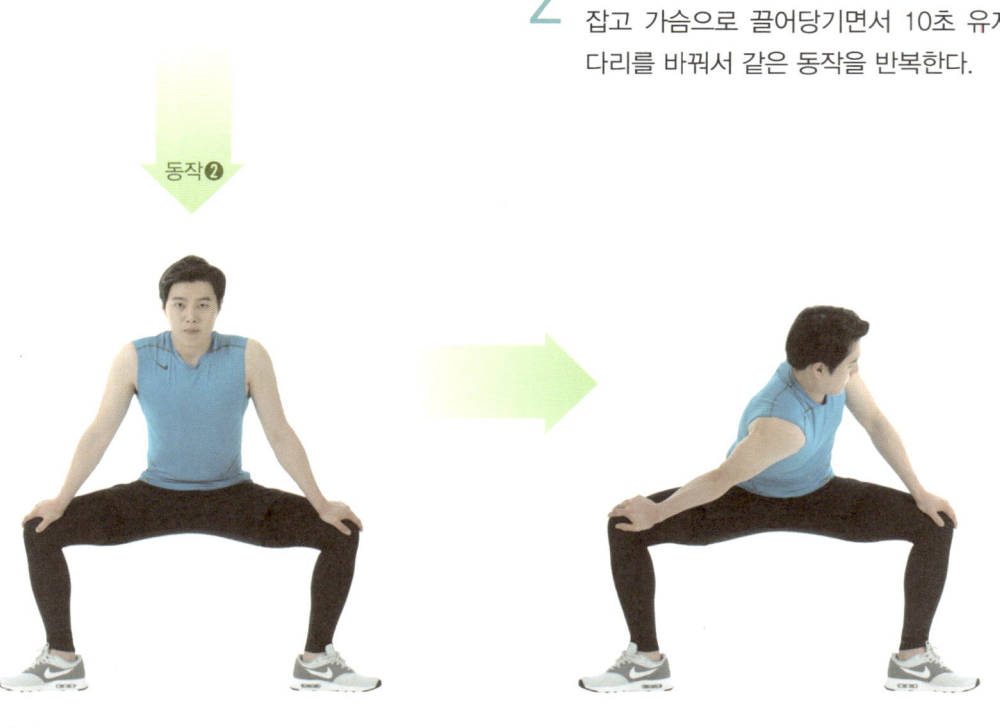

2. 양 다리를 넓게 벌린 후 손으로 양쪽 무릎을 잡는다.

3. 한쪽 어깨를 앞으로 눌러주면서 10초 유지한다. 어깨를 바꿔서 같은 동작을 반복한다.

# 허벅지 동작 2가지 중 택1

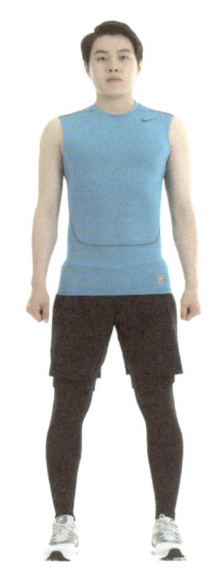

1 다리를 어깨너비만큼 벌리고 선다.

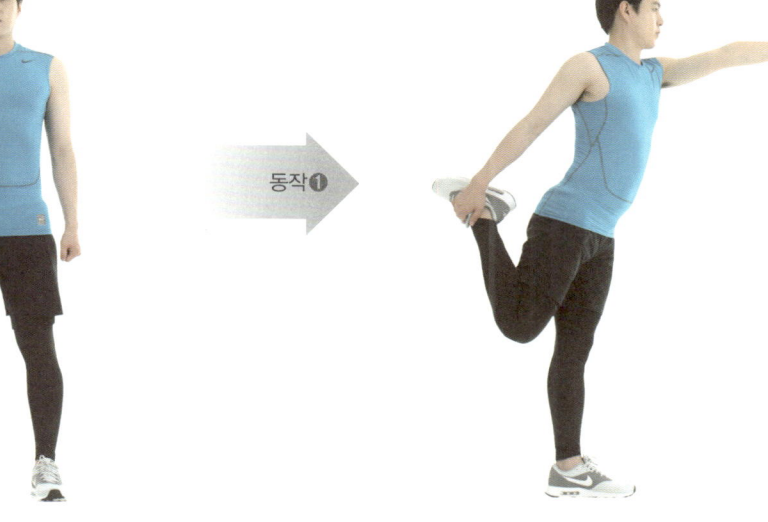

2 한쪽 다리를 뒤로 구부린 후 같은 쪽 손은 발목을 잡고, 반대편 손은 앞으로 뻗어 중심을 잡아주면서 10초 유지한다. 다리를 바꿔서 같은 동작을 반복한다.

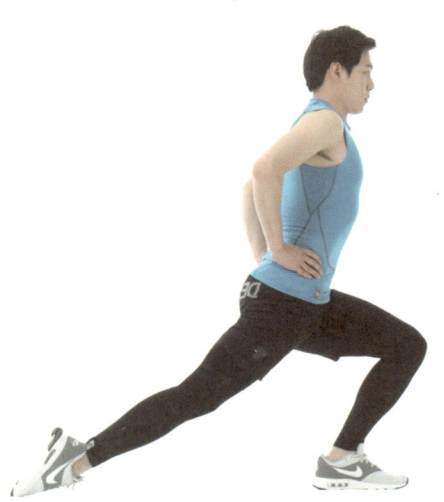

2 한쪽 무릎은 구부리고 반대편 발은 뒤로 뻗은 후 발등을 바닥에 대고 체중을 실어 누르면서 10초 유지한다. 이때 양손은 허리를 받친다. 다리를 바꿔서 같은 동작을 반복한다.

# 종아리

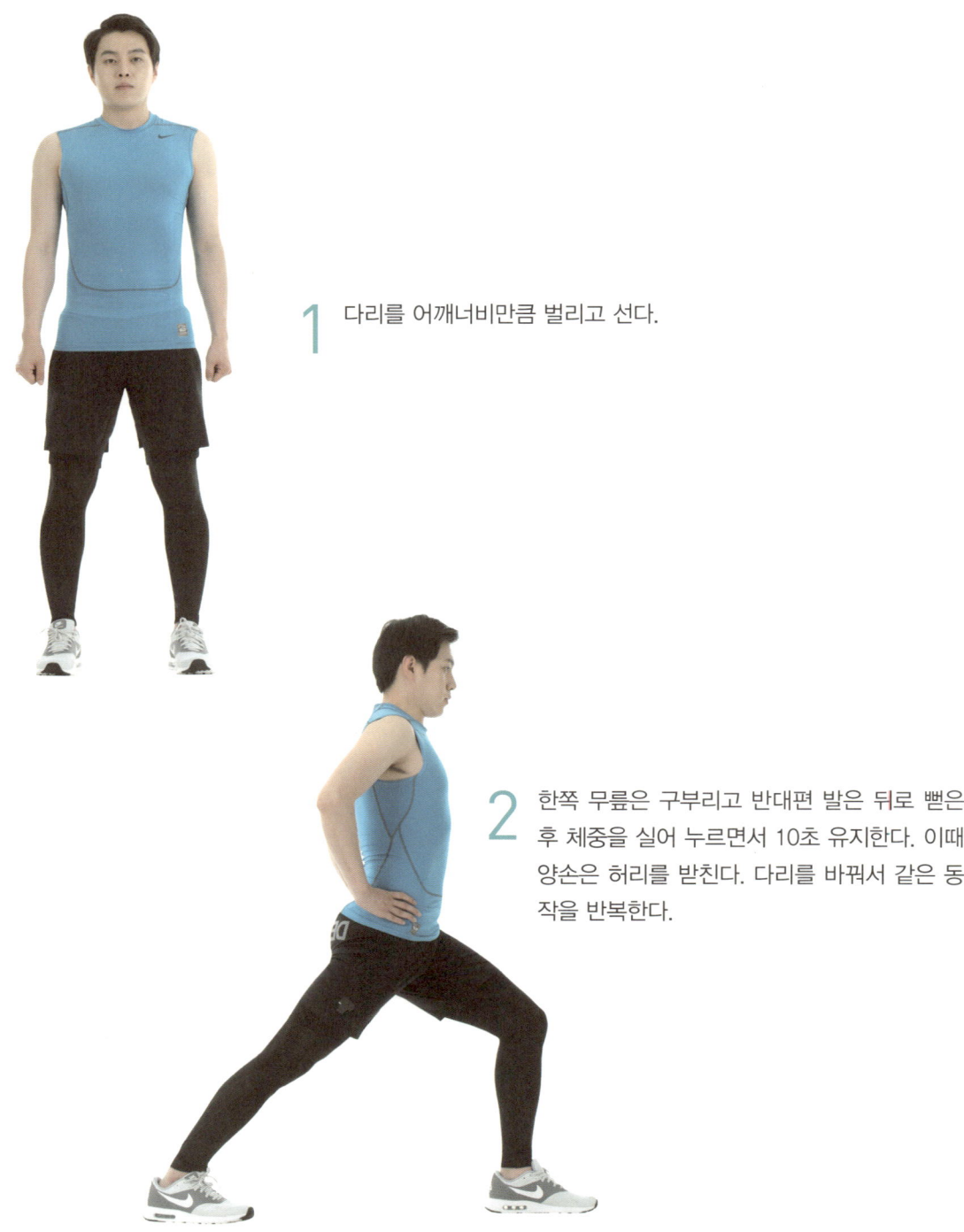

1 다리를 어깨너비만큼 벌리고 선다.

2 한쪽 무릎은 구부리고 반대편 발은 뒤로 뻗은 후 체중을 실어 누르면서 10초 유지한다. 이때 양손은 허리를 받친다. 다리를 바꿔서 같은 동작을 반복한다.

# 발목 동작 2가지 중 택1

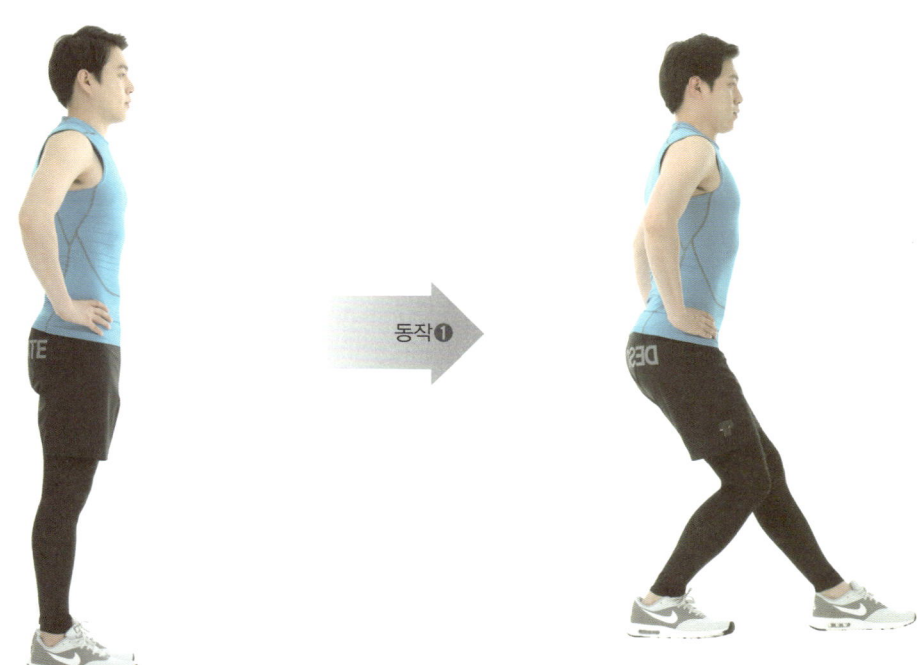

1. 양손으로 허리를 잡고 선다.

2. 한쪽 발은 앞에 놓고 반대편 무릎은 체중을 실어 구부리면서 10초 유지한다. 다리를 바꿔서 같은 동작을 반복한다.

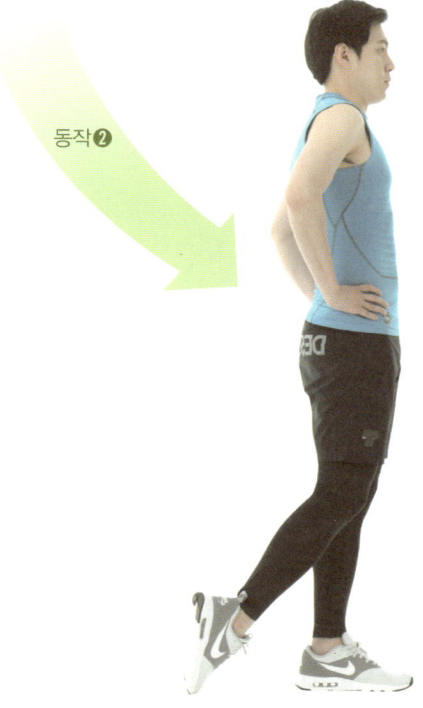

2. 한쪽 발은 뒤에 놓고 발등에 체중을 실어 눌러주면서 10초 유지한다. 다리를 바꿔서 같은 동작을 반복한다.

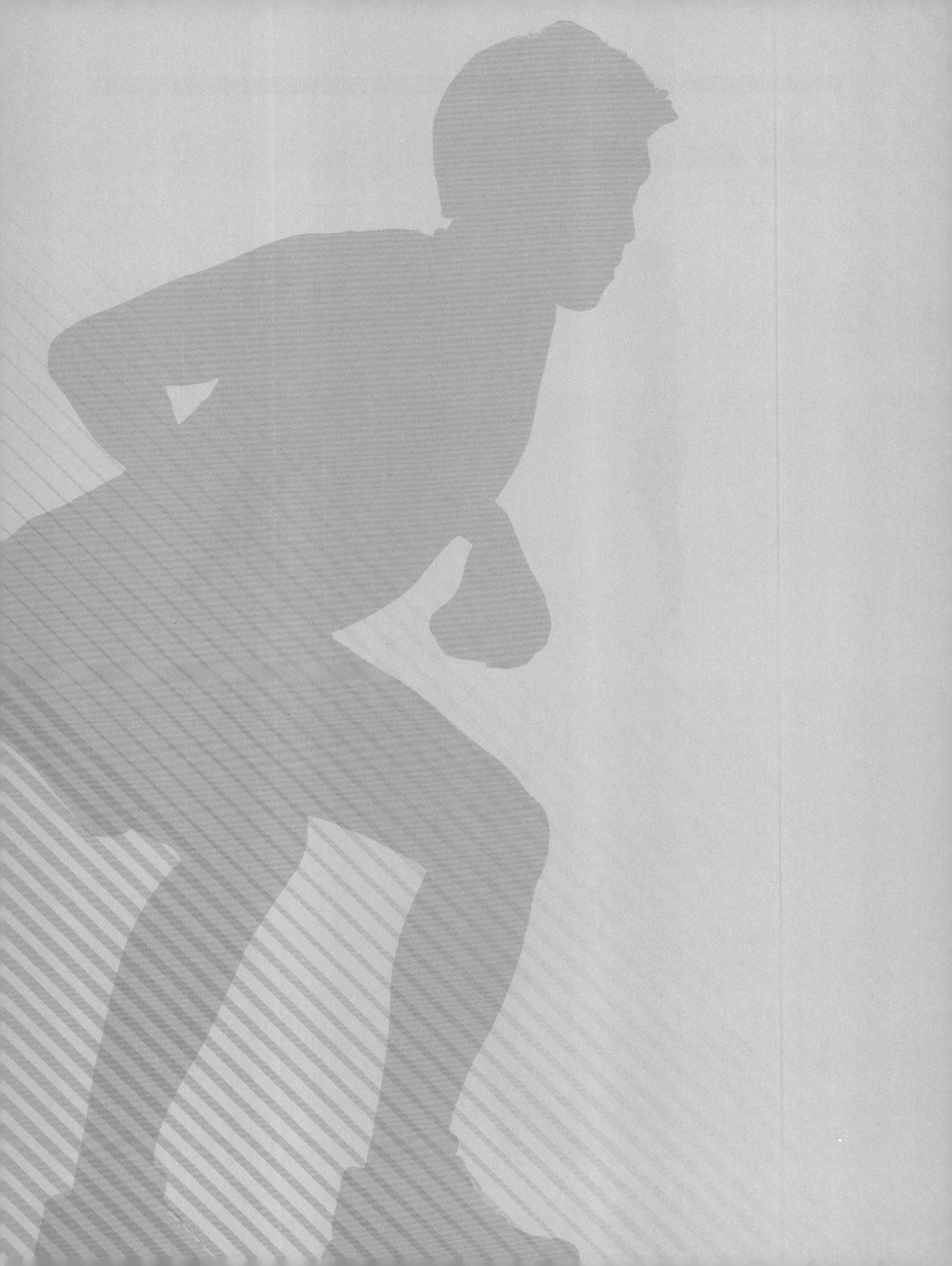

# 3 WEEKS PROGRAM
## 근력운동

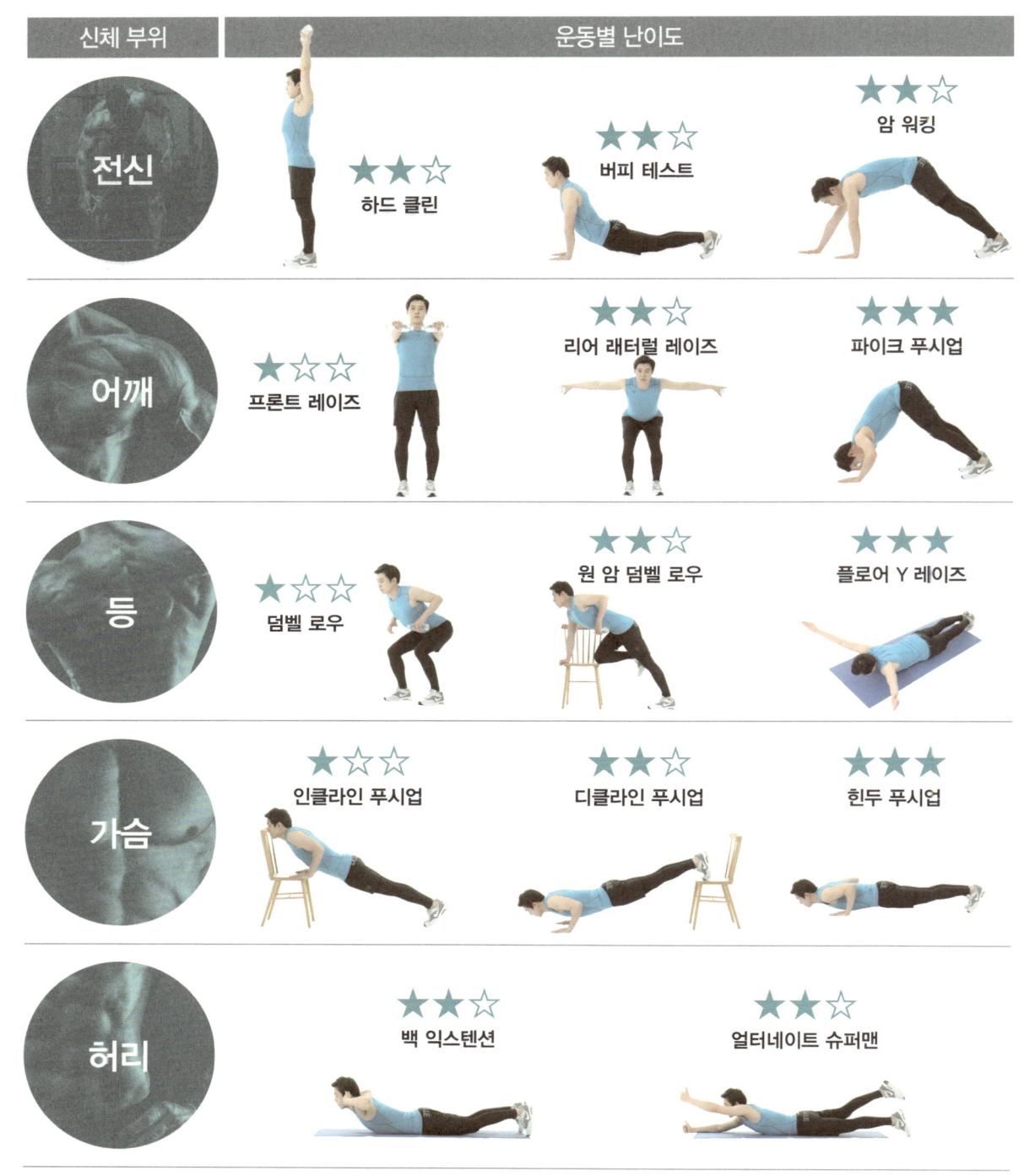

★☆☆ 하    ★★☆ 중    ★★★ 상

| 신체 부위 | 운동별 난이도 | | |
|---|---|---|---|
| 복부 | ★☆☆ 크런치 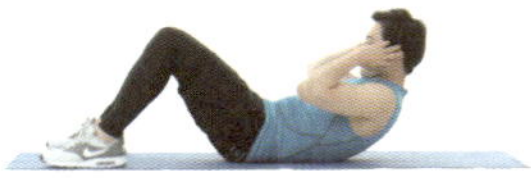 | ★★☆ 니업 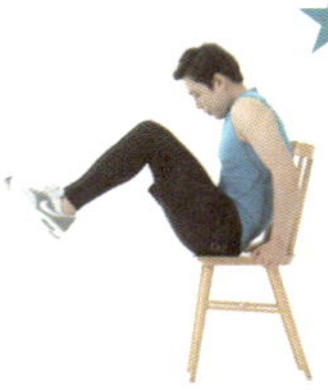 | ★★★ 레그 레이즈 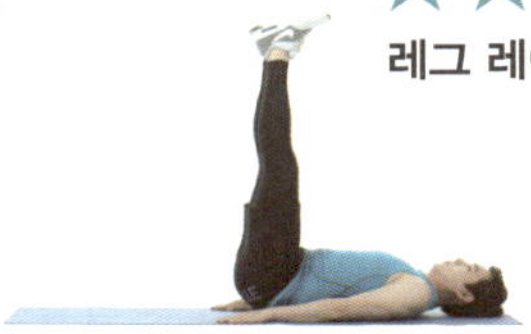 |
| 위팔 뒤쪽 (상완삼두) | ★☆☆ 원 암 덤벨 익스텐션 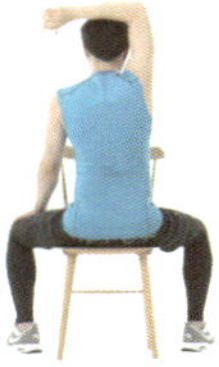 | ★★☆ 킥 백 덤벨 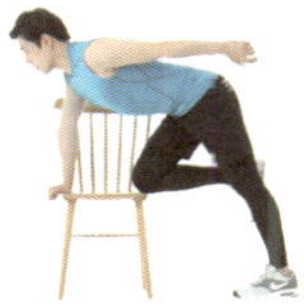 | ★★★ 벤치 딥스 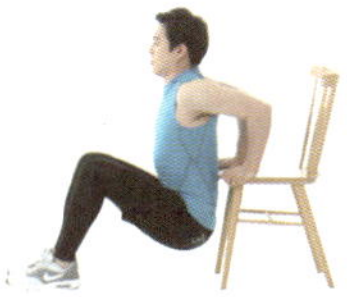 |
| 위팔 앞쪽 (상완이두) | ★☆☆ 덤벨 컬 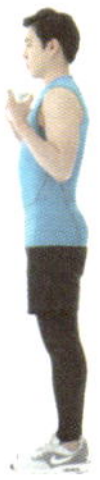 | ★☆☆ 덤벨 컨센트레이션 컬 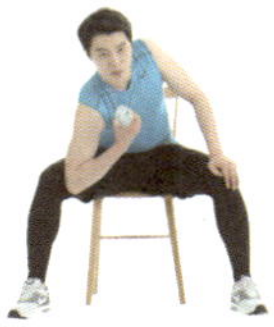 | ★☆☆ 해머 컬 덤벨 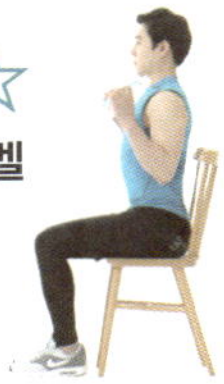 |
| 하체 | ★☆☆ 런지 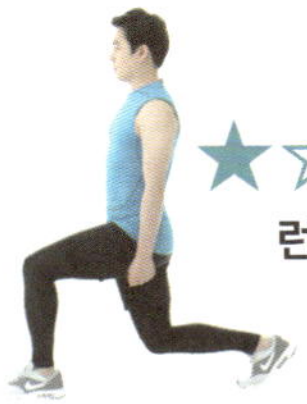 | ★★☆ 스텝 업 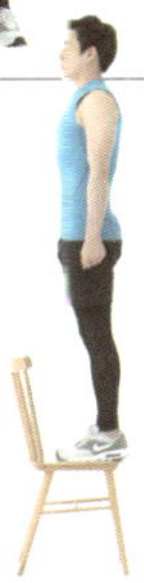 | ★★★ 점프 스쿼트 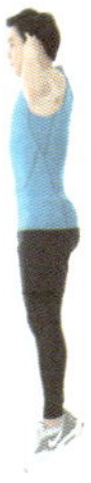 |

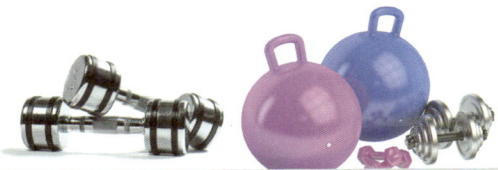

전/신/운/동

3WEEKS PROGRAM 전신 운동

# 하드 클린 Hard Clean

**운동 효과** 전신 운동으로, 특히 앞쪽 허벅지 근육(대퇴사두근), 엉덩이 근육(대둔근), 어깨 근육(삼각근)을 강화하며 체지방 연소가 뛰어나 다이어트에도 효과적이다.

`2주차 월요일` 총 3세트(15회, 15회, 15회)　　`3주차 목요일` 총 3세트(15회  18회, 20회)

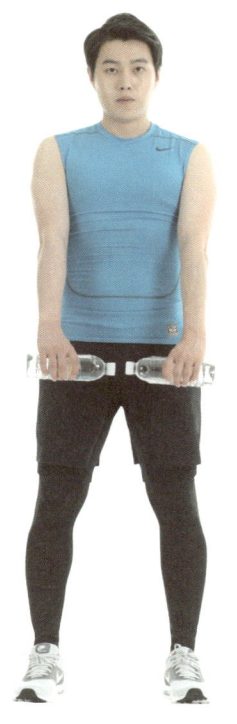

1  양손에 물병을 잡고 다리는 어깨너비 만큼 벌리고 선다.

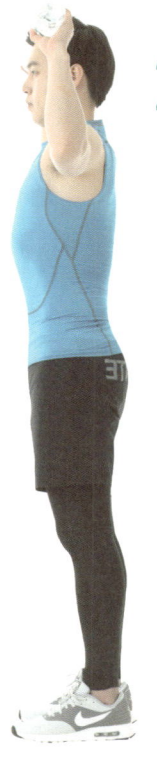

2  팔꿈치가 90도 되도록 양손을 들어 올린다.

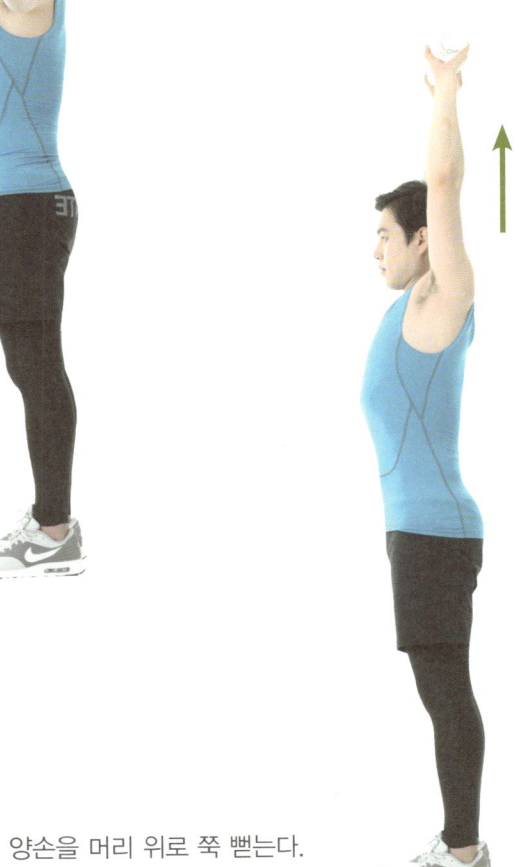

3  양손을 머리 위로 쭉 뻗는다.

➔ ➔ 이어짐

3WEEKS PROGRAM 전신 운동

4 팔꿈치가 90도 되도록 양손을 내린다.
(2번 자세)

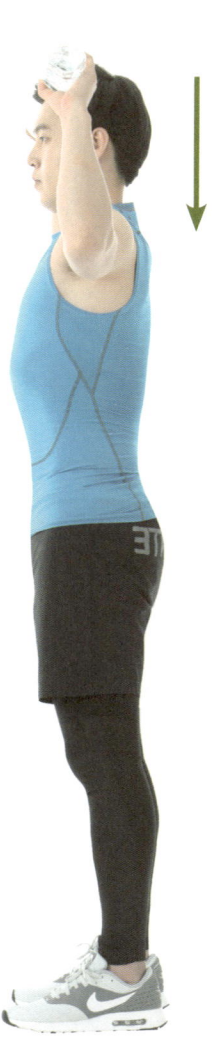

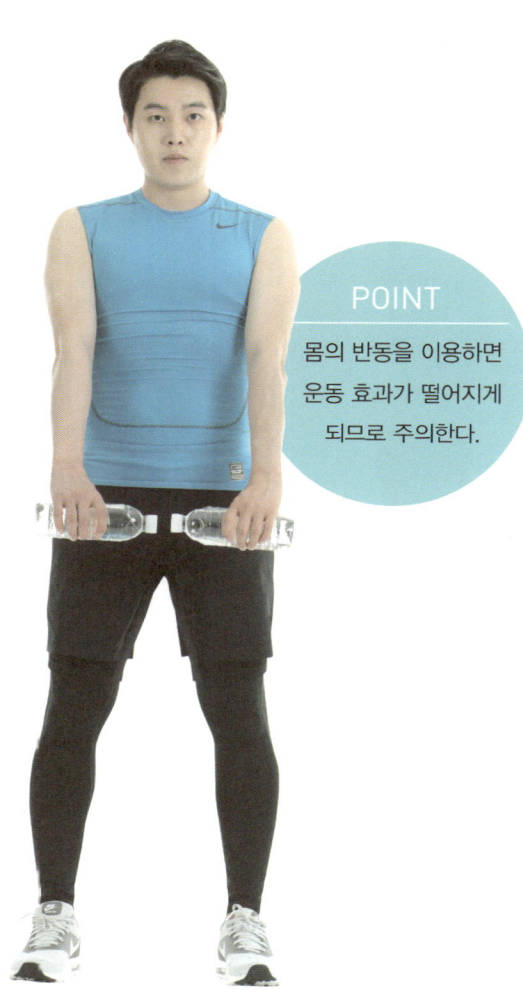

**POINT**
몸의 반동을 이용하면 운동 효과가 떨어지게 되므로 주의한다.

5 천천히 준비 자세로 돌아온다.(1번 자세)

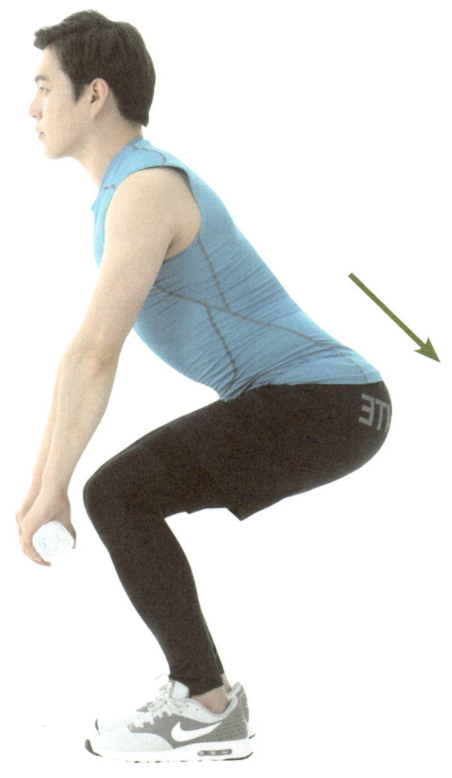

**6** 양팔을 편 상태에서 무릎을 구부리고 엉덩이를 무릎높이까지 내린다.

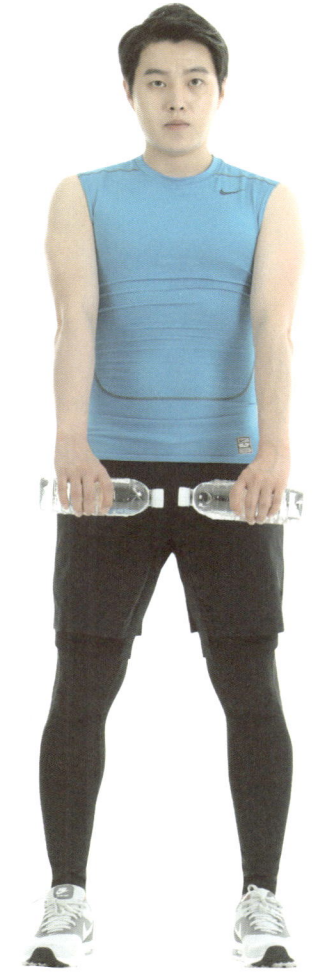

**7** 다시 천천히 준비 자세로 돌아온다.(1번 자세) 같은 동작을 3세트 반복한다.

**TIP** 동작을 빠르게 하면 유산소 효과가 증가하고 체지방 연소가 뛰어나다. 하지만 몸의 중심이 흐트러지면 부상으로 이어질 수 있으므로, 초보자는 자세를 충분히 익힌 후에 맨손으로 시작한다.

3WEEKS PROGRAM 전신 운동

# 버피 테스트 Burpee Test

★★☆

**운동 효과** 전신 운동으로 단시간에 칼로리 소모가 높고 근지구력과 체력 향상에 효과적이다.

`1주차 월요일` 총 3세트(10회, 12회, 15회)   `2주차 목요일` 총 3세트(15회, 15회, 15회)

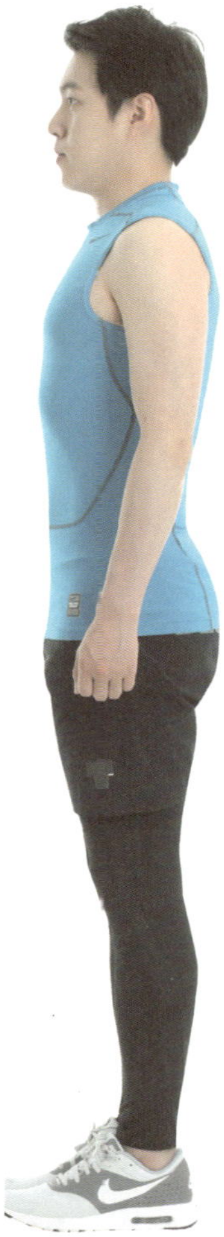

1  다리를 모으고 선다.

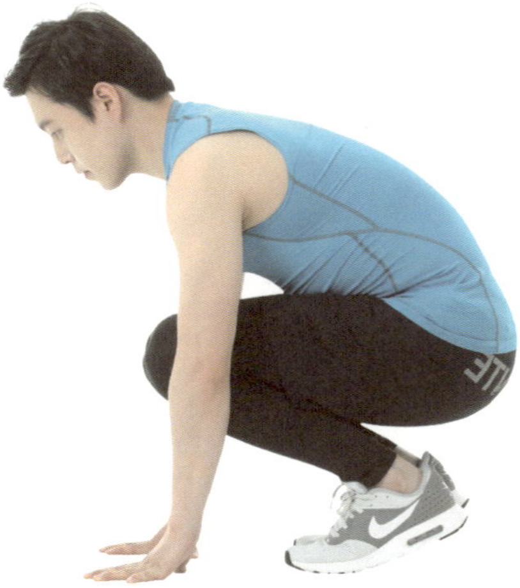

2  손을 바닥에 짚고 앉는다.

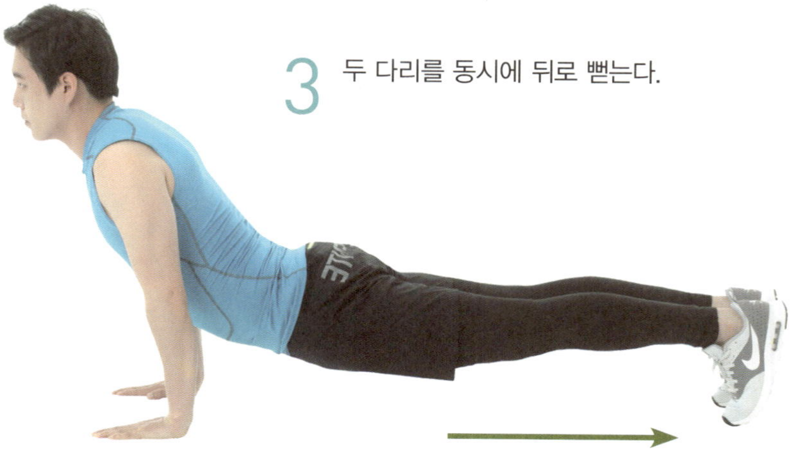

3  두 다리를 동시에 뒤로 뻗는다.

3WEEKS PROGRAM 전신 운동

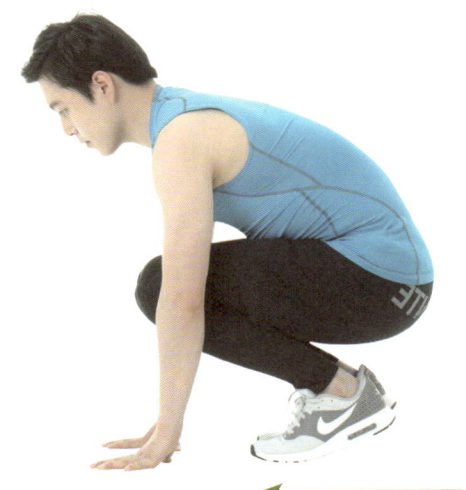

**4** 복부에 힘을 주면서 다리를 다시 모아준다.(2번 자세)

**TIP** 초보자는 4번 동작까지만 해도 좋다.

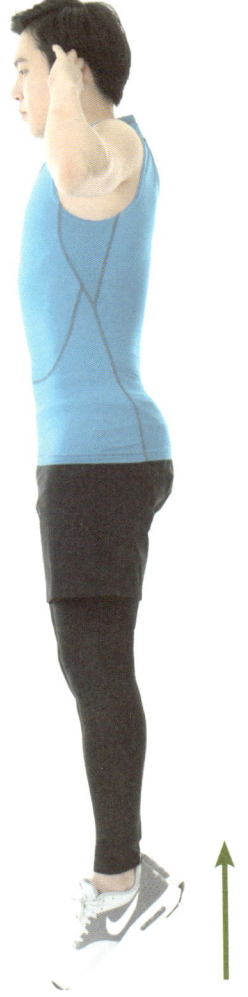

**5** 양손을 모으고 최대한 높이 점프한다. 같은 동작을 3세트 반복한다.

**TIP** 강도를 높이고 싶다면 원할 때 점프 후에 푸시업을 추가한다.

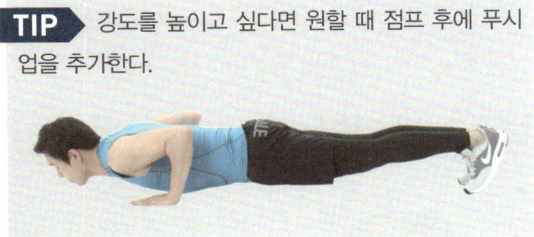

3WEEKS PROGRAM 근력 운동 **043**

3WEEKS PROGRAM 전신 운동

# 암 워킹 Arm Walking

**운동 효과** 상체 근육(어깨, 가슴, 팔)을 강화하며, 체지방 연소가 뛰어나 다이어트에 효과적이다.

`1주차 목요일` 총 3세트(10회, 12회, 15회)   `3주차 월요일` 총 3세트(15회, 18회, 20회)

1  엎드린다. 이때 다리는 모아서 펴주고, 양손은 어깨너비 보다 좁은 간격으로 벌려 바닥에 짚고, 엉덩이는 높게 들어 손과 다리의 간격을 좁게 한다.

2  다리는 고정하고 양손을 앞으로 걸어가듯 짚어주면서 몸을 펴준다.

**TIP** 엉덩이가 움직이지 않을수록 운동 효과가 좋다.

3WEEKS PROGRAM 전신 운동

**3** 등과 엉덩이가 45도를 이루는 지점에서 멈춘다. 이때 손목과 어깨가 일직선에 있도록 한다.

**TIP** 강도를 높이고 싶다면 3번 자세 이후에 푸시업을 추가한다.

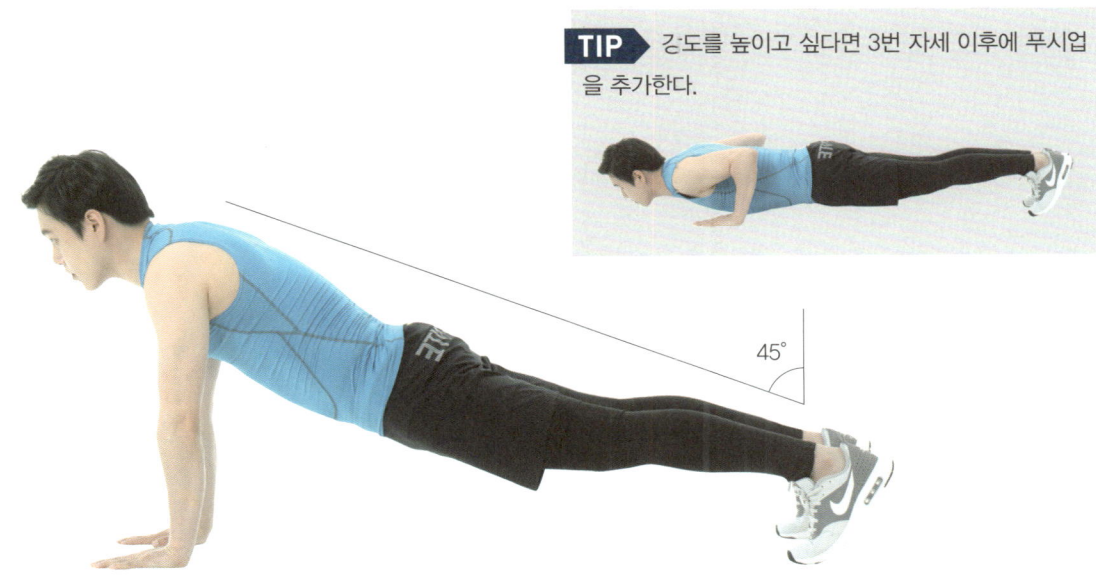

**4** 다리는 고정하고 양손을 뒤로 돌아오듯이 짚어주면서 몸을 모아준다.(1번 자세) 같은 동작을 3세트 반복한다.

**TIP** 체중이 손목으로 가기 때문에 손목 스트레칭을 충분히 한 후 시작한다.

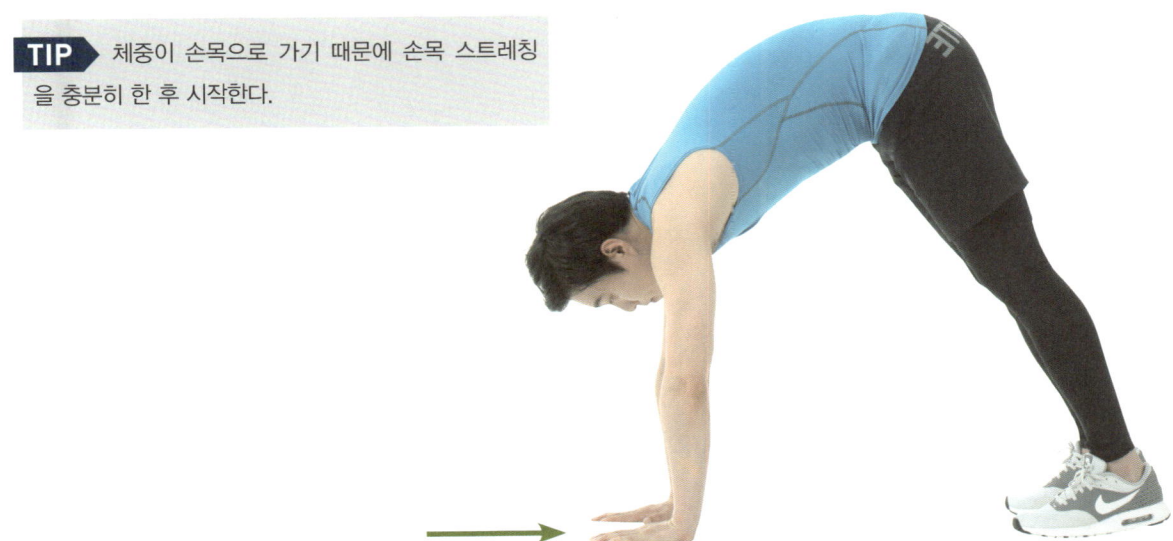

3WEEKS PROGRAM 근력 운동 **045**

어/깨/운/동

3WEEKS PROGRAM 어깨 운동

# 프론트 레이즈 Front Raise

**운동 효과** 어깨 앞쪽 근육(전면삼각근)을 강화하면서 삼각근의 균형을 잡아준다.

`1주차 토요일` 총 3세트(10회, 12회, 15회)   `2주차 수요일` 총 3세트(15회, 15회, 15회)

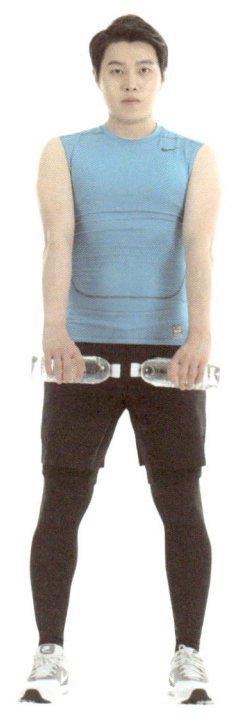

1 양손에 물병을 잡고 다리는 어깨너비만큼 벌리고 선다.

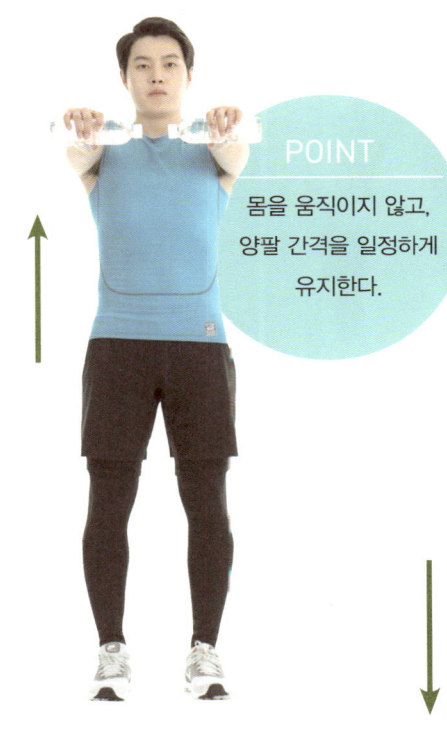

2 숨을 내쉬면서 양손을 어깨높이까지 천천히 들어 올리고 2초 유지한다.

**POINT** 몸을 움직이지 않고, 양팔 간격을 일정하게 유지한다.

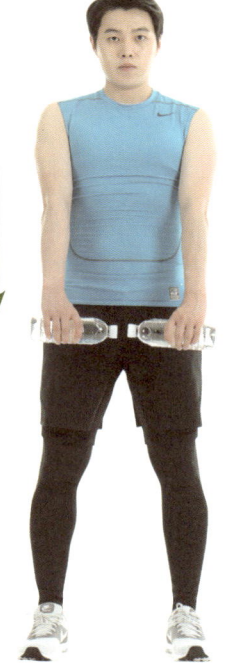

3 숨을 들이쉬면서 물병을 천천히 내린다. (1번 자세) 같은 동작을 3세트 반복한다.

**TIP** 물병을 내릴 때 허벅지에 닿지 않게, 어깨 근육의 긴장을 유지한다.

3WEEKS PROGRAM 어깨 운동

# 리어 래터럴 레이즈 Rear Lateral Raise ★★☆

**운동 효과** 어깨 전체의 밸런스와 어깨 뒤쪽 근육(후면삼각근)을 강화한다.

`1주차 수요일` 총 3세트(10회, 12회, 15회)　　`2주차 토요일` 총 3세트(15회, 15회, 15회)

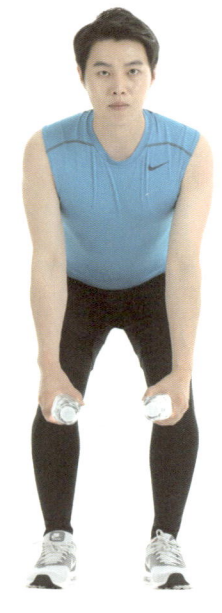

**1** 다리는 어깨너비만큼 벌리고, 양손에 물병을 잡고, 상체를 45도로 구부린다.

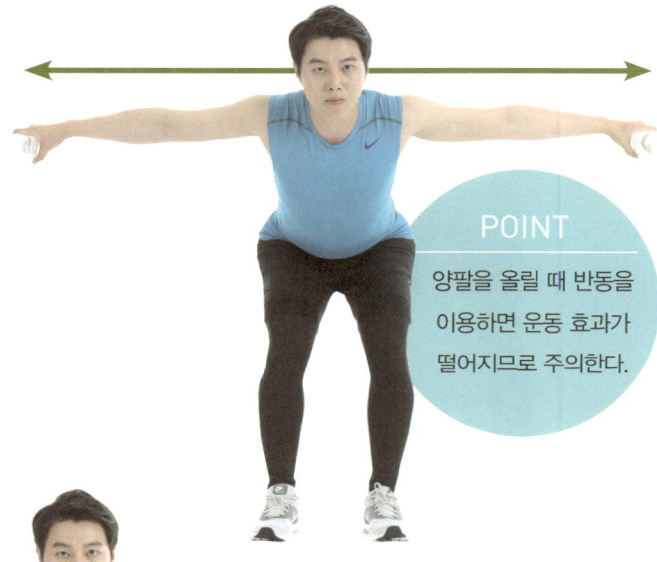

**2** 숨을 내쉬면서 양팔을 몸통 높이와 일직선이 되도록 천천히 올려주고 2초 유지한다.

**POINT** 양팔을 올릴 때 반동을 이용하면 운동 효과가 떨어지므로 주의한다.

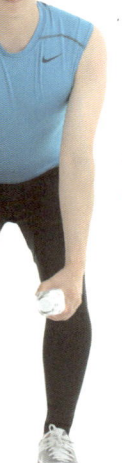

**POINT** 허리 부상을 방지하기 위해 동작이 끝날 때까지 처음 자세를 유지한다.

**3** 숨을 들이쉬면서 등을 풀어주고 양손을 천천히 내린다.(1번 자세) 같은 동작을 3세트 반복한다.

3WEEKS PROGRAM 어깨 운동

# 파이크 푸시업 Pike Push-up

**운동 효과** 어깨 근육(삼각근)을 강화한다. 특히 어깨 앞쪽 근육(전면삼각근) 발달에 효과적이다.

`3주차 수요일` 총 3세트(15회, 18회, 20회)  `3주차 토요일` 총 3세트(15회, 18회, 20회)

1. 엎드린다. 이때 다리는 모아서 펴주고, 양손은 어깨너비만큼 벌려 바닥에 짚고, 엉덩이는 높게 들어 손과 다리의 간격을 좁게 한다.

   **TIP** 체중이 손목으로 가기 때문에 손목 스트레칭을 충분히 한 후 시작한다.

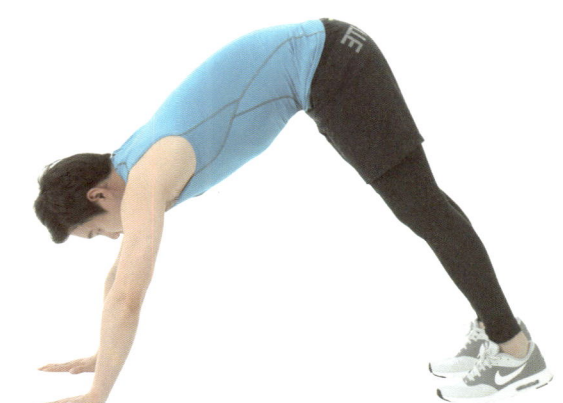

2. 숨을 들이쉬면서 양팔을 천천히 구부려 얼굴이 땅에 닿을 만큼 내리고 2초 유지한다. 이때 시선은 바닥을 보고 다리가 구부러지지 않도록 한다.

   **TIP** 엉덩이를 높이 올릴수록 어깨에 무리가 가므로 자신한테 맞게 높이를 조절한다. 이때 등과 허리가 일직선이 되도록 유지한다.

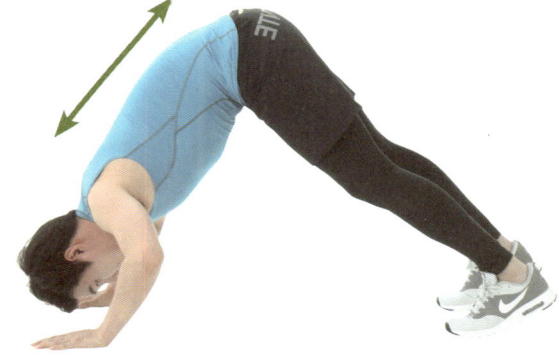

3. 숨을 내쉬면서 양팔을 천천히 펴준다.(1번 자세) 같은 동작을 3세트 반복한다.

   **TIP** 강도를 높이고 싶다면 발을 높은 곳에 올리고 동작을 시행한다. 특히 짐볼 위에 올리고 하면 균형 감각 향상에 도움이 된다.

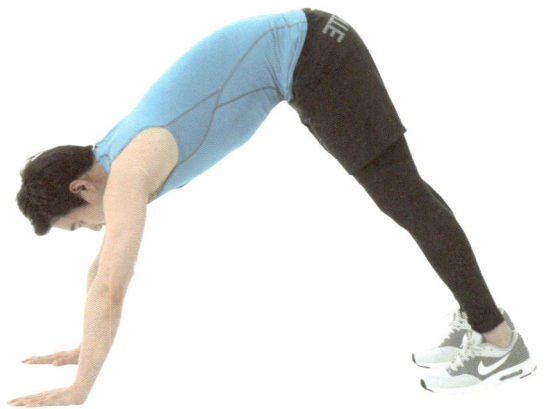

등 / 운 / 동

3WEEKS PROGRAM 등 운동

# 플로어 Y 레이즈 Floor Y Raise ★★★

**운동 효과** 어깨뼈를 잡아주고 상체의 여러 근육, 특히 등 근육(승모근)과 어깨 근육(삼각근) 강화에 효과적이다.

`2주차 금요일` 총 3세트(15회, 15회, 15회)　　`3주차 화요일` 총 3세트(15회, 18회, 20회)

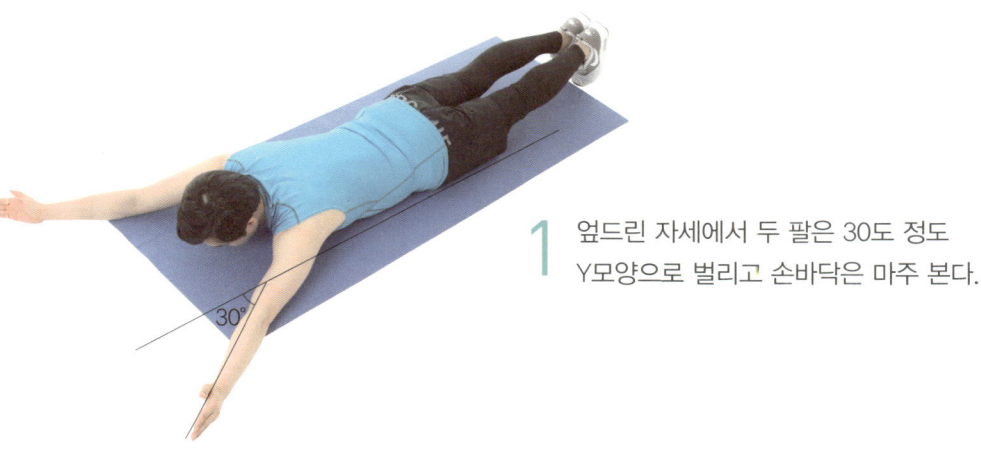

1. 엎드린 자세에서 두 팔은 30도 정도 Y모양으로 벌리고 손바닥은 마주 본다.

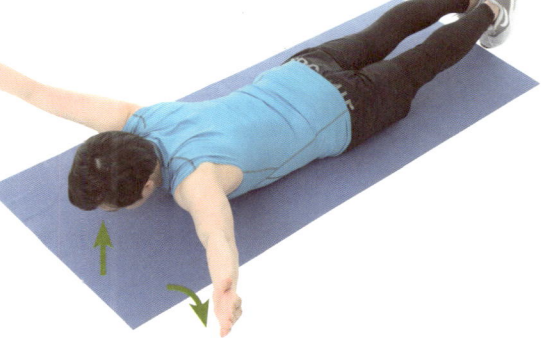

2. 숨을 내쉬면서 등 근육을 이용해 두 팔을 벌리고 상체를 천천히 들어준다. 2초 유지한다.

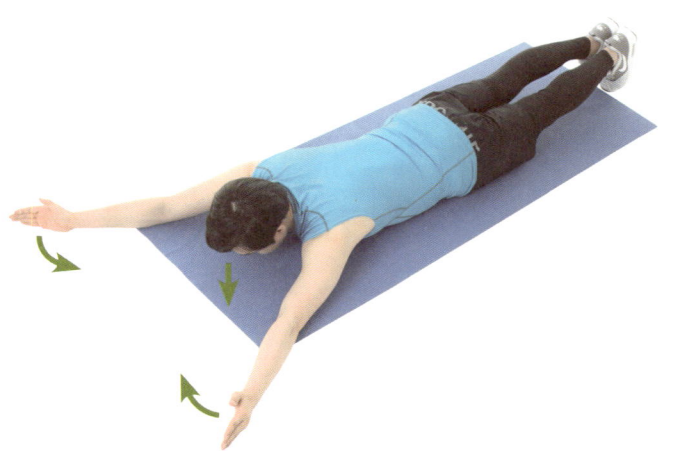

3. 숨을 들이쉬면서 두 팔과 상체를 천천히 내린다. 이때 머리가 바닥에 닿지 않도록 한다. 들고 내리기를 반복한다. 같은 동작을 3세트 반복한다.

> **TIP** 머리가 바닥에 닿거나 몸의 반동을 이용하면 운동 효과가 떨어진다.

3WEEKS PROGRAM 등 운동

# 덤벨 로우 Dumbel Row

★☆☆

**운동 효과** 어깨 뒤쪽(후면삼각근)과 등(광배근), 허리(척추기립근) 근육을 발달시켜서 역삼각형 몸매를 만든다.

`1주차 화요일` 총 3세트(10회, 12회, 15회)   `1주차 금요일` 총 3세트(10회, 12회, 15회)

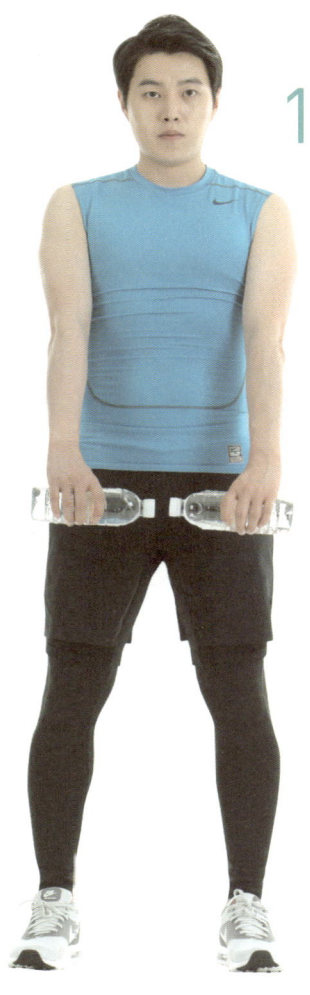

1  양손에 물병을 잡고 다리는 어깨너비 만큼 벌리고 선다.

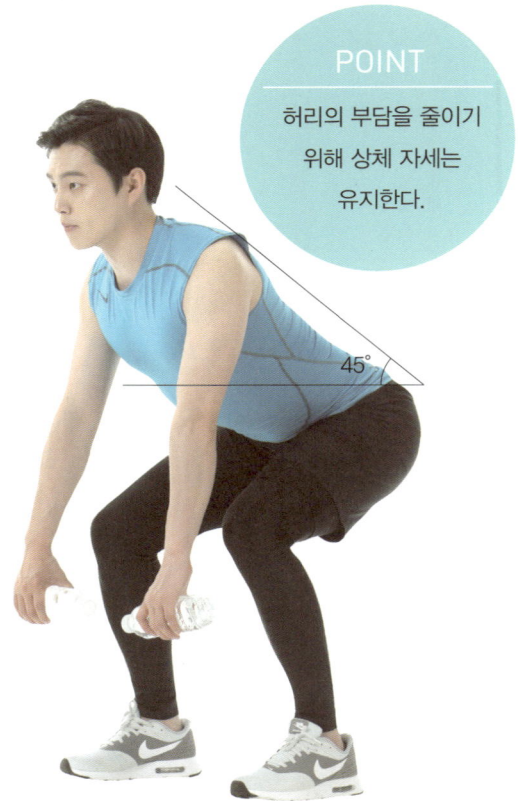

**POINT**
허리의 부담을 줄이기 위해 상체 자세는 유지한다.

2  무릎을 약간 굽히고 상체를 45도 숙인다.

3WEEKS PROGRAM 근력 운동

3 숨을 내쉬면서 복부에 힘을 주고 등을 쪼여주는 느낌으로 양손을 가슴 밑까지 천천히 잡아당긴다.

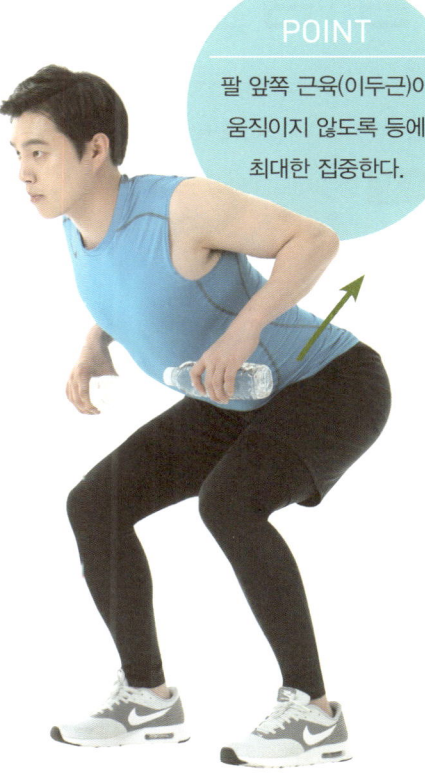

**POINT**
팔 앞쪽 근육(이두근)이 움직이지 않도록 등에 최대한 집중한다.

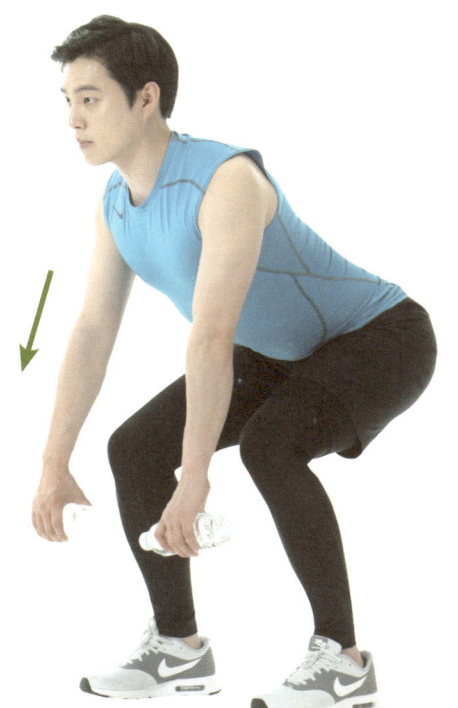

4 숨을 들이쉬면서 등을 풀어주고 양손을 천천히 내린다.(2번 자세) 같은 동작을 3세트 반복한다.

**TIP** 자세가 올바르게 나오지 않을 경우, 물병 대신 긴 봉이나 막대기를 들고 하면 바른 자세를 잡는데 도움이 된다.

3WEEKS PROGRAM 근력 운동 **053**

3WEEKS PROGRAM 등 운동

# 원 암 덤벨 로우 One Arm Dumbbell Row

**운동 효과** 등(광배근) 강화에 탁월하며, 역삼각형 몸매를 만드는 데 효과적이다.

**2주차 화요일** 총 3세트(15회, 15회, 15회)   **3주차 금요일** 총 3세트(15회, 18회, 20회)

**1** 한쪽 손과 무릎은 의자에 대고, 반대편 손은 물병을 들고 아래로 늘어뜨린다. 이때 얼굴은 정면을 보고 허리와 등을 편다.

**TIP** 어깨뼈를 최대한 뺀다는 느낌으로 팔을 늘어뜨릴수록 가동범위가 길어져 등과 옆구리 근육을 더 이완 수축할 수 있다.

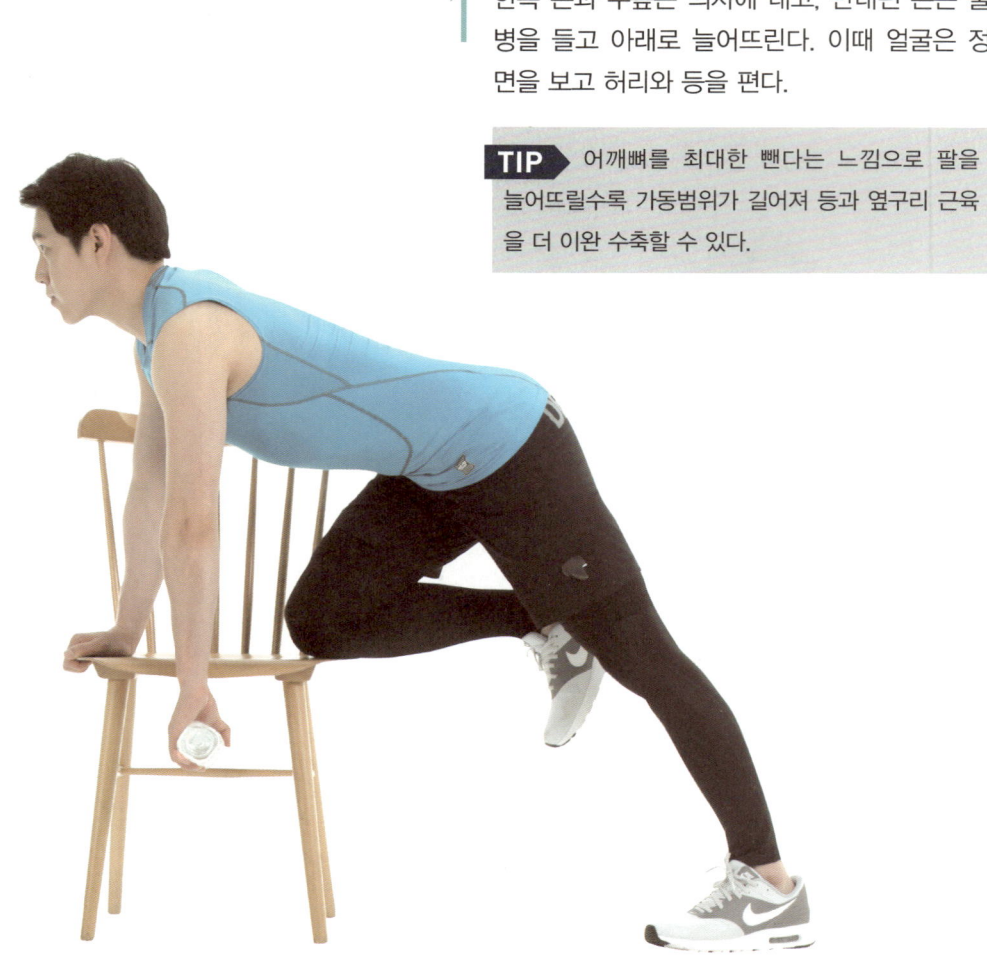

3WEEKS PROGRAM 등 운동

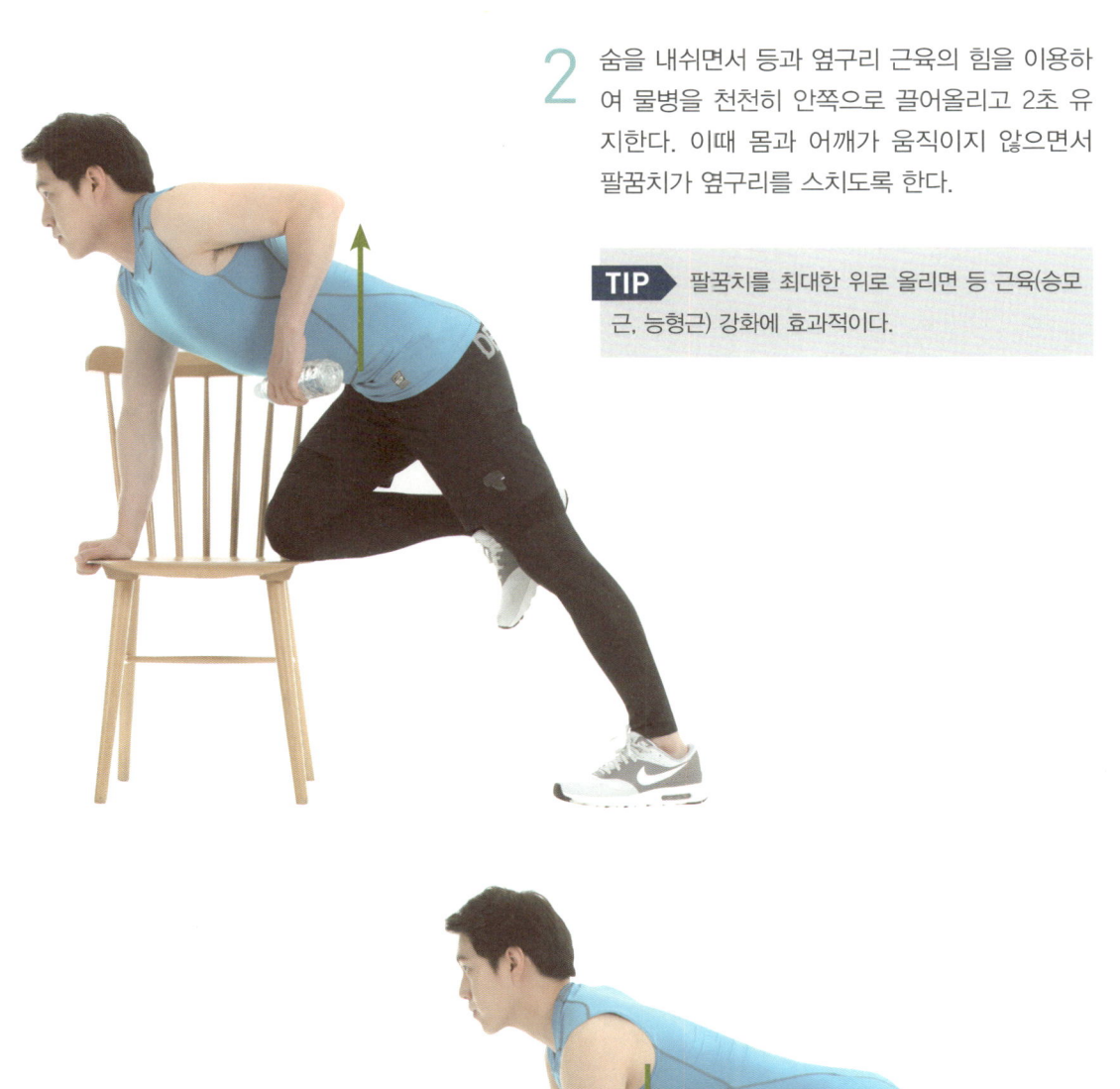

2 숨을 내쉬면서 등과 옆구리 근육의 힘을 이용하여 물병을 천천히 안쪽으로 끌어올리고 2초 유지한다. 이때 몸과 어깨가 움직이지 않으면서 팔꿈치가 옆구리를 스치도록 한다.

**TIP** 팔꿈치를 최대한 위로 올리면 등 근육(승모근, 능형근) 강화에 효과적이다.

3 숨을 들이쉬면서 등을 풀어주고 손을 천천히 내려준다.(1번 자세) 같은 동작을 3세트 반복한다. 자세를 바꿔서 한다.

가/슴/운/동

3WEEKS PROGRAM 가슴 운동

# 디클라인 푸시업 Decline Push up ★★☆

**운동 효과** 가슴 전체의 밸런스를 잡아준다. 특히 위쪽 가슴을 크게 키워주는 데 효과적이다.

`1주차 목요일` 총 3세트(10회, 12회, 15회)    `3주차 월요일` 총 3세트(15회, 18회, 20회)

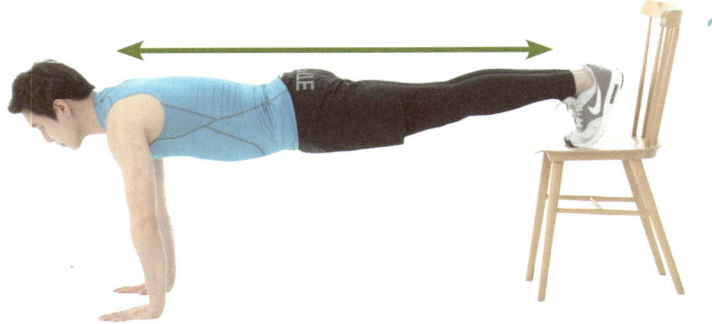

**1** 양손을 바닥에 짚고, 다리는 의자에 올려 어깨너비만큼 벌린다. 이때 몸이 일직선이 되도록 한다.

**2** 숨을 들이쉬면서 가슴이 바닥에 닿을 만큼 상체를 천천히 내리고 2초 유지한다.

**TIP** 복부에 힘을 주면 균형도 잡히고 근육도 강화된다.

**POINT** 상체를 내릴 때 골반을 위로 들면 허리에 무리를 줄 수 있으므로 주의한다.

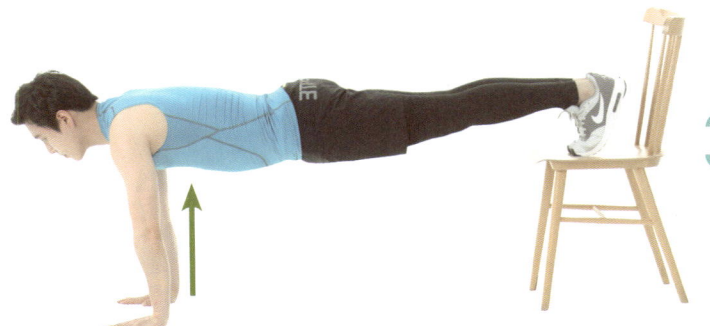

**3** 숨을 내쉬면서 가슴이 쪼이는 느낌으로 상체를 천천히 들어준다.(1번 자세) 같은 동작을 3세트 반복한다.

**TIP** 강도를 높이고 싶다면 의자 높이를 높게 하거나 한쪽 발을 들어준다.

## 3WEEKS PROGRAM 가슴 운동

# 인클라인 푸시업 Incline Push-Up     ★☆☆

**운동 효과** 가슴의 전체 밸런스를 잡아주며, 특히 아래쪽 가슴 운동에 효과적이다.

`1주차 월요일` 총 3세트(10회, 12회, 15회)   `2주차 목요일` 총 3세트(15회, 15회, 15회)

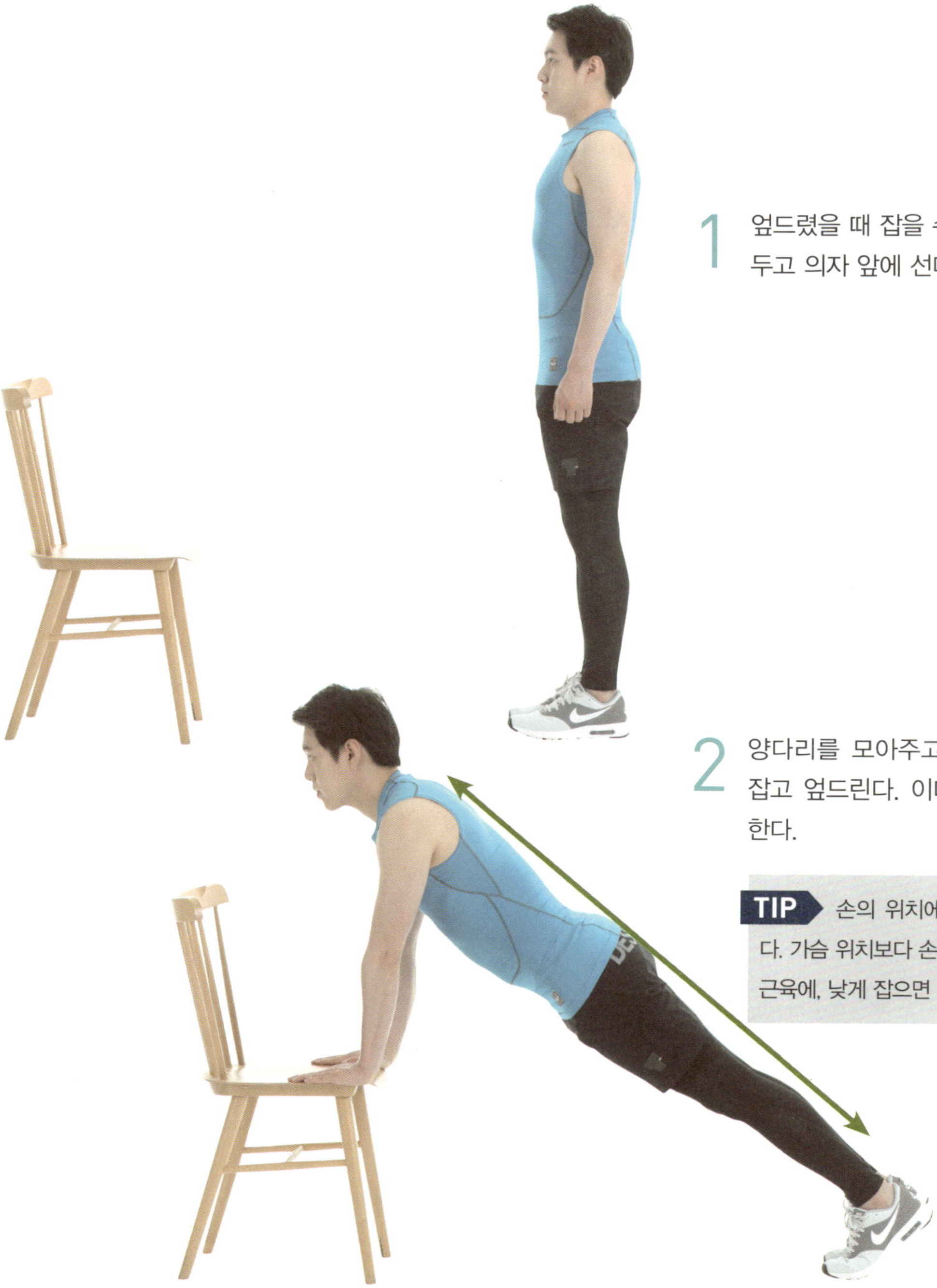

**1** 엎드렸을 때 잡을 수 있을 만큼 사이를 두고 의자 앞에 선다.

**2** 양다리를 모아주고, 의자 끝을 양손으로 잡고 엎드린다. 이때 몸이 일직선이 되게 한다.

> **TIP** 손의 위치에 따라 운동 효과가 다르다. 가슴 위치보다 손을 높게 잡으면 위쪽 가슴 근육에, 낮게 잡으면 아래쪽 가슴 근육에 좋다.

**3** 숨을 들이쉬면서 팔꿈치가 최대한 직각이 되도록 양팔을 천천히 굽혀주고 2초 유지한다.

**TIP** 아래쪽 가슴을 쥐어짜 주면 운동 효과가 더 증가한다.

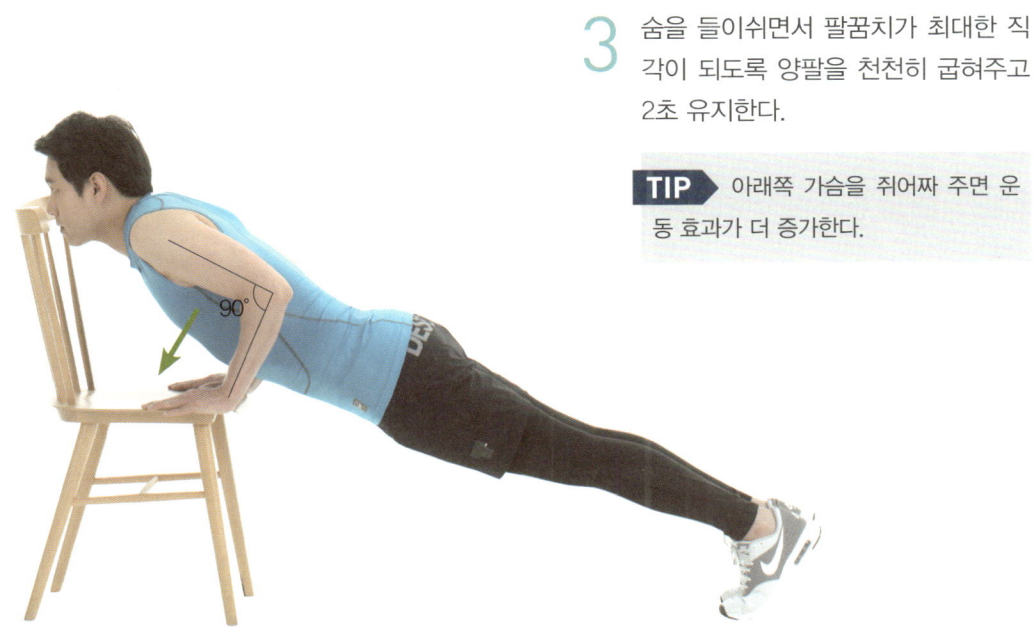

**4** 숨을 내쉬면서 양팔을 천천히 펴준다. (2번 자세) 같은 동작을 3세트 반복한다.

**POINT** 가슴으로 바닥을 밀어 올리듯이 상체를 들어 올린다.

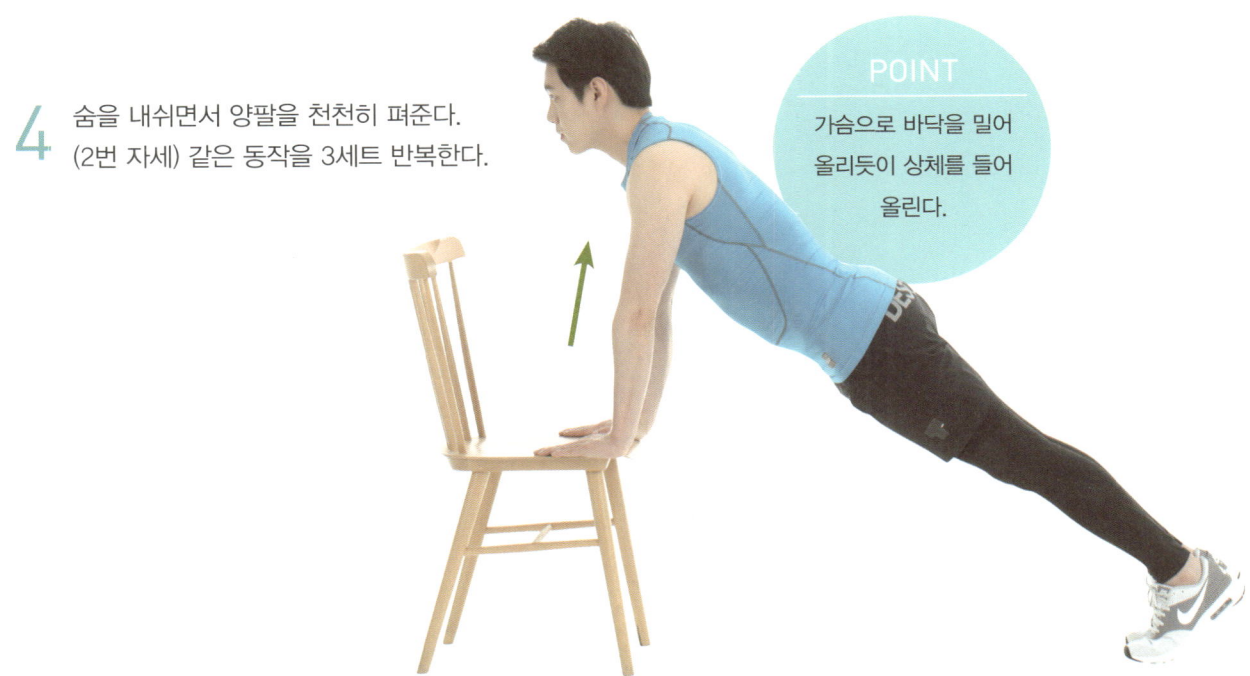

3WEEKS PROGRAM 가슴 운동

# 힌두 푸시업 Hindo Push up

**운동 효과** 상체 발달에 탁월하며, 특히 가슴(대흉근)과 어깨 근육(삼각근)을 강화한다.

`2주차 월오일` 총 3세트(15회, 15회, 15회)   `3주차 목요일` 총 3세트(15회, 18회, 20회)

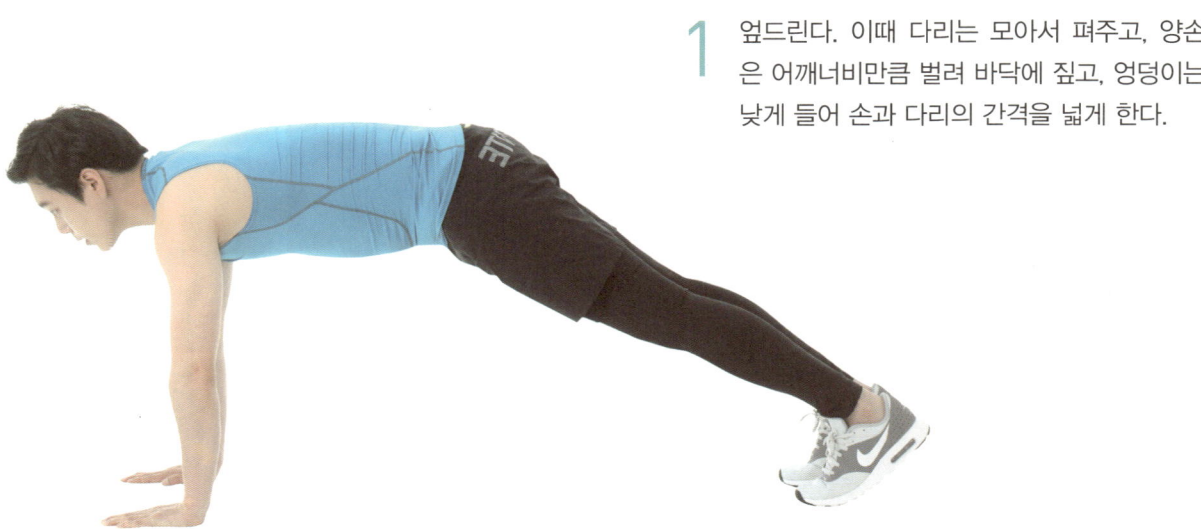

1. 엎드린다. 이때 다리는 모아서 펴주고, 양손은 어깨너비만큼 벌려 바닥에 짚고, 엉덩이는 낮게 들어 손과 다리의 간격을 넓게 한다.

2. 숨을 들이쉬면서 가슴이 바닥에 닿을 만큼 상체를 천천히 내린다.

> **TIP** 엉덩이를 내릴 때 숨을 들이쉬고, 올릴 때 내쉰다.

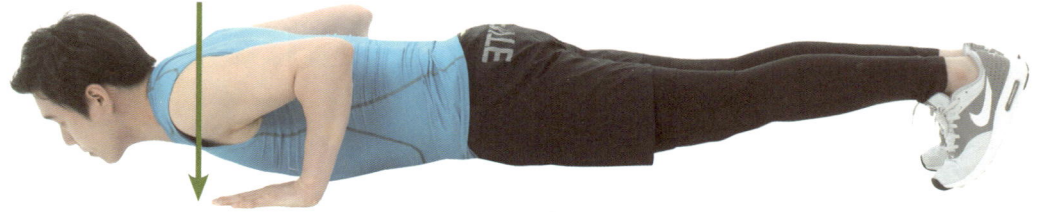

3 숨을 내쉬면서 상체를 바닥에서 위로 쓸어 올리듯 웨이브 하며 들어주고 허리와 양팔을 펴준다.

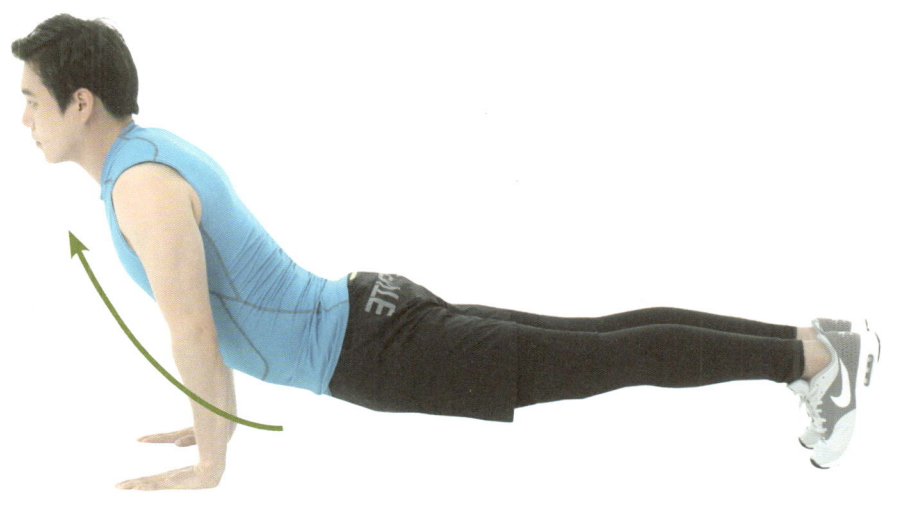

4 엉덩이를 천천히 들어 올린다.(1번 자세) 같은 동작을 3세트 반복한다.

**TIP** 동작할 때 팔꿈치가 상체와 멀어지지 않도록 한다.

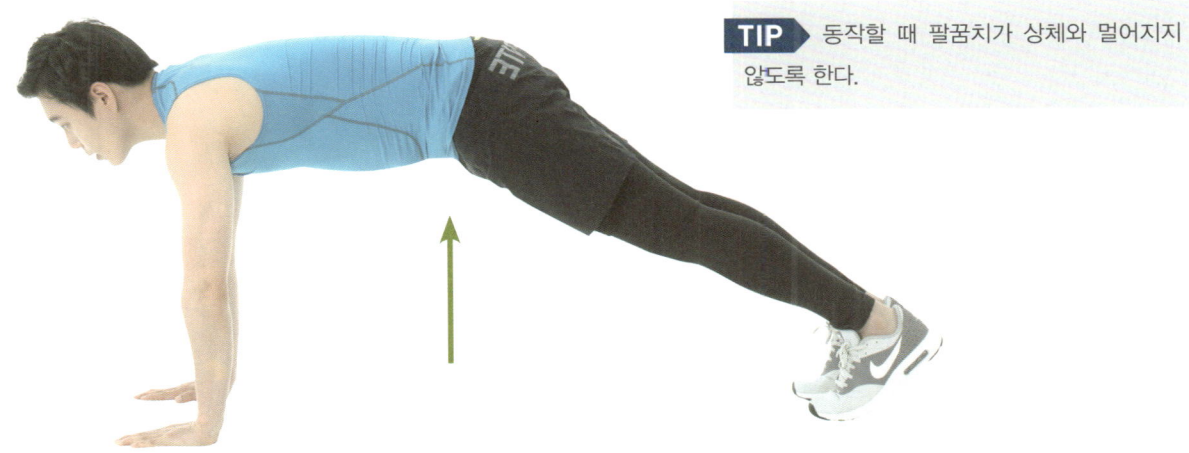

허 / 리 / 운 / 동

3WEEKS PROGRAM 허리 운동

# 백 익스텐션 Back Extension

**운동 효과** 굳은 허리 근육(척추기립근)을 풀어주고 교정도 해주어 디스크 예방에 효과적이다.

`1주차 화요일` 총 3세트(10회, 12회, 15회)　　`2주차 화요일` 총 3세트(15회, 15회, 15회)
`3주차 금요일` 총 3세트(15회, 18회, 20회)

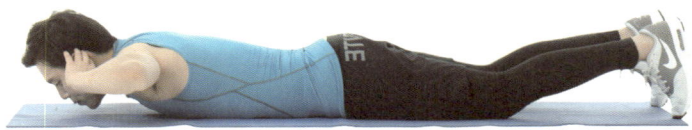

**1** 상체를 바닥에 대고 엎드린 후 양손으로 귀를 잡아준다.

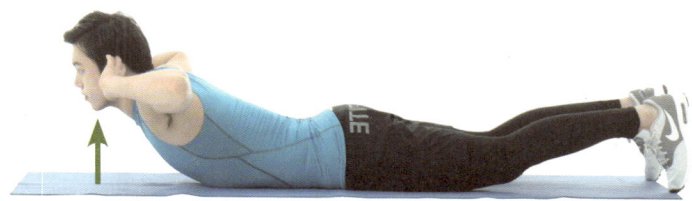

**2** 숨을 내쉬면서 상체를 천천히 들어주고 2초 유지한다. 이때 다리가 바닥에서 떨어지지 않도록 한다.

> **TIP** 누군가 다리를 잡아주면 쉽게 할 수 있다.

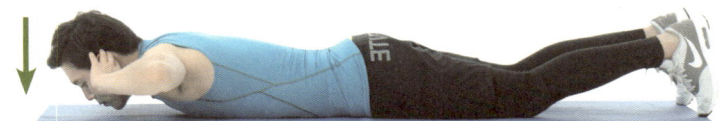

**3** 숨을 들이쉬면서 상체를 천천히 내린다. (1번 자세) 같은 동작을 3세트 반복한다.

> **TIP** 강도를 높이고 싶다면 어깨에 물체를 올려놓고 한다.

3WEEKS PROGRAM 허리 운동

# 얼터네이트 슈퍼맨 Alternate Superman ★★☆

**운동 효과** 허리 근육(척추기립근)을 강화하고, 등 라인을 균형있게 잡아준다.

**1주차 금요일** 총 3세트(10회, 12회, 15회)　　**2주차 금요일** 총 3세트(15회, 15회, 15회)
**3주차 화요일** 총 3세트(15회, 18회, 20회)

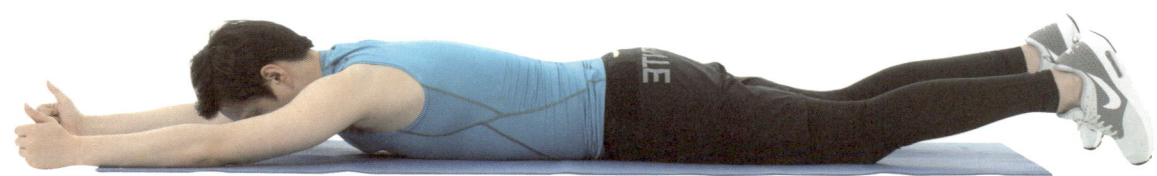

1  엎드린 자세에서 시선은 바닥을 보고 두 손은 위로 뻗고 두 발은 살짝 들어준다.

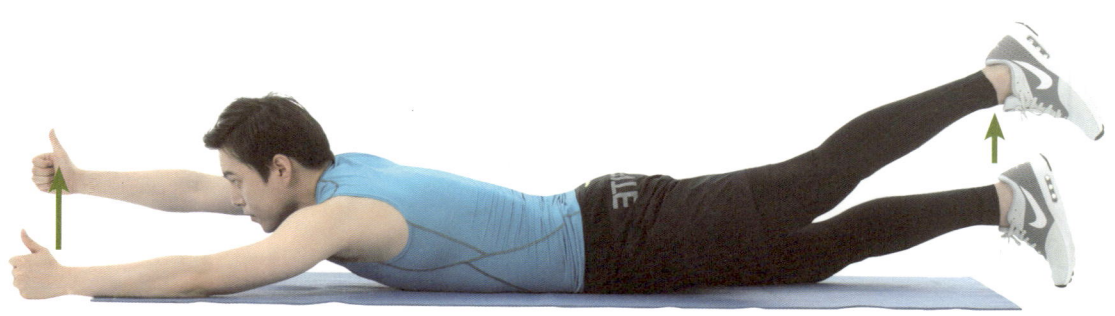

2  숨을 내쉬면서 오른쪽 팔과 왼쪽 다리를 올렸다가 숨을 들이쉬면서 내린다.

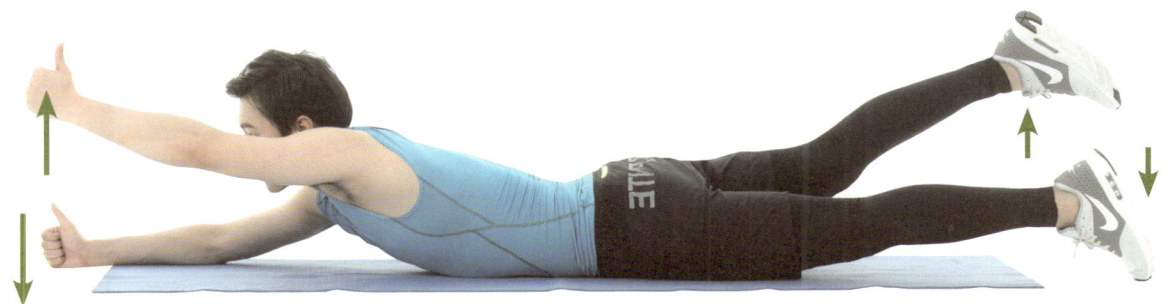

3. 자세를 바꾼다. 숨을 내쉬면서 왼쪽 팔과 오른쪽 다리를 올렸다가 숨을 들이쉬면서 내린다.

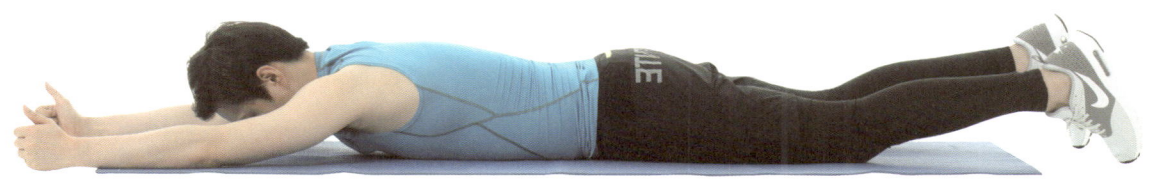

4. 팔과 다리를 교차하면서 같은 동작을 3세트 반복한다.

> **TIP** 다리가 길어지는 느낌으로 최대한 뻗으면서, 지나치게 높게 들지 않고 일정한 높이로 한다. 동작을 최대한 천천히 하며, 팔과 다리가 구부러지지 않도록 한다.

복 / 부 / 운 / 동

3WEEKS PROGRAM 복부 운동

# 크런치 | Crunch

**운동 효과** 크런치 동작은 상복근을 강화시키는 데 최적화된 동작이며, 옆구리 근육(외복사근)을 강화시키는 데도 효과적이다.

`1주차 수요일` 총 3세트(15회, 15회, 15회)  `2주차 토요일` 총 3세트(20회, 20회, 20회)

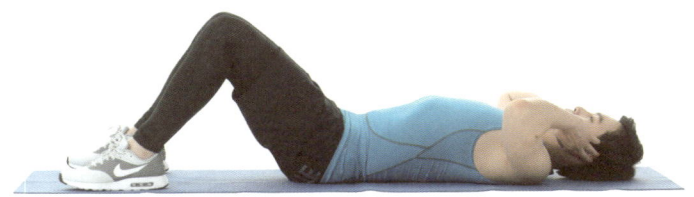

1 발을 어깨너비로 벌리고 무릎을 구부려 누운 후 양손으로 귀를 잡아준다.

**POINT** 머리가 바닥에 닿으면 복근의 긴장이 풀어져서 효과가 떨어지므로 주의한다.

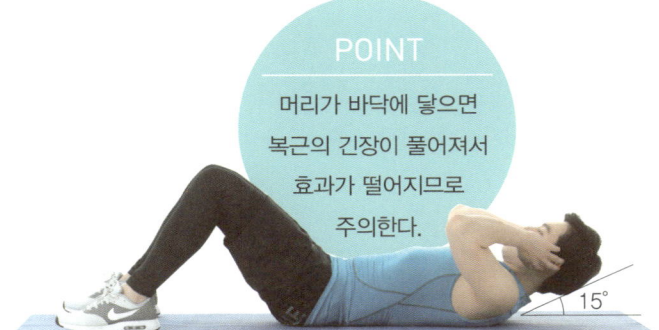

2 어깨와 머리를 15도 정도 살짝 들어준다.

3 숨을 내쉬면서 상체를 45도로 들어주고 2초 유지한다. 이때 다리가 바닥에서 떨어지지 않도록 한다.

**TIP** 다리를 의자 위에 올려놓고 하면 더 효과적이다.

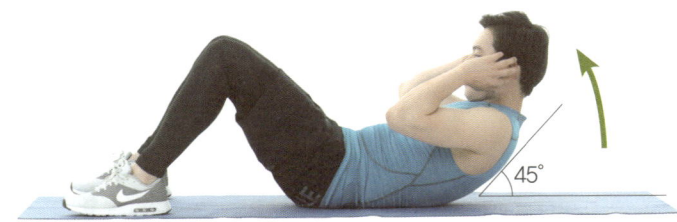

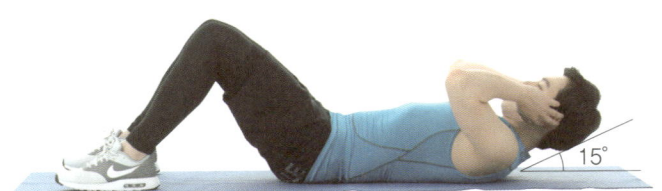

4 숨을 들이쉬면서 복부의 긴장이 풀리지 않도록 상체를 천천히 내려준다.(2번 자세) 같은 동작을 3세트 반복한다.

3WEEKS PROGRAM 근력 운동

3WEEKS PROGRAM 복부 운동

# 니업 Knee Up

**운동 효과** 아래쪽 복부 근육(복직근)을 강화하고, 체지방을 연소시켜 다이어트에 효과적이다.

**1주차 토요일** 총 3세트(15회, 15회, 15회)　　**3주차 수요일** 총 3세트(25회, 25회, 25회)

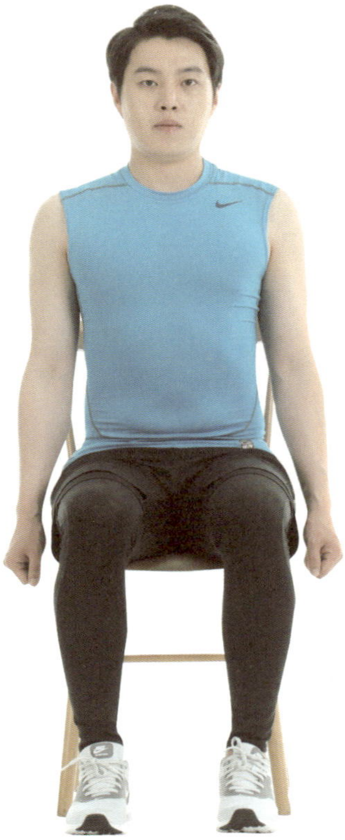

1 의자에 앉는다.

2 의자 끝부분에 걸터앉은 후 상체가 뒤로 20도 기울어지도록 양손은 의자 안쪽을 잡고 두 다리를 살짝 구부린다.

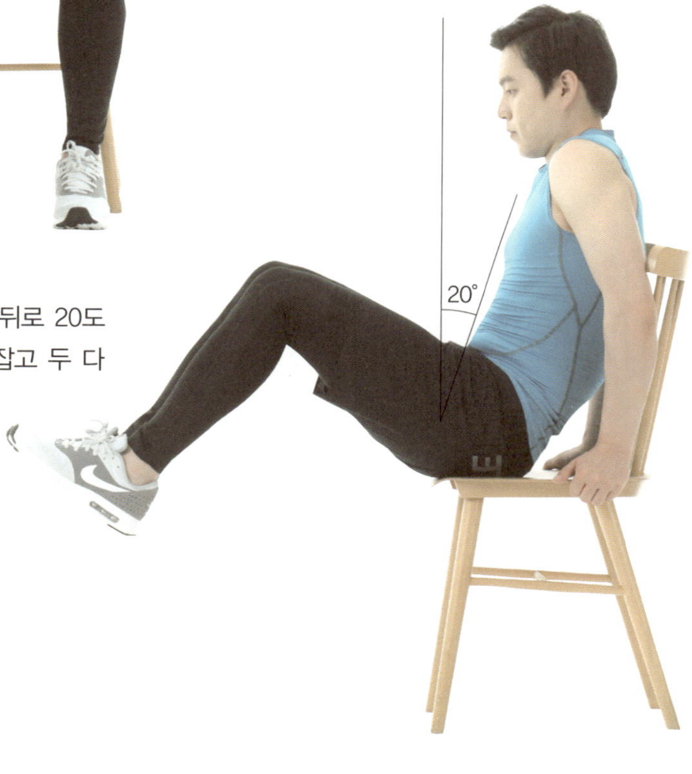

3WEEKS PROGRAM 복부 운동

**3** 숨을 내쉬면서 두 다리를 모아 무릎이 가슴에 닿는 느낌으로 구부린다. 이때 상체도 숙여주면서 2초 유지한다.

**POINT**
몸의 반동을 이용하면 운동 효과가 떨어지게 되므로 주의한다.

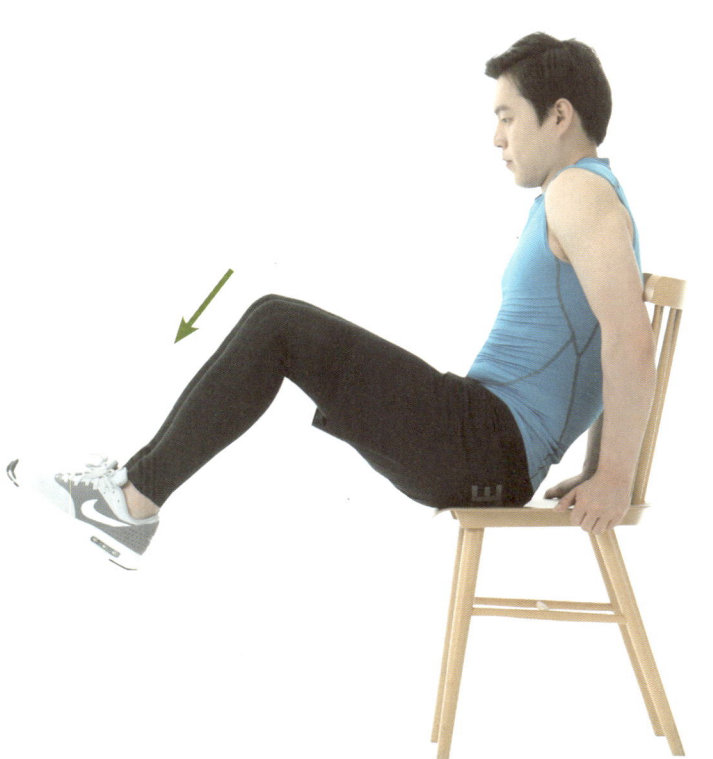

**4** 숨을 들이쉬면서 복부의 긴장이 풀리지 않도록 상체와 다리를 천천히 풀어준다.(2번 자세) 같은 동작을 3세트 반복한다.

**TIP** 강도를 높이고 싶다면 무릎을 옆으로 45도 비틀면서 한다.

3WEEKS PROGRAM 복부 운동

# 레그 레이즈 Leg Raise

**운동 효과** 아래쪽 복부 근육(복직근)을 강화하고, 체지방을 연소시켜 다이어트에 효과적이다. 앞쪽 허벅지 근육(대퇴사두근)도 강화한다.

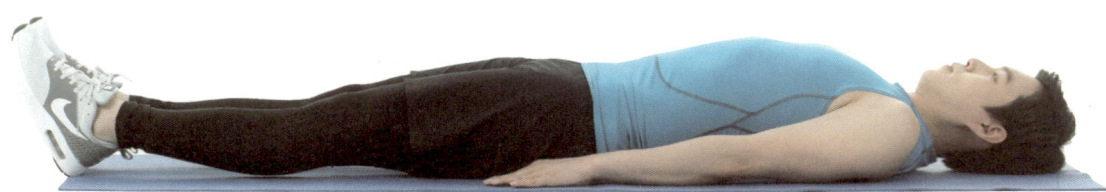

**1** 양발을 모아 바닥에 누운 후 양손을 몸 가까이 고정한다.

**2** 숨을 내쉬면서 복부 아래쪽에 힘을 주고 다리를 천천히 90도까지 올린다. 2초 유지한다.

**TIP** 초보자는 머리 위로 있는 봉 등을 양손으로 잡고 다리를 올리면 쉽게 할 수 있다.

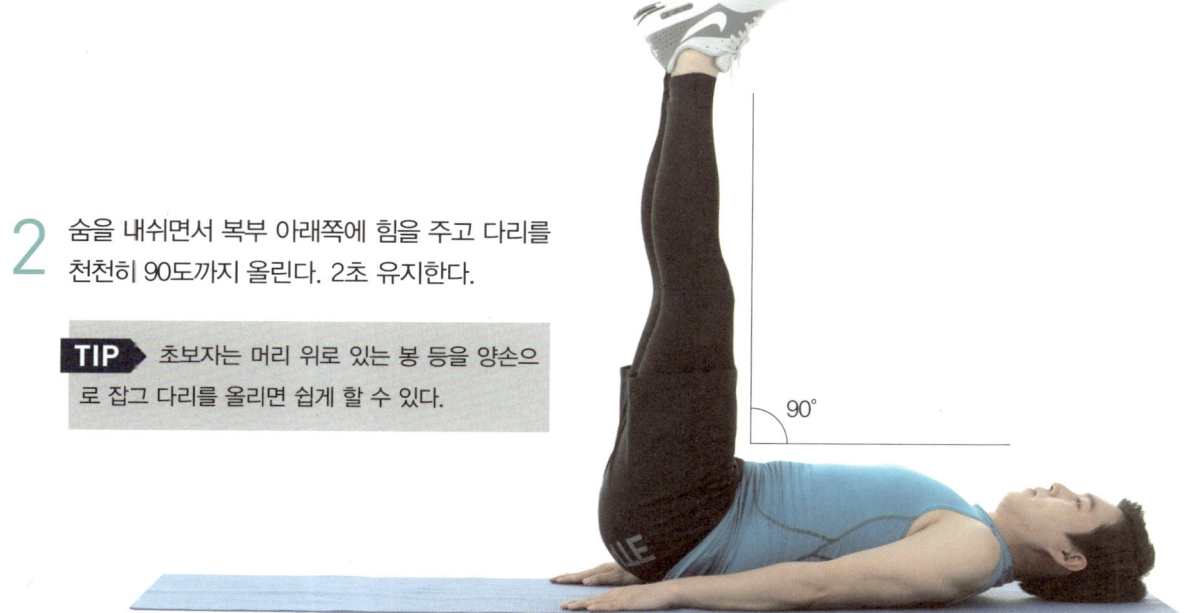

3WEEKS PROGRAM 복부 운동

3 숨을 들이쉬면서 다리를 천천히 내린다.
이때 다리가 바닥에 닿지 않도록 한다.
올리고 내리기를 20회 반복한다.

**POINT**
다리가 바닥에 닿으면 운동 효과가 떨어진다.

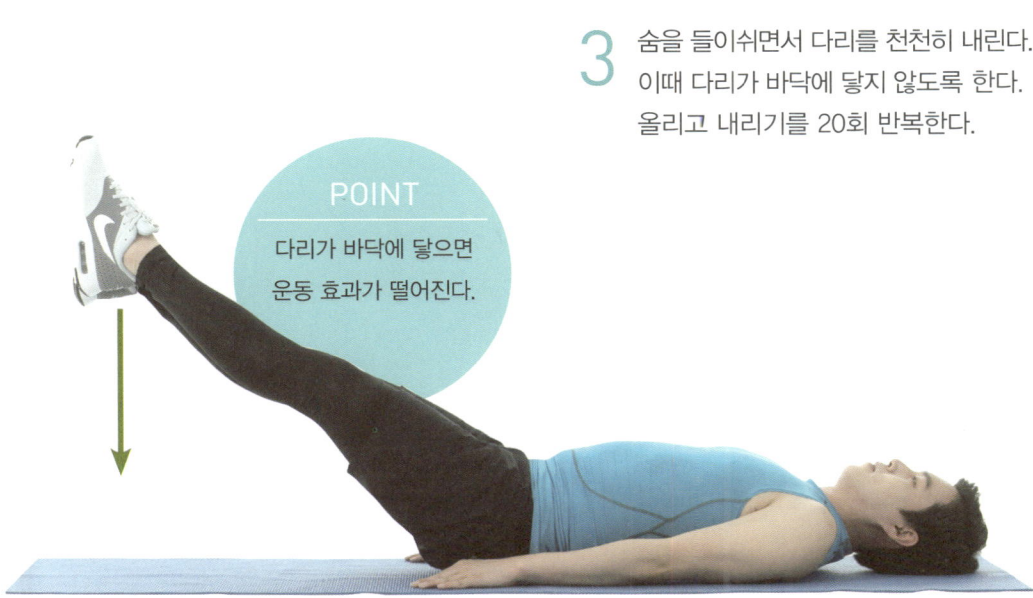

4 한 세트가 끝나면 천천히 준비 자세로 돌아온다.
(1번 자세) 같은 동작을 3세트 반복한다.

**TIP** 강도를 높이고 싶다면 2번 자세에서 다리를 양옆으로 움직인다. 옆구리 근육(외복사근)이 강화된다.

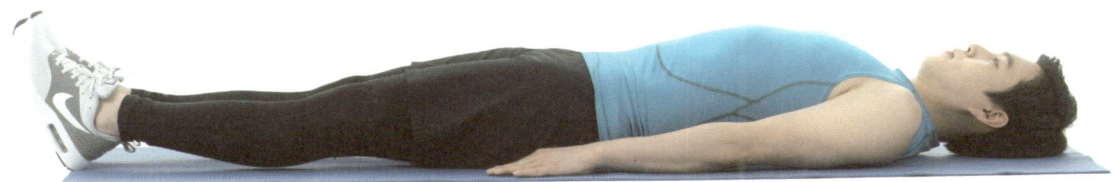

# 팔(삼두)/운/동

3WEEKS PROGRAM 팔(삼두) 운동

# 원 암 덤벨 익스텐션
One Arm Dumbbell Extension

**운동 효과** 위팔 뒤쪽 근육(상완삼두근)을 강화한다.

`1주차 목요일` 총 3세트(10회, 12회, 15회)　　`2주차 월요일` 총 3세트(15회, 15회, 15회)

**1** 의자에 앉은 후 한 손으로 물병을 잡고, 위로 올린다.

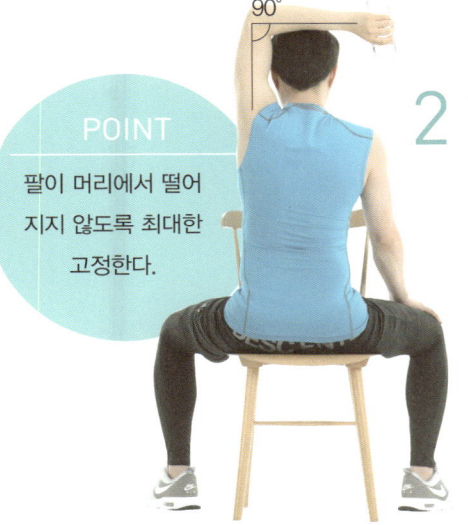

**POINT** 팔이 머리에서 떨어지지 않도록 최대한 고정한다.

**2** 숨을 들이쉬면서 머리 뒤에서 팔꿈치가 90도 되도록 천천히 구부린다.

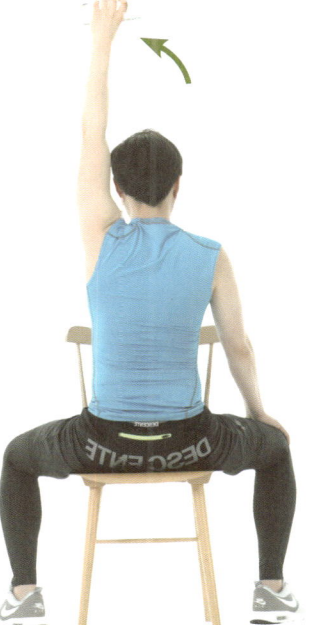

**3** 숨을 내쉬면서 팔을 천천히 위로 펴주고 2초간 유지한다. 이때 삼두근을 쥐어짜 준다.(1번 자세) 같은 동작을 3세트 반복한다. 팔을 바꿔서 한다.

**TIP** 팔을 구부리고 펼 때 삼두근의 긴장을 계속 유지한다.

3WEEKS PROGRAM 팔(삼두) 운동

# 킥 백 덤벨 Kick Back Dumbbell

★★☆

**운동 효과** 어깨 근육과 팔 뒤쪽 상완삼두근(외측두, 장두, 내측두)을 강화한다.

**1주차 월오일** 총 3세트(10회, 12회, 15회)　**2주차 목요일** 총 3세트(15회, 15회, 15회)

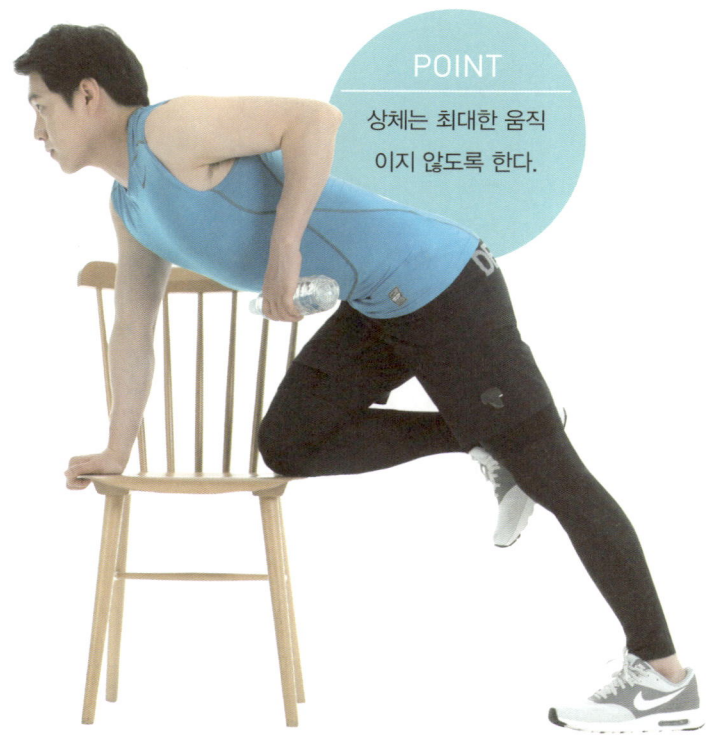

**POINT**
상체는 최대한 움직이지 않도록 한다.

**1** 한쪽 손과 무릎은 의자에 대고, 반대편 손은 물병을 들고 구부린다. 이때 팔꿈치는 옆구리에 붙여 고정시킨다.

074　3주 스피드 몸만들기

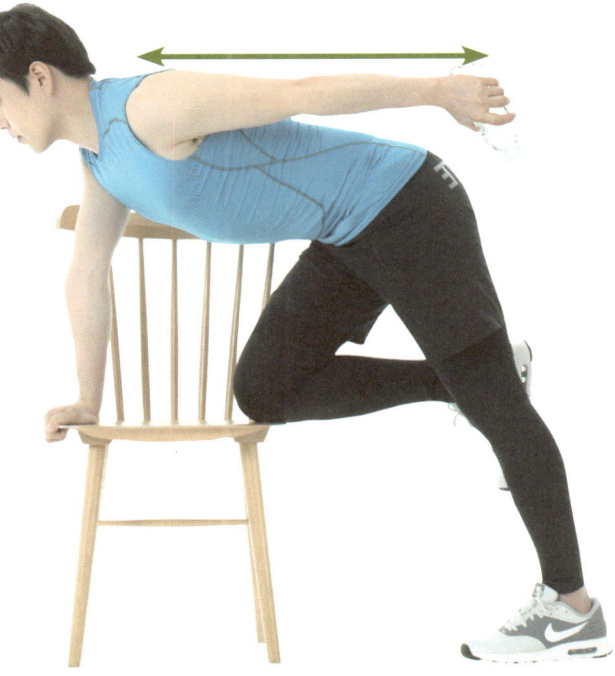

2 숨을 내쉬면서 물병 든 손을 지면과 수평이 되도록 뒤로 천천히 올리고 2초 유지한다.

**TIP** 삼두근을 쥐어짜 주면 운동 효과가 더 증가한다.

**POINT**
손을 올리고 내릴 때 삼두근만 사용하고, 팔꿈치가 움직이지 않도록 한다.

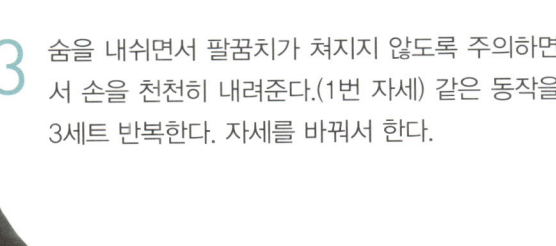

3 숨을 내쉬면서 팔꿈치가 쳐지지 않도록 주의하면서 손을 천천히 내려준다.(1번 자세) 같은 동작을 3세트 반복한다. 자세를 바꿔서 한다.

3WEEKS PROGRAM 팔(삼두) 운동

# 벤치 딥스 Bench Dips  ★★★

**운동 효과** 위쪽 팔 뒤쪽 근육(상완삼두근) 강화에 탁월하며 어깨 근육(삼각근)과 가슴 근육(대흉근) 강화에도 효과적이다.

`3주차 월요일` 총 3세트(15회, 18회, 20회)    `3주차 목요일` 총 3세트(15회, 18회, 20회)

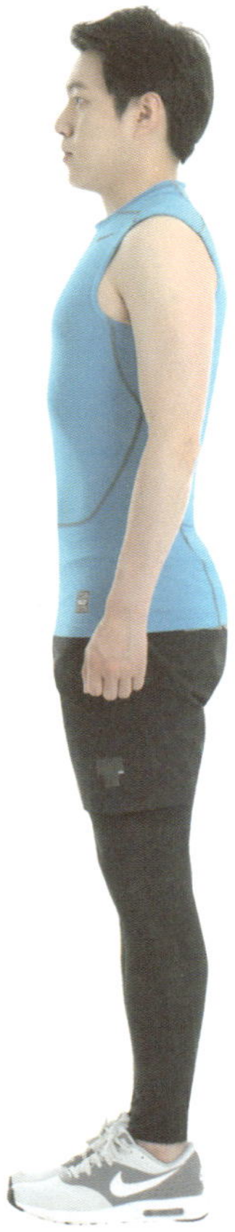

1  고정된 의자 앞에 선다.

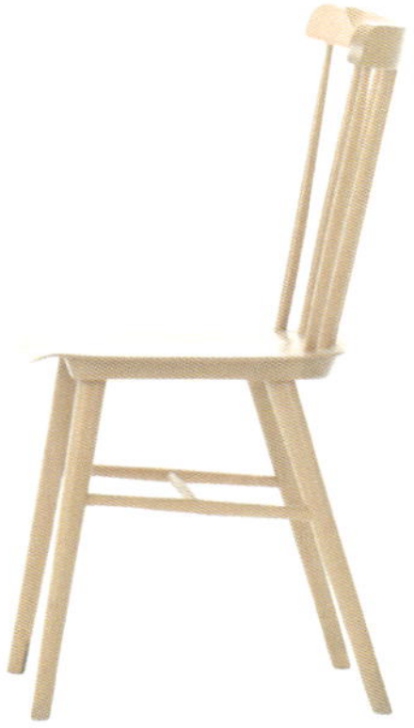

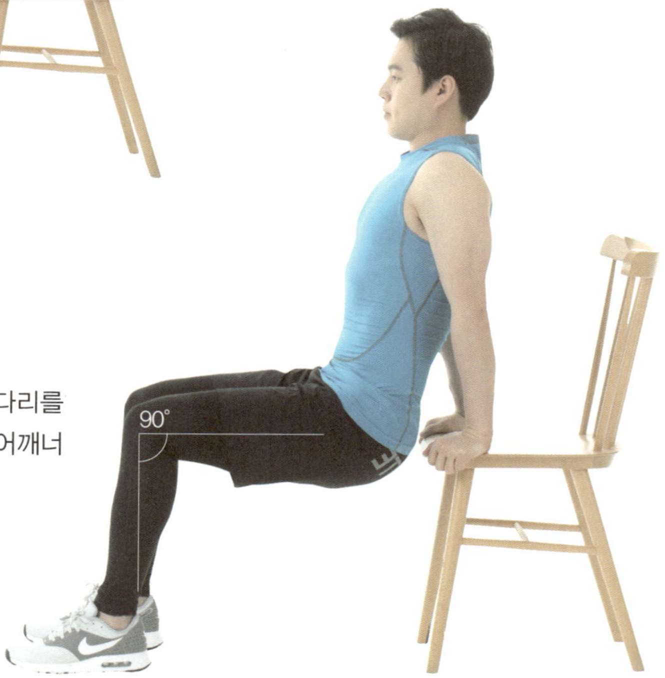

2  양손은 의자 가장자리를 잡고 두 다리를 90도 구부린다. 이때 양손 간격은 어깨너비만큼 한다.

3 숨을 들이쉬면서 팔꿈치가 90도 될 때까지 엉덩이를 천천히 내린다. 이때 허리가 의자에 스치듯 최대한 가까이 붙인다.

> **TIP** 동작할 때 팔꿈치가 옆으로 벌어지지 않도록 한다.

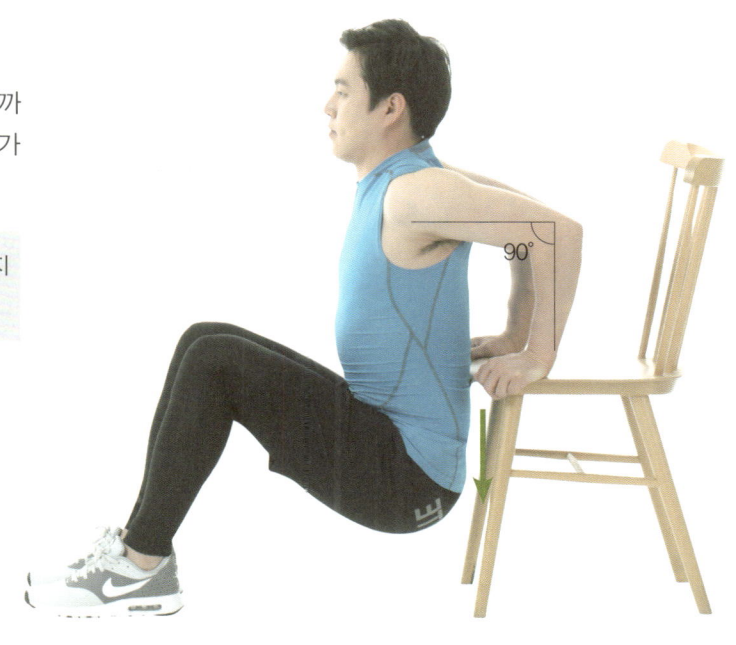

4 숨을 내쉬면서 엉덩이를 천천히 올리고 2초간 유지한다. 올리고 내리기를 반복한다.(2번 자세) 같은 동작을 3세트 반복한다.

> **TIP** 등과 허리가 일직선이 되도록 유지한다.

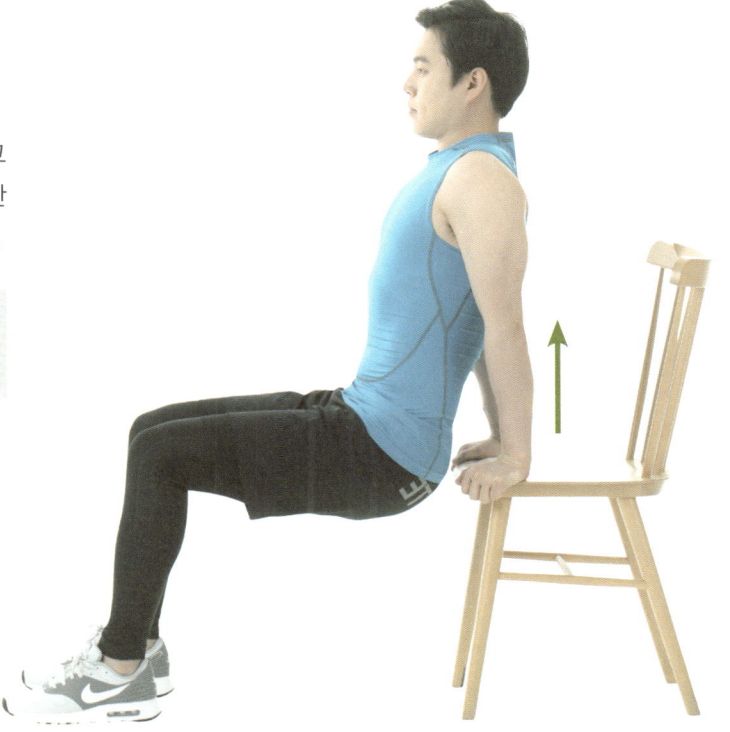

# 팔(이두)/운/동

3WEEKS PROGRAM 팔(이두) 운동

# 덤벨 컬 Dumbbell Curls

★ ☆ ☆

**운동 효과** 위쪽 팔 앞쪽 근육(상완이두근)을 강화하는 데 탁월하다.

`1주차 금요일` 총 3세트(10회, 12회, 15회)　　`3주차 화요일` 총 3세트(15회, 18회, 20회)

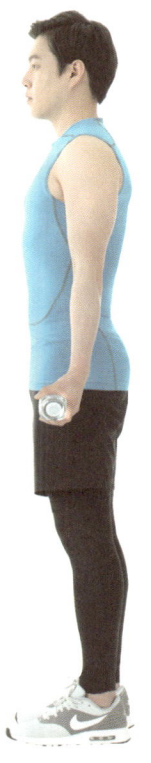

1 양손에 물병을 들고 선다.

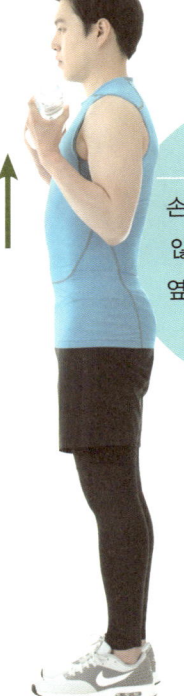

**POINT**
손목이 몸쪽으로 꺾이지 않도록 한다. 위쪽 팔을 옆구리에 고정하고 움직이지 않도록 한다.

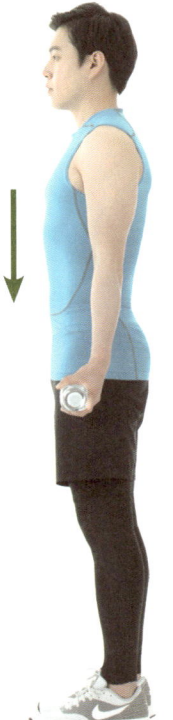

2 숨을 내쉬면서 양팔을 천천히 구부리고 2초 유지한다.

3 숨을 들이쉬면서 양팔을 천천히 내린다. (1번 자세) 같은 동작을 3세트 반복한다.

3WEEKS PROGRAM 근력 운동　**079**

3WEEKS PROGRAM 팔(이두) 운동

# 덤벨 컨센트레이션 컬
## Dumbbell Concentration Curls

★☆☆

**운동 효과** 팔 운동의 정석으로 위쪽 팔 앞쪽 근육(상완이두근) 강화에 효과적이다.

`2주차 화요일` 총 3세트(15회, 15회, 15회)　　`3주차 금요일` 총 3세트(15회, 18회, 20회)

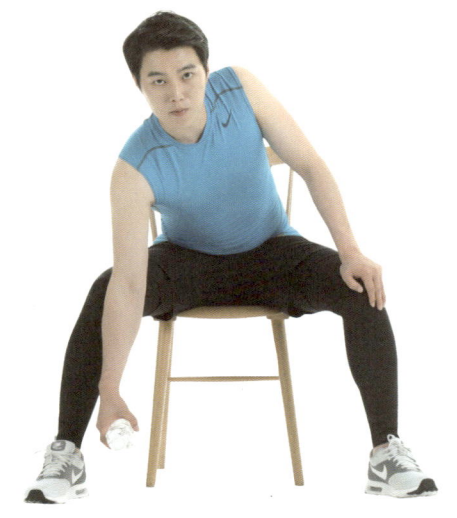

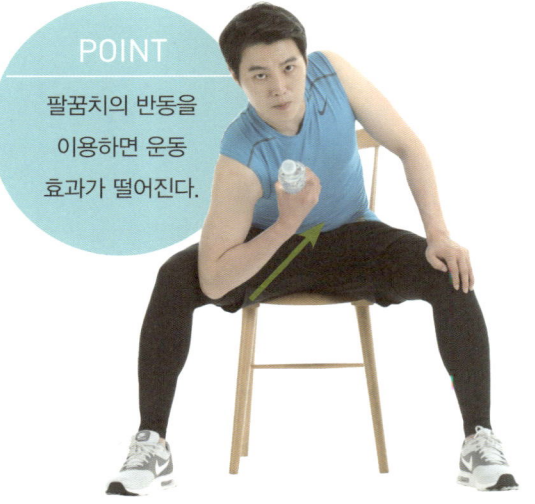

**POINT** 팔꿈치의 반동을 이용하면 운동 효과가 떨어진다.

**1** 다리를 벌리고 의자에 앉은 후 한 손은 물병을 잡고 팔꿈치를 안쪽 무릎에 붙인다. 반대쪽 손은 상체가 고정되도록 무릎을 잡는다. 이때 얼굴은 바닥이 아닌 정면을 본다.

**2** 숨을 내쉬면서 물병 든 손을 천천히 가슴까지 올리고 2초 유지한다. 이때 팔꿈치가 무릎에서 떨어지지 않도록 한다.

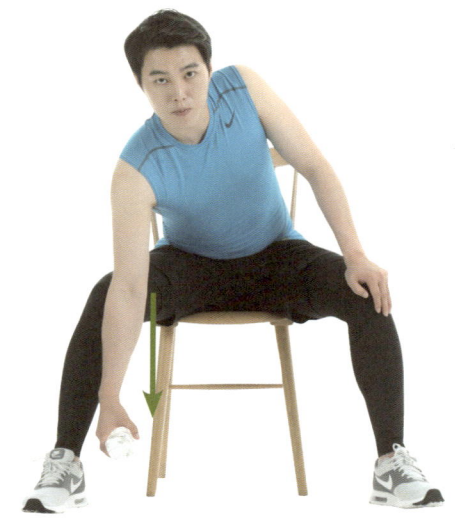

**3** 숨을 들이쉬면서 팔을 천천히 내려준다.(1번 자세) 같은 동작을 3세트 반복한다. 팔을 바꿔서 한다.

**TIP** 팔을 내릴 때 근육의 긴장을 유지하도록 팔꿈치를 완전히 펴지 않는다.

3WEEKS PROGRAM 팔(이두) 운동

# 해머 컬 덤벨 Hammer Curl Dumbbell

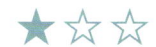

**운동 효과** 팔 전체의 밸런스를 잡아주고, 특히 위쪽 팔 근육(상완근, 상완요골근)을 강화한다.

`1주차 화요일` 총 3세트(10회, 12회, 15회)    `2주차 금요일` 총 3세트(15회, 15회, 15회)

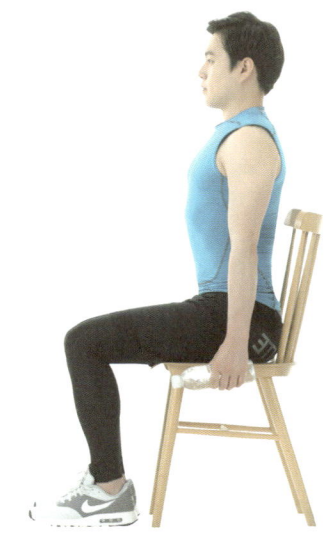

**POINT**
손을 올리고 내릴 때 이두근만 사용하고, 팔꿈치가 움직이지 않도록 한다.

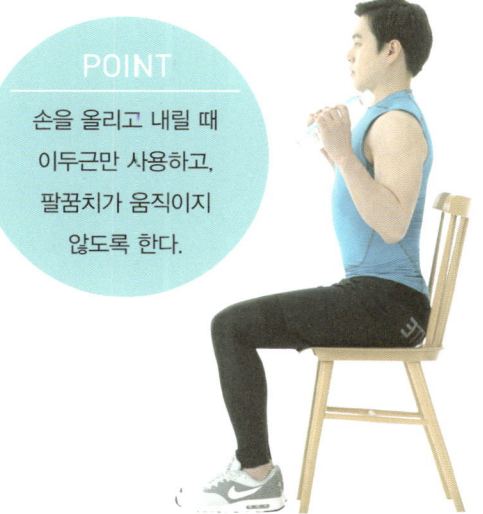

**1** 다리를 어깨너비만큼 벌리고, 양손에 물병을 잡고 의자에 앉는다. 이때 물병 잡은 양손이 몸 쪽으로 향하게 한다.

**2** 숨을 내쉬면서 물병 든 양팔을 천천히 들어올린다. 이때 팔꿈치는 옆구리에 붙여 고정시킨다.

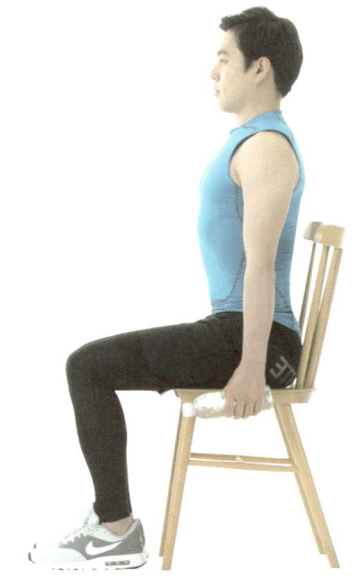

**3** 숨을 들이쉬면서 팔꿈치가 쳐지지 않도록 주의하면서 양팔을 천천히 내려준다.(1번 자세) 같은 동작을 3세트 반복한다.

**TIP** 덤벨(혹은 물병) 중량이 무거운 것보다 가벼운 것이 효과적이다. 한 팔씩 번갈아 하면 더욱 효과적이다.

# 하 / 체 / 운 / 동

# 런지 | Lunge

**운동 효과** 앞쪽 허벅지 근육(대퇴사두근)과 엉덩이 근육(대둔근)을 강화한다.

`1주차 수요일` 총 3세트(10회, 12회, 15회)  `1주차 토요일` 총 3세트(10회, 12회, 15회)

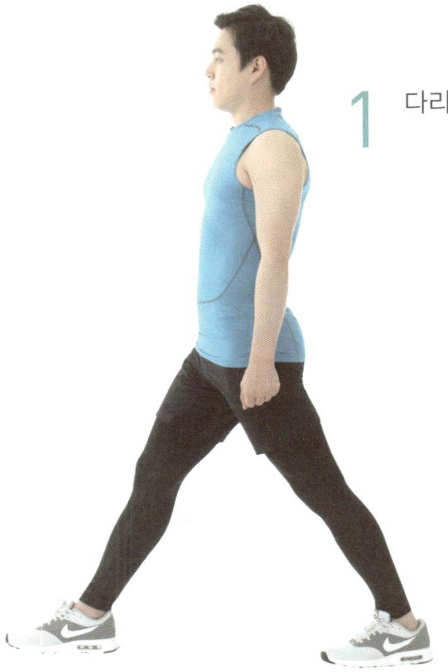

1  다리를 큰 폭으로 벌린다.

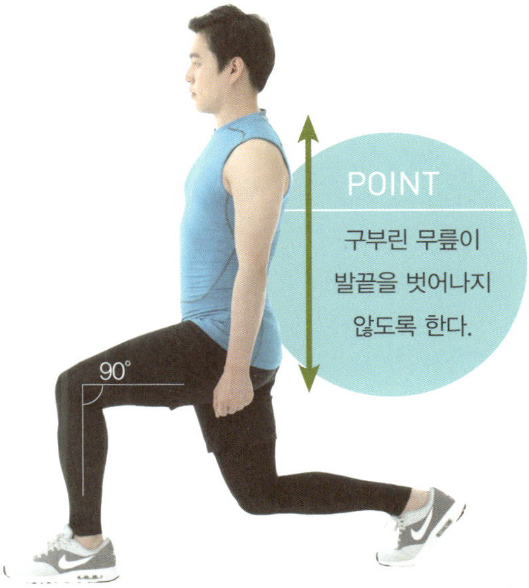

**POINT** 구부린 무릎이 발끝을 벗어나지 않도록 한다.

2  숨을 들이쉬면서 앞무릎을 90도로 구부리고 반대편 무릎은 바닥에 닿을만큼 천천히 내린다. 이때 등과 허리가 일직선이 되도록 유지한다.

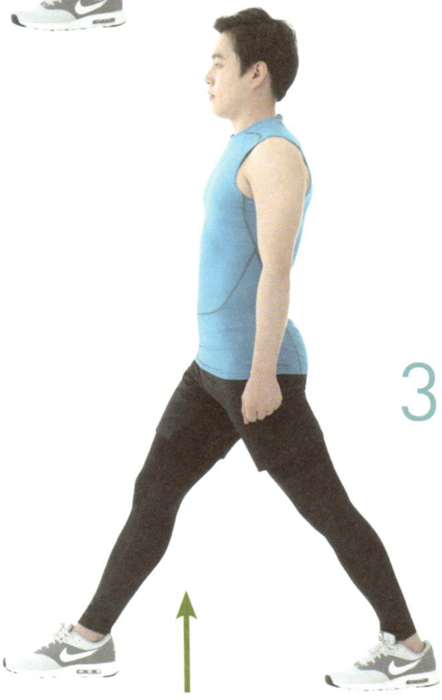

3  숨을 내쉬면서 다리를 풀어주면서 천천히 올라온다.(1번 자세) 같은 동작을 3세트 반복한다. 다리를 바꿔서 한다.

**TIP** 강도를 높이고 싶다면 양손에 물병을 들고 한다.

# 스텝 업 Step Up

★★☆

**운동 효과** 앞쪽 허벅지 근육(대퇴사두근)과 엉덩이 근육(대둔근)을 강화하며 유산소 운동에 효과적이다.

`2주차 수요일` 총 3세트(15회, 15회, 15회)   `2주차 토요일` 총 3세트(15회, 15회, 15회)

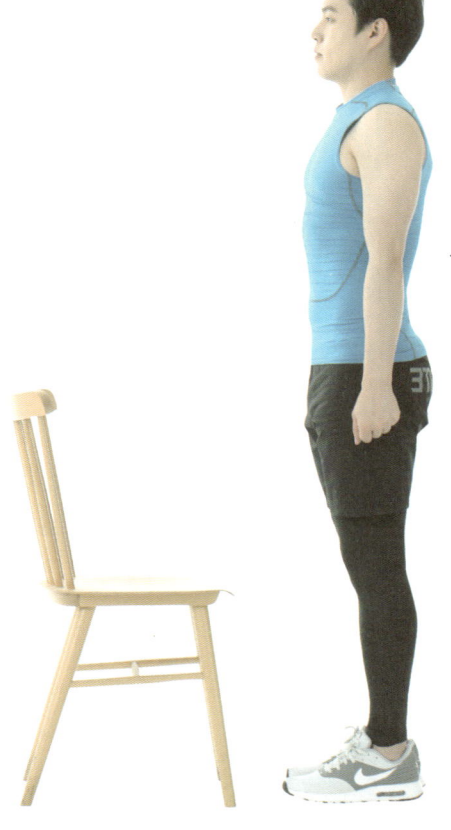

1. 한 발자국 간격을 두고 의자 앞에 선다. 이때 시선은 정면을 본다.

2. 숨을 들이쉬면서 한쪽 발을 의자에 올려놓는다.

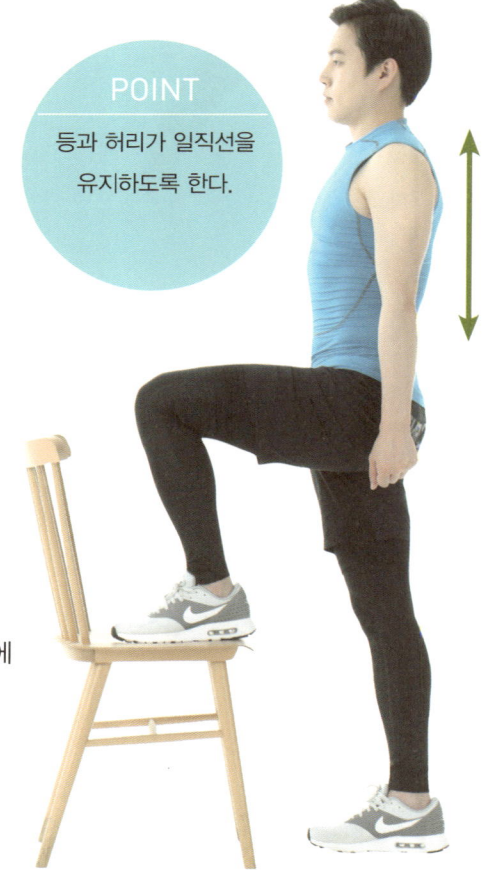

**POINT** 등과 허리가 일직선을 유지하도록 한다.

3WEEKS PROGRAM 하체 운동

3 숨을 내쉬면서 허벅지에 힘을 주고 반대편 발도 의자에 올려놓는다.

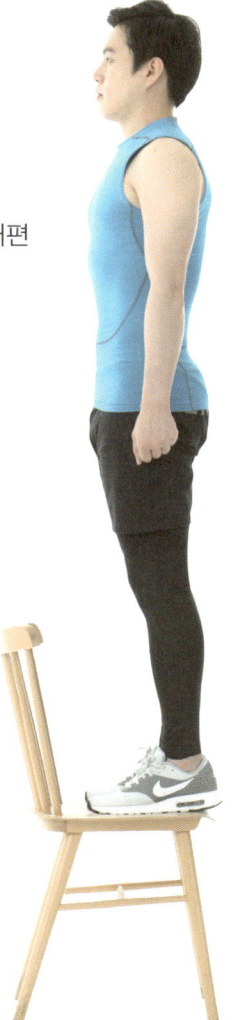

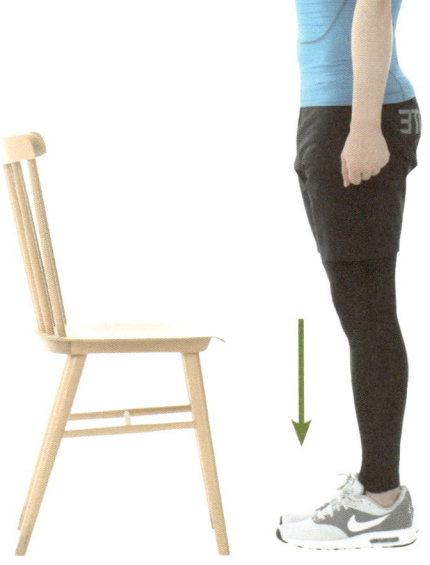

4 의자에 두 번째 올린 발을 내린 후에 첫 번째 올린 발을 내린다.(1번 자세) 같은 동작을 3세트 반복한다. 발 순서를 바꿔가며 한다.

**TIP** 강도를 높이고 싶다면 물병을 들고 하거나 동작을 빠르게 한다. 유산소 효과가 증가하고 체지방 연소가 뛰어나다.

# 점프 스쿼트 Jump Squat

**운동 효과** 앞쪽 허벅지 근육(대퇴사두근)과 뒤쪽 허벅지 근육(햄스트링), 엉덩이 근육(대둔근) 등 하체 근력을 강화하고, 체지방을 연소시켜 다이어트에 효과적이다.

`3주차 수요일` 총 3세트(15회, 18회, 20회)   `3주차 토요일` 총 3세트(15회, 18회, 20회)

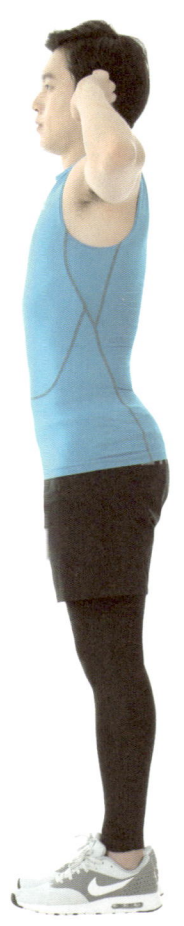

1. 양 다리를 어깨너비로 벌리고, 양손은 가볍게 귀 뒤쪽을 잡고 시선은 정면을 보고 선다.

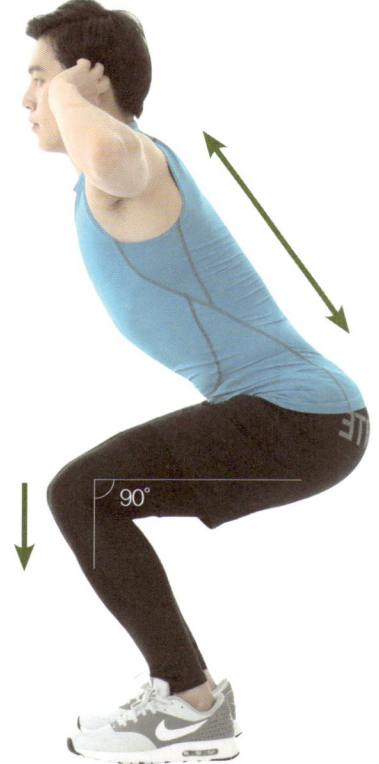

2. 숨을 들이쉬면서 허벅지가 바닥과 수평이 될 때까지 무릎을 천천히 구부린다. 이때 등과 허리가 일직선이 되도록 유지한다

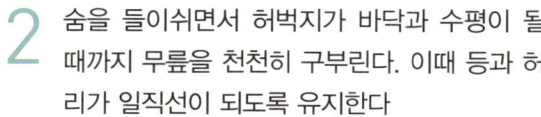

**TIP** 무릎을 구부릴 때 발끝 밖으로 나가지 않도록 한다.

3WEEKS PROGRAM 하체 운동

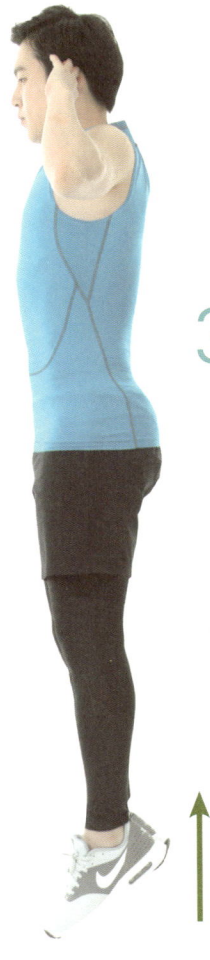

**3** 숨을 내쉬면서 앞쪽 허벅지에 힘을 주고 발 앞부분을 힘껏 밀어 점프한다.

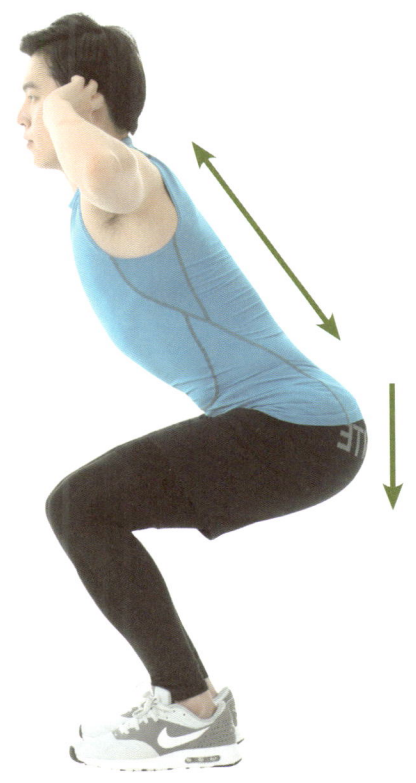

**4** 점프하고 내려올 때 발 앞부분이 바닥에 먼저 닿도록 하면서 무릎을 굽혀준다. 이때 등과 허리가 일직선이 되도록 유지한다.(2번 자세) 같은 동작을 3세트 반복한다.

> **TIP** 허리가 굽혀지면 부상의 위험이 있으므로 주의한다. 강도를 높이고 싶다면 물병을 들고 한다. 점프를 높이 할수록 강도는 극대화된다. 초보자는 점프 동작을 제외한 스쿼트 동작을 충분히 익힌 후에 한다.

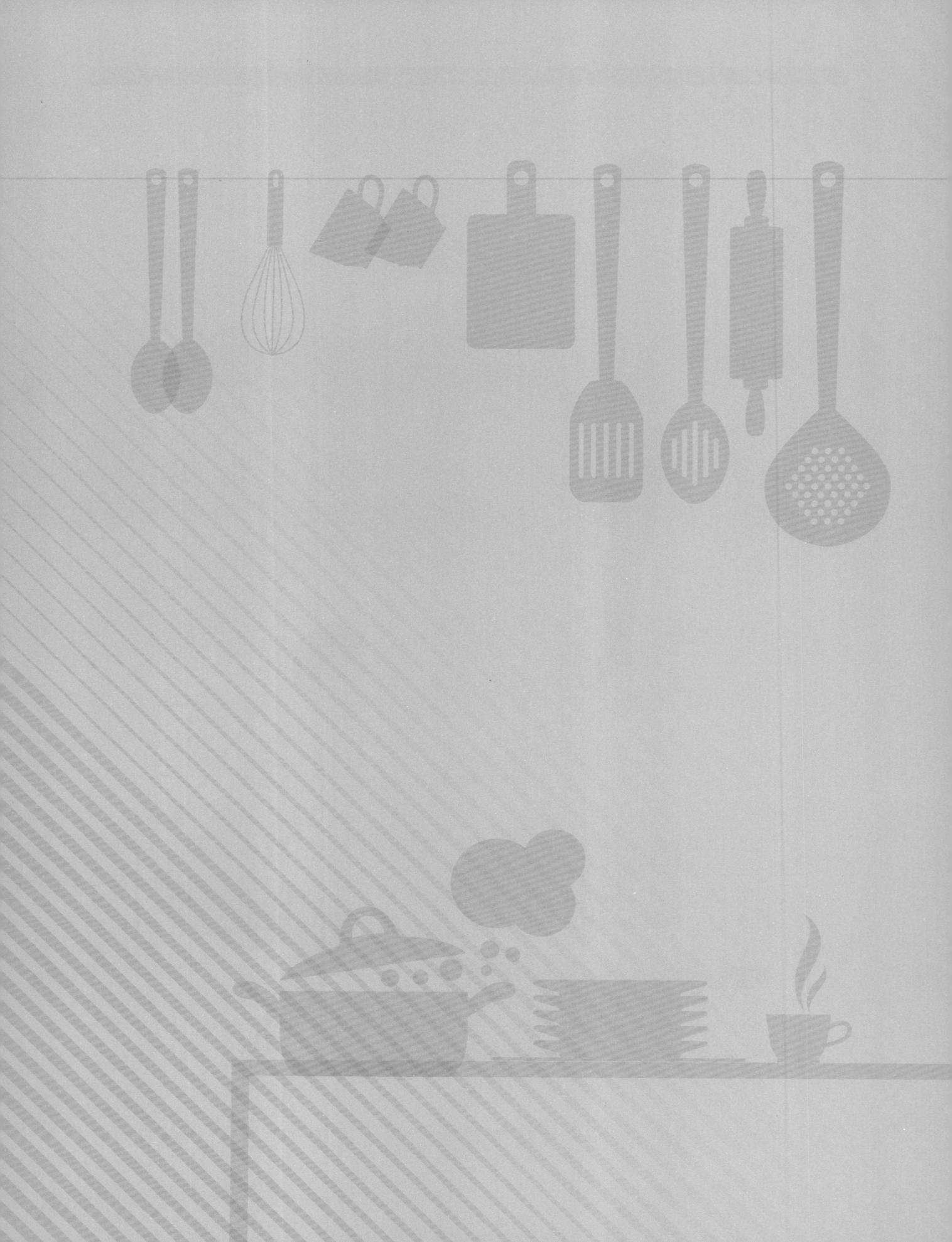

# 3 WEEKS PROGRAM
# 닭 가 슴 살
# 레 시 피

3주 스피드 몸만들기

# 재료 계량 기준

종이컵

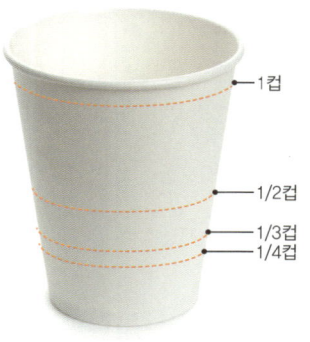

| 기준 | 물, 우유 등 사용 | 과일, 콩, 밀가루 등 사용 |
|---|---|---|
| 1컵 | 200㎖ | 150g |
| 1/2컵 | 100㎖ | 75g |
| 1/3컵 | 66㎖ | 50g |
| 1/4컵 | 50㎖ | 37.5g |

숟가락

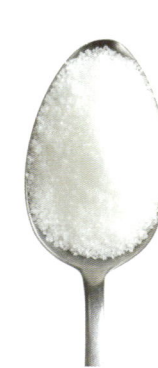

1숟가락(1큰술)_15g
2숟가락(2큰술)_30g

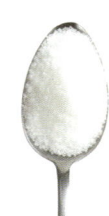

1티스푼(1작은술)_5g
2티스푼(2작은술)_10g

손

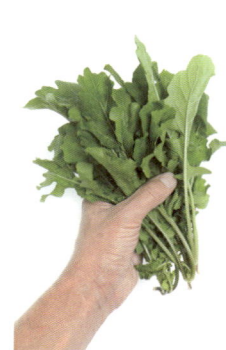

한줌_20g

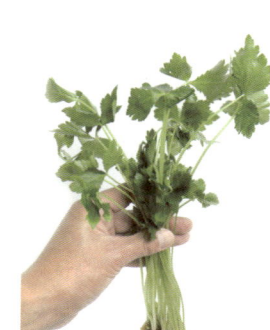

약간_2g 미만

3주 스피드 몸만들기
# 완제품 사용 시 유의사항

**냉장 · 냉동 · 가공류 닭가슴살**
- 합성 착색료, 인산염, 보존료, 발색제 등의 **성분 표시와 나트륨 함량을 확인**한다.
- 개봉 후 **빠른 시일 내에 섭취**한다.
- 냉동 닭가슴살은 **해동 후 다시 냉동하지 않는다.**

**즉석밥, 잡곡밥, 현미밥**
- 밀폐된 포장을 뜯었다면 한 끼에 먹는다.
- 온도 차가 심한 곳, 냉장고 옆, 히터 옆은 피해서 보관한다.
- 파손된 곳이 있는지 확인하고 서늘한 곳에 보관한다.

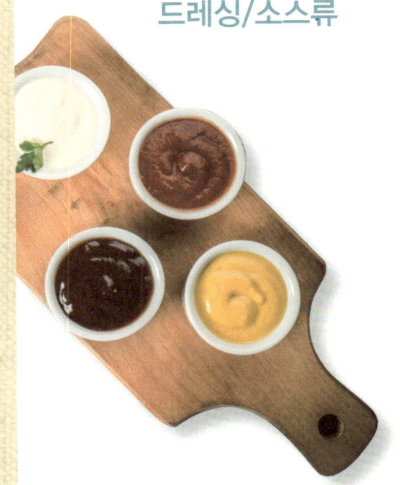

**드레싱/소스류**
- 드레싱 고를 때 **성분표를 반드시 확인**한다. 어떤 드레싱을 얼마만큼 넣어 먹느냐에 따라 칼로리와 영양소가 달라진다.
- **오리엔탈, 발사믹은 1큰술 정도만** 넣어도 드레싱의 풍미를 충분히 느낄 수 있다. 기본 재료가 간장, 식초 등 맛이 강한 액상 성분이다.
- 요거트는 당이 첨가되지 않은 **무가당 플레인 요거트를 선택**한다. 시판용 요거트는 대부분 통조림 과일, 설탕 등이 첨가되어 있어서 숨겨진 당분이 생각보다 많으므로 구입할 때 주의한다. 단맛을 선호하면 과일(딸기 3알, 사과 1/4쪽)을 추가하면 좋다.
- 사우전드 아일랜드, 허니머스타드는 사용할 때 **반드시 권장 섭취량 1큰술**을 지킨다. 먹을 때 샐러드에 뿌려 먹기보다는 작은 그릇에 권장량을 담아 찍어 먹는 게 좋다. 기본 재료가 마요네즈이기 때문에 다른 소스에 비해 지방과 당분, 칼로리가 높다.
- 입구에 묻은 소스는 닦아내고 뚜껑을 닫는다.

**꿀**
- 꿀을 덜어낼 때는 반드시 깨끗하고 물기 없는 숟가락을 사용한다.
- 건조하고 서늘한 곳에 보관한다.

**가루 등 건조식품**
- 마른 용기나 구매한 봉투 그대로 밀폐 용기에 담아 건조하고 서늘한 환경에서 보관한다.
- 장기간 사용하지 않을 경우 봉투에 담아 밀봉한 후 냉동 보관하면 오래 유지할 수 있다.

3주 스피드 몸만들기

# 닭가슴살 조리하고 보관하기

**닭가슴살 조리하기**

### 구매요령
- 살이 두텁고 윤기가 흐르며 탄력이 있는 것으로 옅은 분홍빛이 나는 것이 좋다.

### 닭가슴살 삶는 방법
- **How 1** 닭가슴살을 깨끗한 물로 씻는다.
- **How 2** 칼집을 넣어 속까지 잘 익을 수 있도록 준비한다.
  - 칼집을 낸 후, 우유에 5~10분 정도 재워두었다가 삶으면 고기가 더 부드럽고, 비린내가 감소한다.
- **How 3** 칼집을 넣은 닭가슴살을 냄비에 넣어 삶는다.(센 불로 약 15분, 약한 불로 약 10분)
- **How 4** 물에서 꺼낸 닭가슴살을 살짝 식혀 결 모양대로 찢는다.

### 닭가슴살 굽는 방법
- **How 1** 닭가슴살을 깨끗한 물로 씻은 후 물기를 키친타월로 제거한다.
- **How 2** 칼집을 넣어 속까지 잘 익을 수 있도록 준비한다.
  - 칼집을 낸 후, 겉면에 식용유와 후추를 발라 15분 이상 재워뒀다가 구우면 공기와의 접촉이 최소화되어 더욱 촉촉하게 즐길 수 있다.
- **How 3** 달군 프라이팬에 식용유를 살짝 두르고 센 불로 굽다가 닭가슴살 겉면이 익으면 중~약한 불로 줄여서 속까지 익힌다.

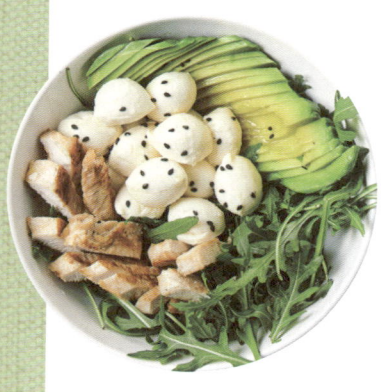
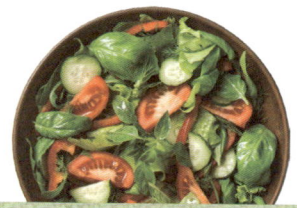

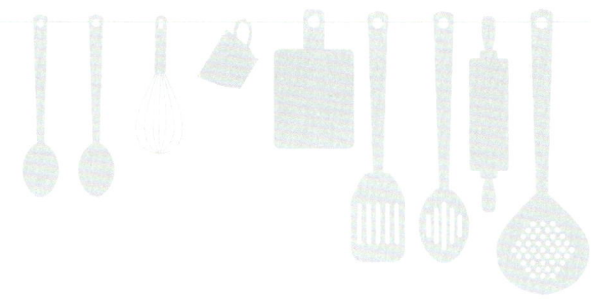

## 유의사항

**조리 시 유의사항**
- 닭을 씻을 때는 교차오염 방지를 위해, 주변 조리 기구나 식품 등에 물이 튀지 않도록 한다.
- 식재료는 **채소류, 육류, 어류, 생닭** 순으로 씻는다.
- 조리 시 과일이나 채소류, 육류는 **도마와 칼을 별도로 사용**한다.
- 닭가슴살은 수분이 많으므로 구매 당일 조리하는 것을 권장한다.
- 익힌 닭고기는 내부가 분홍색을 띠어서는 안 된다.
- 익힌 후 육즙은 분홍색이나 붉은색이 아닌, 맑은 색이어야 한다. 물론, 색만으로 닭이 충분히 익었는지 100퍼센트 확인할 수 있는 것은 아니다.
- 닭가슴살 익히는 시간은 고기의 두께에 따라 달라진다.

## 닭가슴살 보관하기

- 닭가슴살은 쉽게 상하므로, 여름철에는 특히 주의해서 보관한다.
- 냉장 보관 시 키친타월로 수분을 제거하고, 닭가슴살 한 덩이씩 랩으로 감싸서 밀폐 용기나 위생백에 넣어 보관하면 된다. 단, 2일 이내 소비해야 한다.
- 2일 이상 보관할 경우 냉동한다.
- 닭고기의 최적 보관은 냉장 3~7℃에서 1~2일, 냉동 -12~-18℃ 일 때 6개월까지다.
- 조리 후 냉장 보관할 때에는 1시간 정도 식힌 후 냉장고에 넣는다.
- 일주일 분량을 미리 조리하여 보관할 경우, 1회 분량만큼 나누어 냉동 보관하고, 섭취할 때 전자레인지나 프라이팬 등을 통해 해동하여 사용한다.
- 오일코팅을 통해 공기와의 접촉을 최소화할수록 상하는 것을 막을 수 있다.

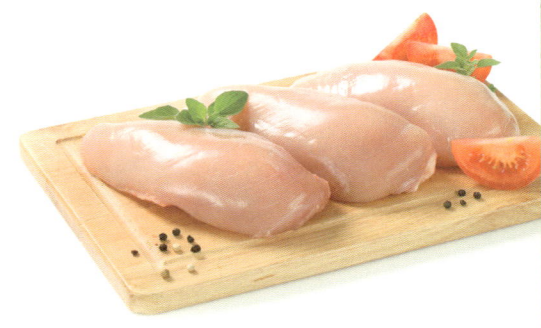

3주 스피드 몸만들기

# 기본 재료 손질하고 보관하기

**과일류/채소류**
- 껍질째 먹는 과일(딸기, 포도, 블루베리 등)은 베이킹소다나 식초를 섞은 물에 10분 정도 담가두었다가 헹군다.
- 껍질을 벗겨서 먹는 과일(오렌지, 자몽 등)은 소금물에 약 1분 정도 담가두었다가 헹군다.
- 잎채소는 흐르는 물에 한 장씩 앞뒷면을 꼼꼼히 씻어 알과 해충 등의 이물질을 제거한다.
- 과일은 씻지 않은 채 냉장 보관하고, 채소는 씻어서 보관할 때 물기를 완전히 제거한 후 한다. 신문지에 말아 지퍼팩에 넣으면 오래도록 보관할 수 있다.
- 채소류는 냉장고에 넣어놓더라도 물러지기 쉬우므로, 최대한 빠른 시일 내에 사용한다.
- 망고나 바나나 등 열대과일은 차게 두면 변색되거나 과육이 물러지는 등 일종의 과일 저체온증이 나타나므로 실온에서 보관한다.

**오이**
- 굵은 소금으로 문질러 씻어 돌기 사이 이물질을 제거한 뒤 흐르는 물에 소금기가 제거될 때까지 헹궈준다.

**파**
- 시든 잎과 겉장 하나 정도를 떼어내 버리고 뿌리 쪽은 흙을 털어낸 후 흐르는 물에 씻는다.
- 냉장 시 신문지에 싸서 보관하면 오랫동안 신선도를 유지할 수 있다.

**양배추/양상추**
- 덩어리로 뭉쳐있는 잎채소는 겉에 묻어있는 이물질을 없애기 위해 겉장 2~3장을 떼어내고 씻는다.
- 심을 잘라내고 한 장씩 떼어내 찬물에 담갔다가 흐르는 물에 헹군다.

**버섯**
- 대부분의 버섯은 수분을 쉽게 흡수하기 때문에 물에 씻거나 담가놓지 않는다.
- 겉에 묻은 먼지를 솔로 털거나 젖은 행주로 닦는다.
- 물로 씻었다면 재빨리 물기를 제거해준다.

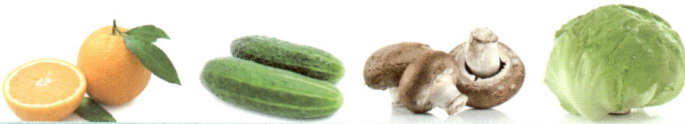

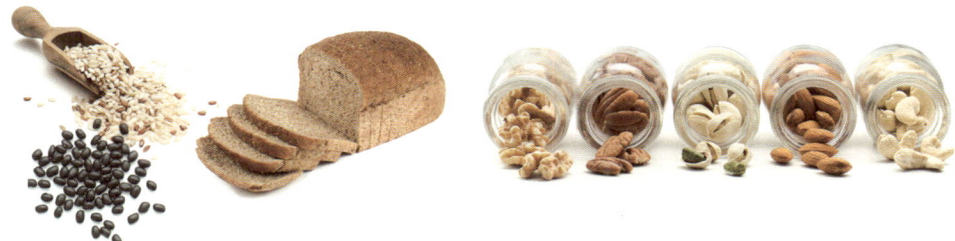

| 셀러리 | ■ 셀러리를 씻은 후 적당한 크기로 자르고 부러뜨리듯 꺾어서 나온 껍질에 있는 질긴 섬유질을 제거한다. |

| 감자 | ■ 싹이 난 감자는 독성이 있어서 싹이 난 부분을 도려내고 흐르는 물에 씻는다. |

| 브로콜리 | ■ 머리 부분과 몸통을 분리한 뒤 초록색 부분을 먹기 좋은 크기로 자른다.<br>■ 물이 담긴 볼에 식초를 몇 방울 넣고 살살 흔들어 씻어 꼼꼼하게 이물질을 제거한다.<br>■ 마지막으로 흐르는 물에 헹군다. |

| 콩류/견과류 | ■ 씻을 때 살살 비비면서 씻는다.<br>■ 물에 뜨는 콩들은 덜 자란 것이나 벌레가 먹은 것, 자라면서 콩 안에 수포가 생긴 것이다.<br>■ 전부 다 버릴 필요는 없으며, 상처가 있거나 벌레가 먹은 것만 골라 버린다.<br>■ 공기와 접촉하지 않도록 밀폐 용기에 담아 서늘한 곳에 보관한다.<br>■ 실온보다는 냉장, 냉동 보관이 좋다. 냉장 보관은 한 달, 냉동은 최대 6개월까지도 가능하다.<br>■ 장기간 보관할 때는 껍질은 까지 않는 것이 좋다. |

| 곡류 | ■ 곡식은 차가운 물로 씻는 것이 좋으며, 처음 헹군 물은 반드시 버린다.<br>■ 너무 세게 문질러 씻으면 영양분이 파괴되므로 살살 젓듯이 씻는다.<br>■ 2~3번 헹군 후 체에 건져 약 1시간 정도 불려 밥을 하면 식감이 더 좋다.<br>■ 곡류는 마른 용기나 구매한 봉투 그대로 밀폐 용기에 담아 건조하고 서늘한 환경에서 보관한다.<br>■ 쌀, 현미 등 곡류는 여름에 냉장고의 채소칸에 넣으면 맛을 유지할 수 있다.<br>■ 보관 용기에 숯, 통마늘 등을 넣으면 특유의 향 때문에 벌레가 생기지 않는다.<br>■ 보관 용기는 이물질이 붙어있지 않도록 깨끗하게 닦아 말려서 사용한다. |

### 두부

- 개봉하지 않은 두부는 유통기한 내에 냉장 보관한다.
- 개봉하여 사용한 두부는 밀폐 용기에 담고 잠길 정도로 물을 채워 주는데, 그 위에 소금을 약간 뿌려 간수와 비슷한 환경을 만들어 준 후 뚜껑을 덮어 냉장 보관한다.
- 냉장 보관은 3일까지 가능하므로 되도록 빨리 먹는다. 보관 시 하루에 한 번 물을 따라내고 새 물로 갈아준다.

### 생선

- 구매 후 최대한 빨리 조리하며, 24시간 이상 냉장 보관하는 것은 좋지 않다.
- 1~2일 이내에 사용할 것이 아니라면, 해동 후 바로 조리할 수 있도록 손질한 후 먹을 양만큼 낱개 포장하여 냉동 보관한다.
- 손질할 때는 내장과 비늘을 제거하고 흐르는 물에 이물질을 깨끗이 씻어낸 다음 키친타월로 물기를 없앤다. 냉동 시에도 한 달 이내에 사용한다.

### 달걀

- 뾰족한 부분이 아래로 가도록 하고, 바닥에 키친타월을 깐 밀폐 용기에 담아 냉장 보관한다.
- 온도 변화가 심하고 충격이 갈 수 있는 냉장고 문쪽 보다는 안쪽에 보관한다.
- 일반적으로 3주~1달간 냉장 보관이 가능하다.

### 유제품

- 유제품은 일단 개봉하면 냉장 상태라도 2일 이내에 소비하도록 한다.
- 우유는 다른 식품의 냄새를 흡수하는 성질이 강하고 공기와 접촉하면 쉽게 산화하기 때문에 개봉 뒤에는 입구를 꼭 막아 냉장 보관한다.
- 우유가 조금밖에 안 남은 경우 깨끗이 씻어서 건조시킨 작은 병에 옮겨 담아 밀폐하면 더 위생적이다.

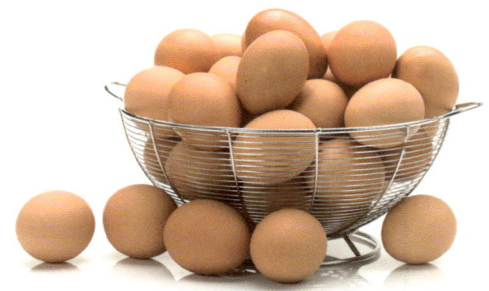

| 김 | ▪ 김은 습기와 접촉하지 않도록 비닐봉지나 밀폐 용기에 담아 냉동 보관한다.
▪ 눅눅해진 김은 전자레인지에 10초 정도 가열하면 바삭하게 먹을 수 있다. |

| 유지류 | ▪ 올리브유는 햇빛이 들지 않는 그늘지고 서늘한 곳에 두며 공기가 통하지 않도록 밀폐시켜 보관한다.
▪ 들기름은 산화가 빠르므로 3개월 이내에 사용하는 것이 좋으며 반드시 밀폐하여 냉장 보관한다. |

| 김치 | ▪ 김치는 공기와의 접촉이 적을수록 익는 속도가 느리고 아삭거려 맛이 좋다.
▪ 0~5℃에서 보관했을 때 가장 맛이 좋으므로, 밀폐력이 좋은 용기에 담아 냉장 보관한다. |

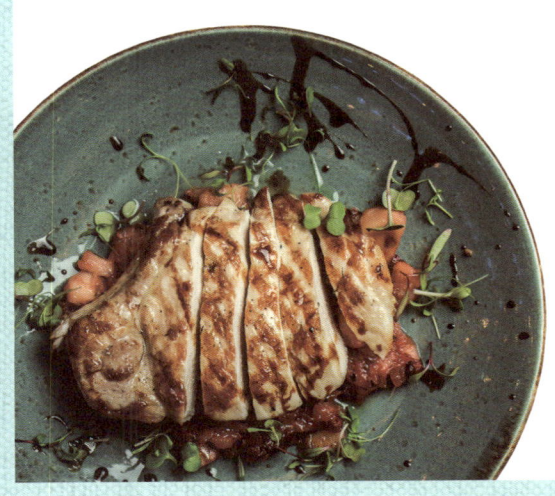
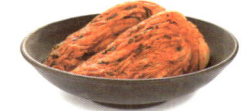
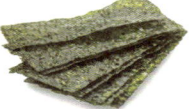
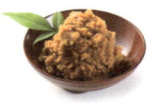

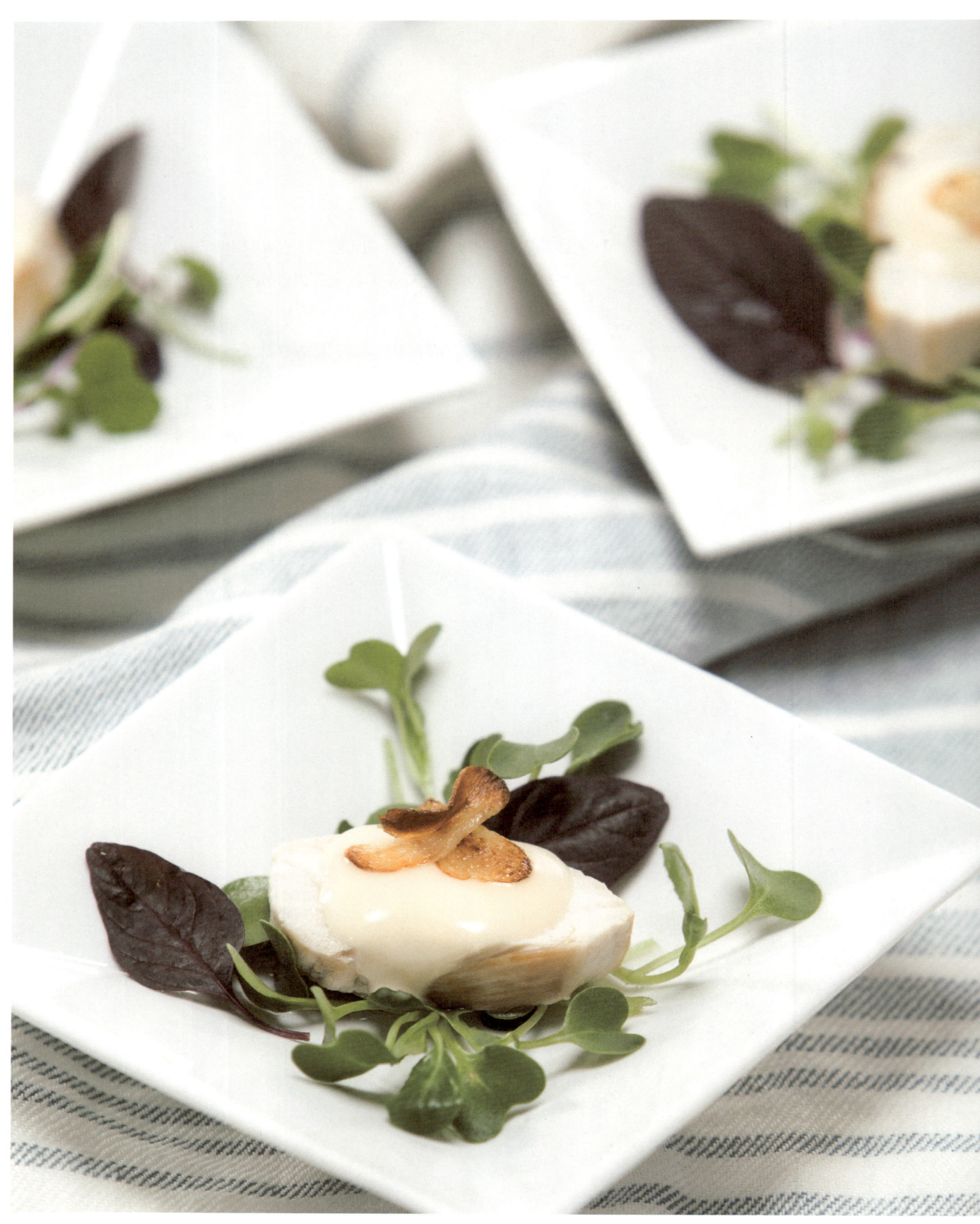

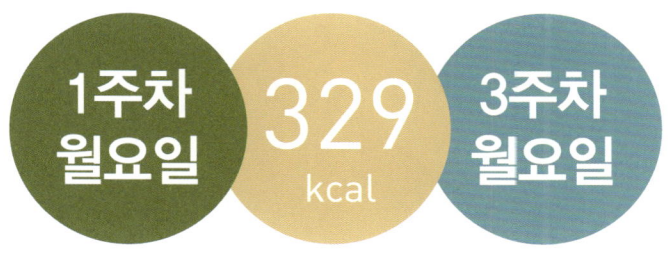

# 갈릭소스 닭가슴살구이

**TIP** 마늘은 콜레스테롤 수치를 낮춰주고 섭취 시 체내에 아드레날린 호르몬 분비를 촉진해 지방 연소 효율성을 높여준다. 또 스콜지닌이 혈액순환을 도와 칼로리를 소비하며 체내 독소와 노폐물을 배출해준다.

다이어트 시에는 고단백 저지방 식품인 닭가슴살을 통해 손실된 단백질을 보충해야 하는데 퍽퍽한 식감과 닭고기 특유의 향 때문에 거부감이 들 수 있다. 몸만들기 첫 주 저녁에는 촉촉하고 향긋하면서 지방 연소까지 도와주는 갈릭소스를 곁들인 닭가슴살구이 요리로 시작한다.

### 재료

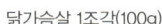
닭가슴살 1조각(100g)

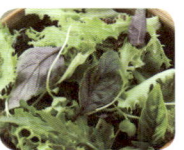
어린잎채소 한줌

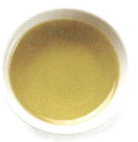
올리브유 1큰술

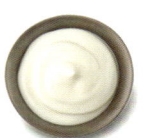
갈릭소스

### 레시피

1 달군 프라이팬에 올리브유를 두르고 닭가슴살이 갈색이 날 때까지 굽는다.
2 구운 닭가슴살을 0.6㎝ 두께로 썬다.
3 접시에 어린잎채소와 ②구운 닭가슴살을 담고 갈릭소스를 뿌려주면 완성!

#### 갈릭소스 만들기

우유 1/2컵, 다진 마늘 10알, 소금과 후추 약간
1 냄비에 우유를 넣고 센 불에 끓인다.
2 끓기 시작하면 다진 마늘을 넣고 익을 때까지 약한 불에서 졸여준다.
3 소금과 후추로 간을 한다.

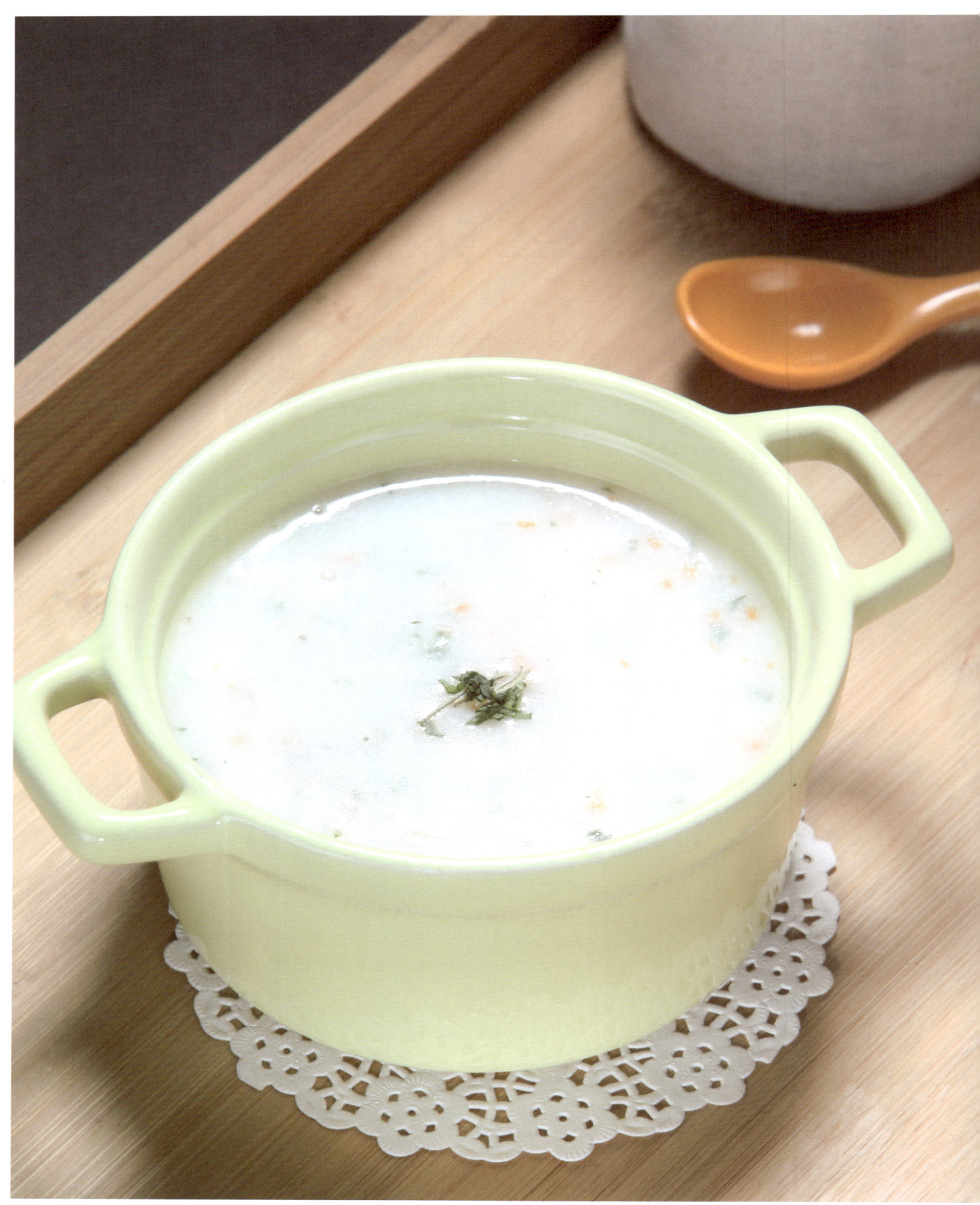

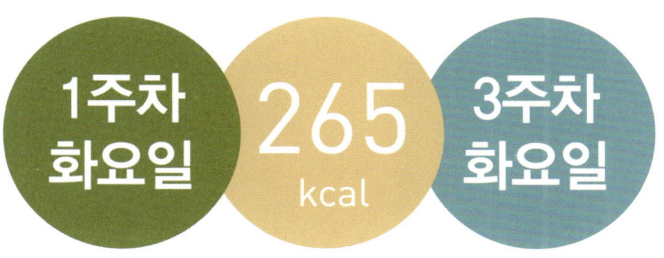

# 닭가슴살 타락죽

🌙 **TIP** 우유에는 지방 연소를 촉진하는 칼슘이 풍부하게 들어 있다. 또 항비만 인자인 유청 단백질과 공액리놀레산이 함유되어 있어 체중 감소에 도움을 준다.

우유와 닭가슴살을 이용한 타락죽을 먹으면 공복감으로 인한 스트레스를 받지 않고 건강을 지키면서 몸을 유지하는 데 효과적이다. 고난도 운동 시 근력을 강화해 주고 에너지 대사량을 상승시켜 체지방 연소율을 증가시킨다.

**재료**

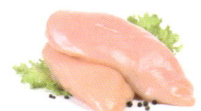

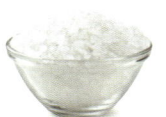

닭가슴살 1조각(100g)   저지방우유 2컵   소금 약간

**레시피**

1 끓는 물에 닭가슴살을 삶은 후 큼직하게 썬다.
2 믹서기에 ①썬 닭가슴살을 넣고 간다.
3 냄비에 저지방우유와 ②갈은 닭가슴살을 넣고 중간 불에서 걸쭉하게 끓인 후 소금을 넣어 간을 맞추면 완성!

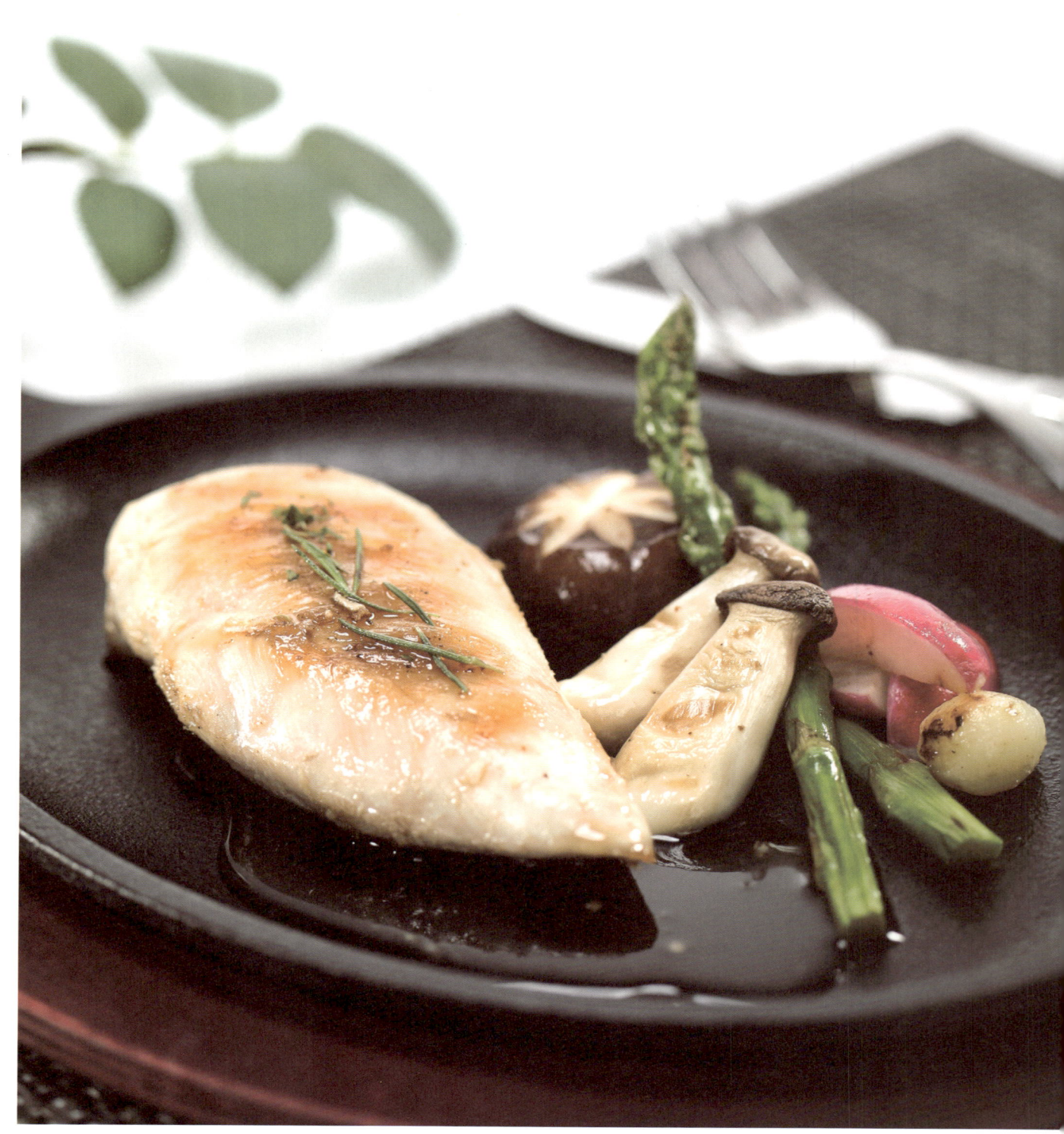

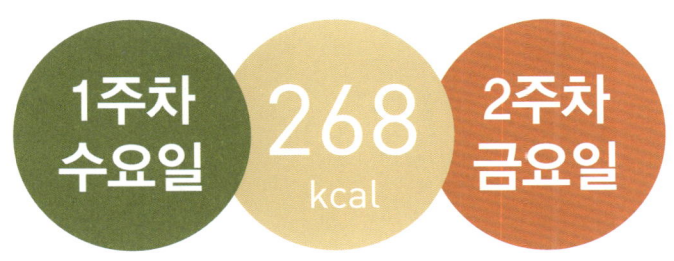

# 닭가슴살 버섯스테이크

**TIP** 버섯은 저칼로리에 식이섬유가 풍부하여 식사 시 포만감을 높여준다. 체지방 중에서도 특히 내장지방을 쉽게 연소시켜주는 버섯 키토산과 에너지대사와 관련된 비타민 B군을 많이 함유하고 있어서 건강한 몸만들기에 유용하다.

닭가슴살 버섯스테이크는 지방이 적고 단백질이 풍부한 저지방 고단백 요리로 체지방 전환율이 낮다. 다이어트 초기에는 갑작스러운 식이조절로 인해 배변 활동이 느려질 수 있는데, 닭가슴살 버섯스테이크는 이를 활발하게 해준다. 또한 크런치와 같은 복부 운동 시 복근 강화를 도와준다.

### 재료

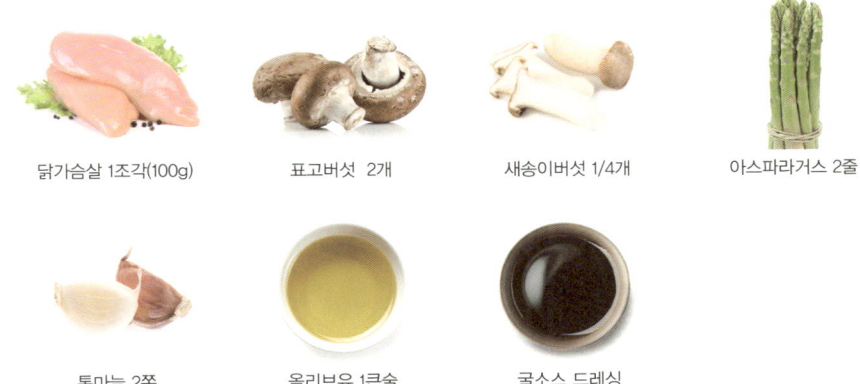

- 닭가슴살 1조각(100g)
- 표고버섯 2개
- 새송이버섯 1/4개
- 아스파라거스 2줄
- 통마늘 2쪽
- 올리브유 1큰술
- 굴소스 드레싱

### 레시피

1. 닭가슴살은 칼집을 낸 후 달군 프라이팬에 올리브유를 두르고 노릇하게 굽는다.
2. 달군 프라이팬에 올리브유를 두르고 통마늘, 아스파라거스, 표고버섯, 새송이버섯을 넣고 살짝 볶는다.
3. 접시에 ①구운 닭가슴살과 ②볶은 채소를 담고 굴소스 드레싱을 뿌려주면 완성!
   + 아스파라거스는 브로콜리 1/4개로 대체 가능하다.

 **굴소스 드레싱 만들기**
굴소스 1큰술, 물 1큰술을 섞어준다.

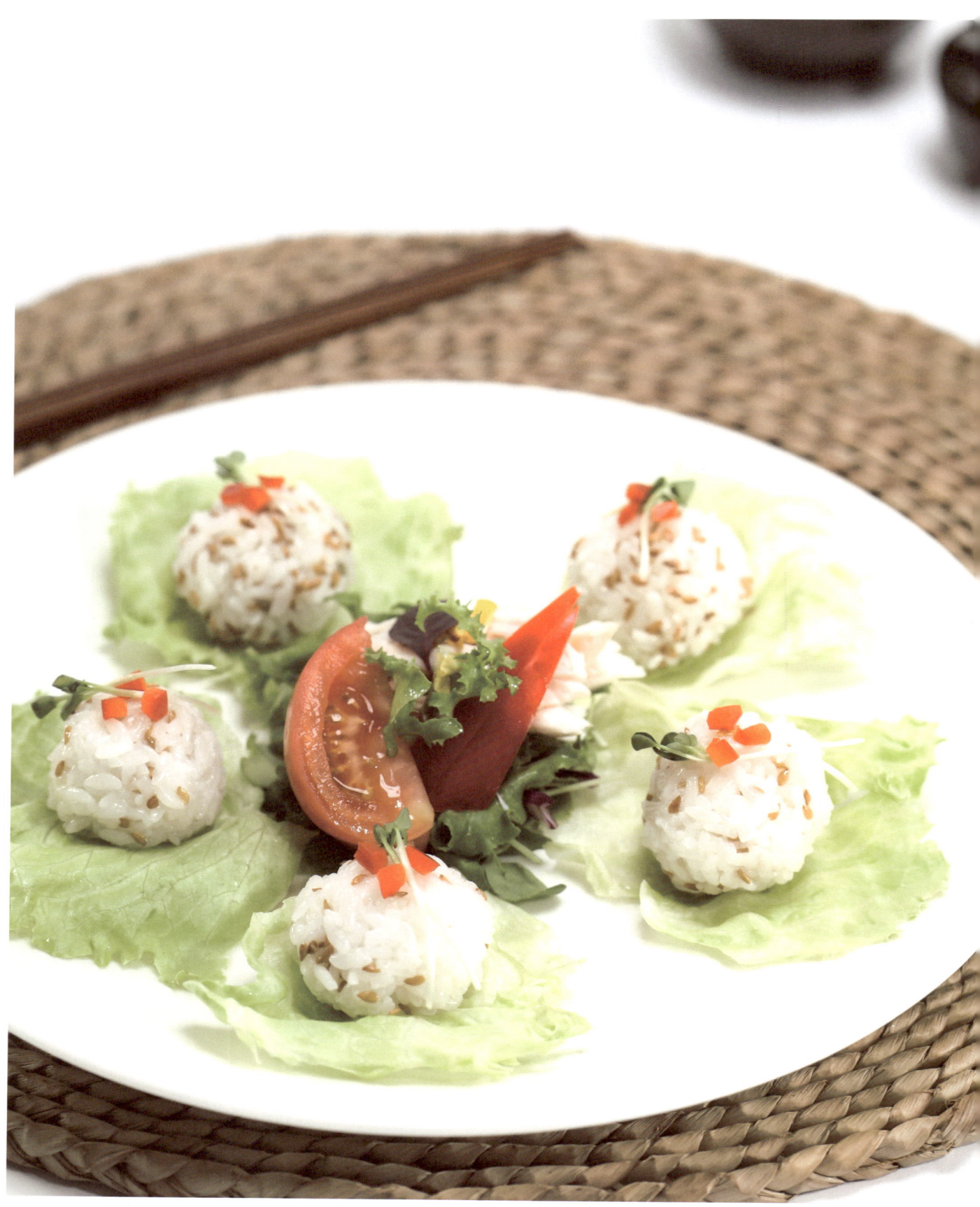

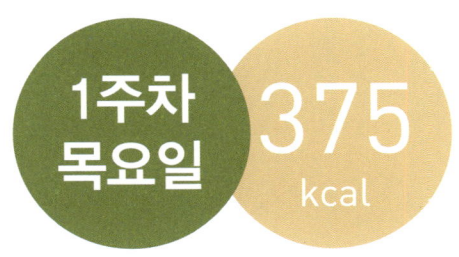

# 닭가슴살 아마씨 쌈밥

**TIP** 아마씨는 천연성분을 골고루 함유한 슈퍼 곡물 중 하나다. 아마씨에는 오메가3, 리그난, 식이섬유 등이 풍부하게 들어있다. 또 불포화 지방산이 우리 몸에 축적된 지방을 분해하고 뱃살을 빼는 데 도움을 준다.

갑자기 탄수화물을 줄이면서 동반되는 무기력증을 예방하는 데 도움을 주는 현미와 불포화 지방산, 단백질, 식이섬유가 풍부한 아마씨. 두 곡류를 곁들인 닭가슴살 아마씨 쌈밥은 간단하게 먹을 수 있으면서 근력 운동에 필요한 영양소를 보충해 준다. 또 아마씨의 오메가3는 무리한 운동으로 손상되었던 근육을 재생시키는 데 도움이 된다.

### 재료

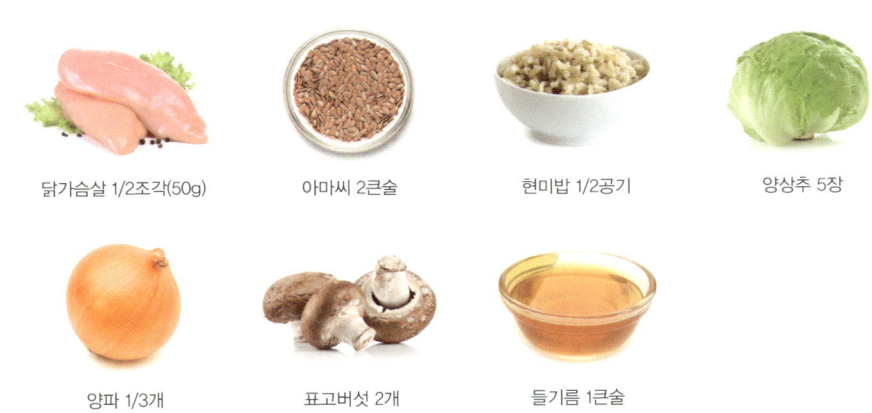

닭가슴살 1/2조각(50g)  아마씨 2큰술  현미밥 1/2공기  양상추 5장

양파 1/3개  표고버섯 2개  들기름 1큰술

### 레시피

1 양상추는 씻은 후 쌈용으로 큼직하게 찢어서 준비한다.
2 닭가슴살, 양파, 표고버섯을 잘게 다져 준비한다.
3 달군 프라이팬에 들기름을 두르고 ②잘게 다진 닭가슴살을 볶다가 어느 정도 익으면 ②잘게 다진 양파와 표고버섯을 넣어 볶는다.
4 현미밥에 아마씨와 ②재료를 넣고 버무른 후 한 입 크기로 동그랗게 만다.
5 ①양상추 위에 ③밥을 올려주면 완성!
   + 아마씨는 견과류 1큰술로 대체 가능하다.

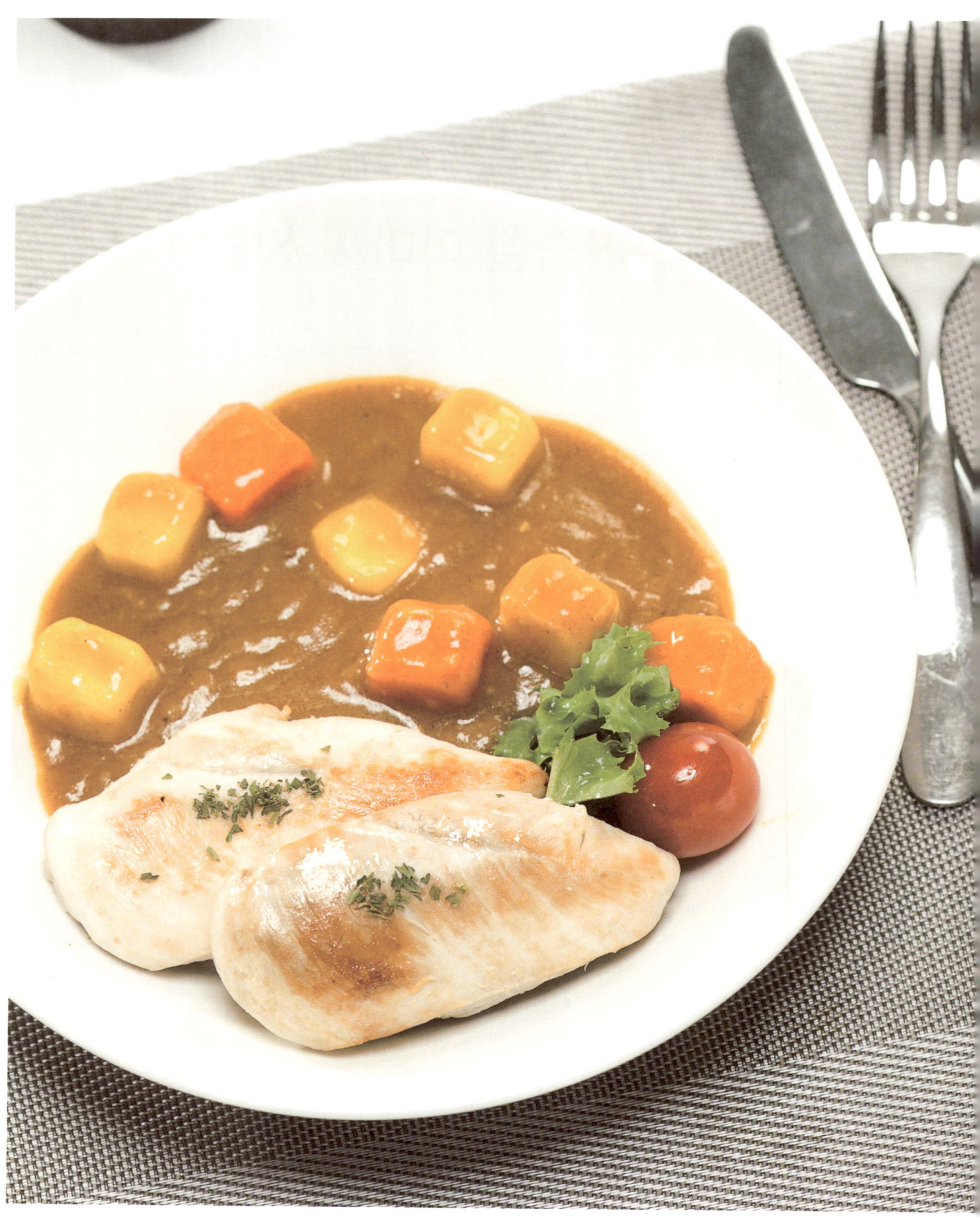

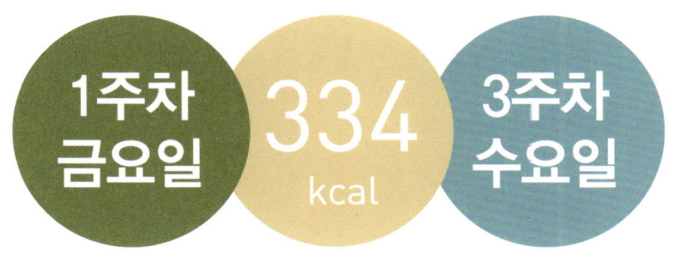

# 닭가슴살 카레스테이크

**TIP** 카레의 주원료인 강황에는 커큐민 성분이 들어있다. 항산화 물질인 커큐민은 혈관, 지방조직이 늘어나는 것을 억제해주고 체중 감량에 도움을 준다. 또 체지방 분해 및 배출을 촉진해 면역력을 높여주는 효과가 있다.

닭가슴살 카레스테이크는 갑작스러운 운동량 증가로 인해 손상된 근육을 회복시켜준다. 특히 커큐민 성분이 유산소 운동을 한 것과 같은 효과를 내어 체지방 감소에 도움을 준다. 다양한 채소를 곁들일 수 있어 균형 잡힌 식사를 가능하게 해주고 쌀밥 대신 고단백 닭가슴살을 사용하여 다이어트에 효과적이다.

**재료**

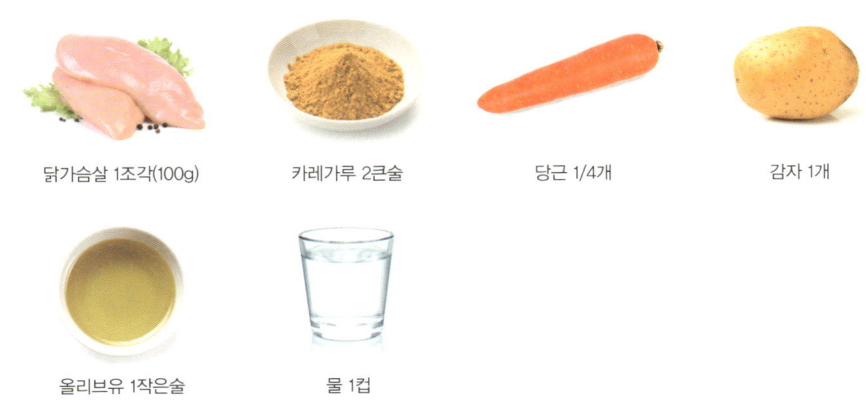

닭가슴살 1조각(100g)  카레가루 2큰술  당근 1/4개  감자 1개
올리브유 1작은술  물 1컵

**레시피**
1. 달군 프라이팬에 올리브유를 두르고 닭가슴살을 굽는다.
2. 당근과 감자를 깍둑썰기 한다.
3. 닭가슴살을 구운 프라이팬에 올리브유를 두르고 ②재료를 살짝 볶는다.
4. 카레가루에 물을 넣고 잘 섞은 후 ②볶은 재료를 넣고 익을 때까지 끓인다.
5. 접시에 ①구운 닭가슴살을 담고 ③끓인 재료를 부어주면 완성!

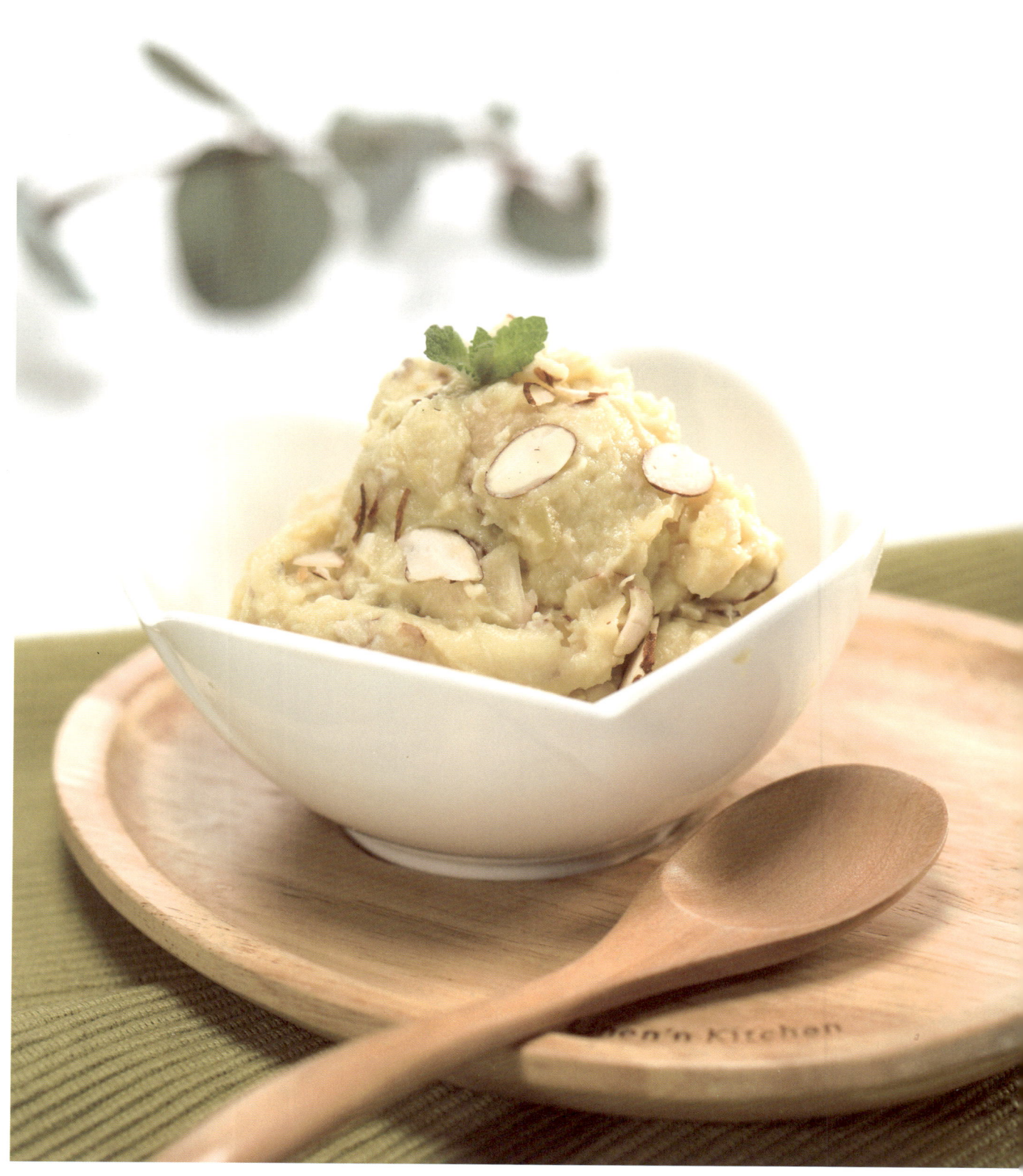

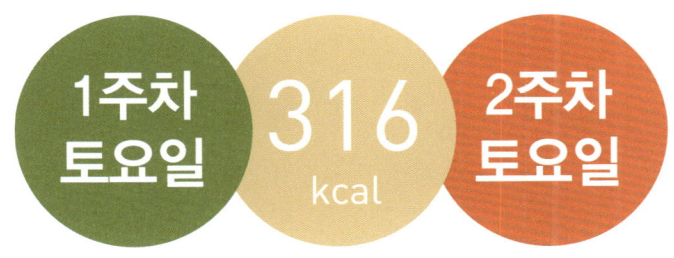

# 고구마 닭가슴살 무스

**TIP** 고구마는 상대적으로 낮은 혈당지수(GI)로 살이 쉽게 찌지 않는 재료 중 하나다. 풍부한 식이섬유로 변비 예방에도 효과적이고 붓기 완화에도 탁월하며 장 속에 있는 콜레스테롤과 지방을 배출하는 데도 도움이 된다.

닭가슴살의 퍽퍽한 식감을 좋아하지 않는 경우가 있는데, 이때 필요한 게 고구마 닭가슴살 무스이다. 텁텁할 수 있는 닭가슴살과 고구마를 무스로 만들어 거창하지 않고 간식처럼 가볍게 먹을 수 있다. 특히 무스는 포만감을 느끼게 해 식이조절이 가능하게 하며, 증가한 운동량으로 인한 근육세포의 단백질 소모를 막아준다.

**재료**

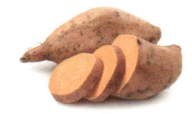 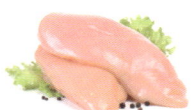 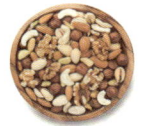 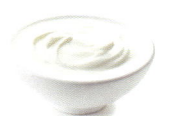

고구마 1개   닭가슴살 1/2개(50g)   견과류 믹스 1/2큰술   무가당 플레인 요거트 60g

**레시피**

1. 끓는 물에 닭가슴살을 삶은 후 잘게 찢는다.
2. 고구마는 삶아서 껍질을 벗긴 후 곱게 으깬다.
3. 견과류는 다져서 ②으깬 고구마와 섞는다.
4. 그릇에 ③재료와 무가당 플레인 요거트, ①잘게 찢은 닭가슴살을 넣고 섞어주면 완성!

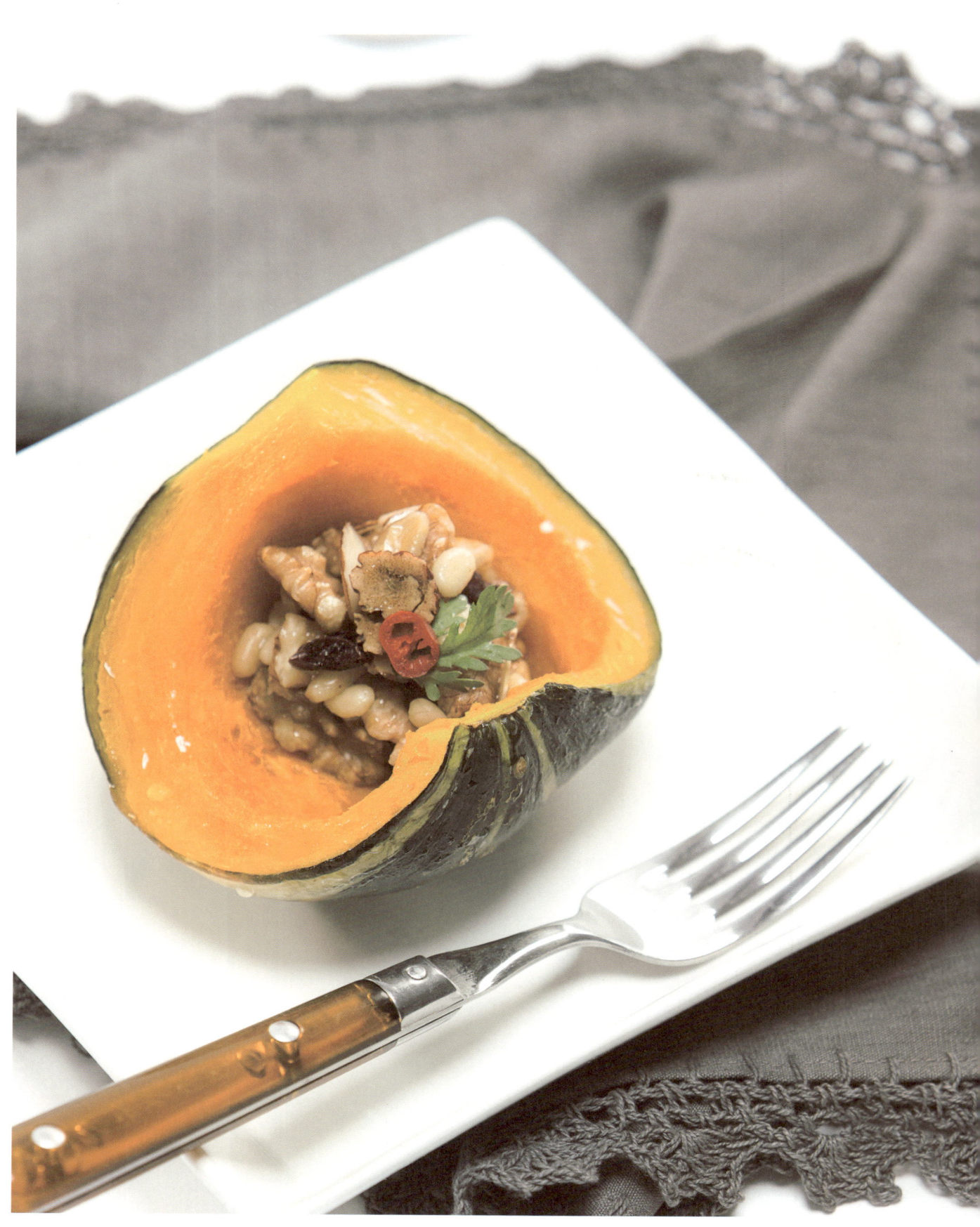

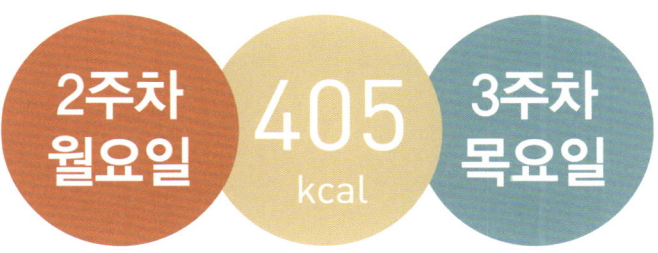

# 단호박 닭가슴살 찜

**TIP** 식이섬유가 풍부한 단호박은 지방 함량이 낮고 소화 속도가 느려 포만감을 준다. 또한 신체에너지의 근원인 당질이 많고 붓기를 잡아준다. 베타카로틴, 비타민도 풍부하여 감기 예방, 눈 건강, 당뇨, 다이어트, 혈압에 좋다.

1주차에는 식단을 급격하게 줄이지 않고, 부담스럽지 않은 음식들을 섭취하는 반면 2~3주차에는 에너지를 보충할 수 있는 음식을 먹어야 한다. 전신 운동인 하드 클린과 같은 고강도 운동이 많아지는 시기이기 때문에 단호박 닭가슴살 찜으로 산화스트레스를 예방하는 것이 좋다.

### 재료

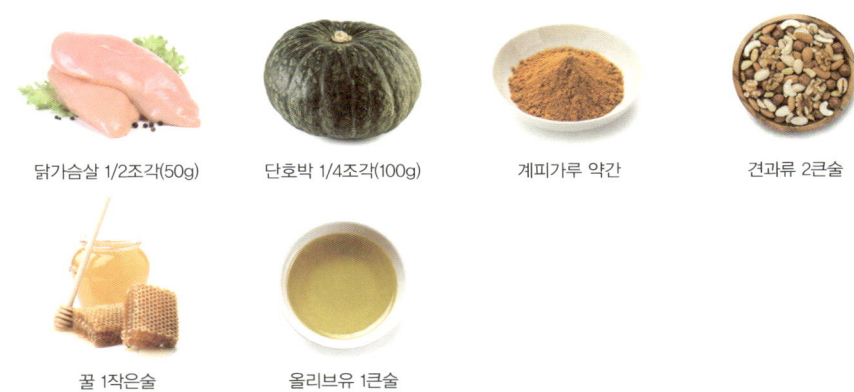

닭가슴살 1/2조각(50g)　단호박 1/4조각(100g)　계피가루 약간　견과류 2큰술

꿀 1작은술　올리브유 1큰술

### 레시피

1 단호박 꼭지를 떼고 4등분으로 자른다. 전자레인지에 10분 돌린다. 단호박 씨를 숟가락으로 파낸다.
2 달군 프라이팬에 올리브유를 두르고 닭가슴살을 구운 후 잘게 찢는다.
3 닭가슴살을 구운 프라이팬에 견과류를 넣고 약한 불에서 볶다가 ③잘게 찢은 닭가슴살과 꿀, 계피가루를 넣고 섞는다.
4 ①단호박 속에 ③재료를 넣어주면 완성!

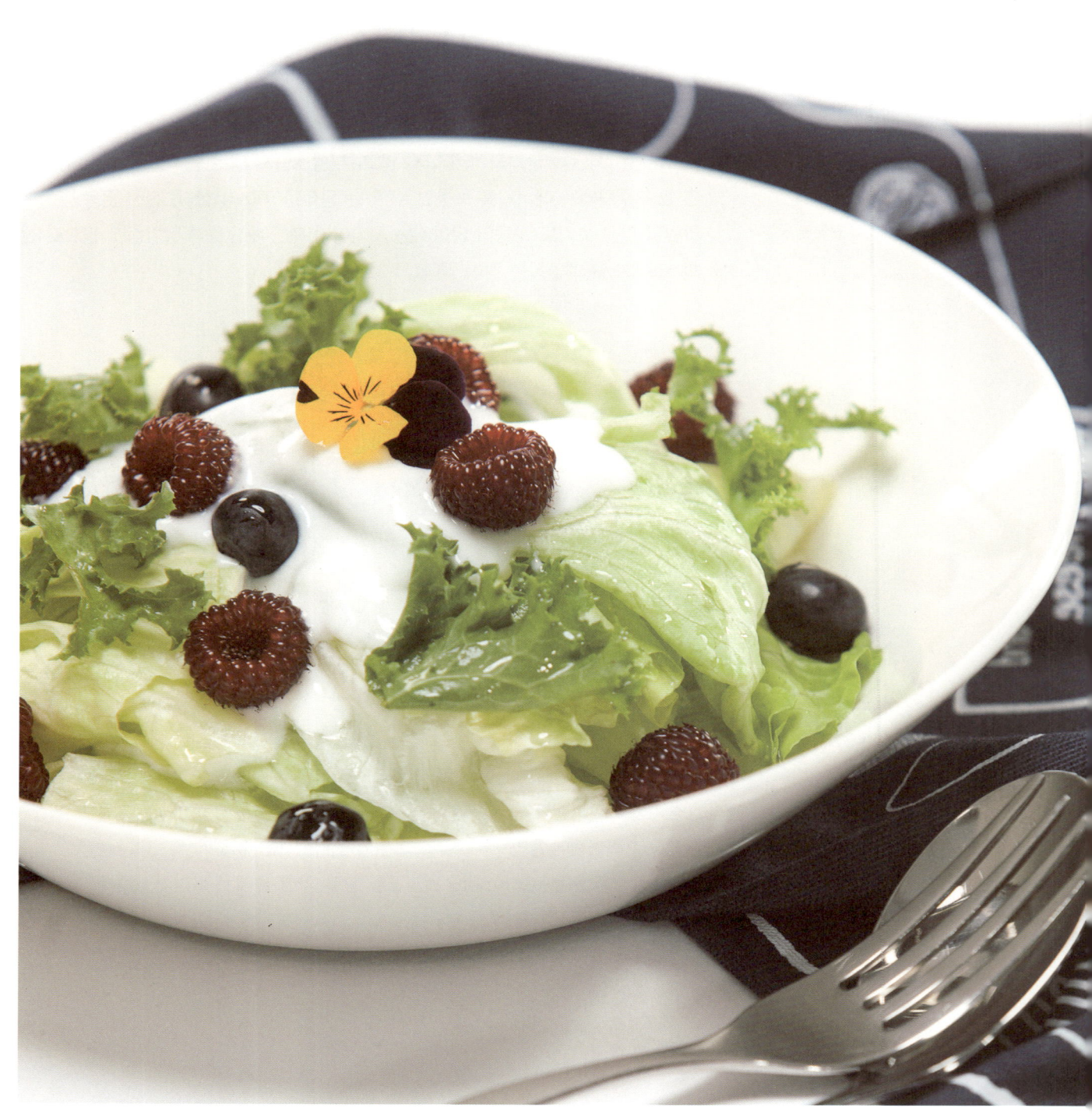

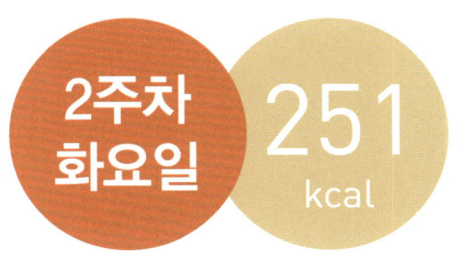

# 베리베리 닭가슴살 샐러드

**TIP** 저칼로리 식품인 요거트 유산균이 많아 변비 해소에 도움을 주며 면역력을 향상해 준다. 블루베리는 항산화 효과가 탁월하고 혈당이 높아지지 않도록 막아준다.

닭가슴살의 식감에 양상추의 아삭함을 더해 맛있게 먹을 수 있는 샐러드다. 2주차에 들어가면 고강도 전신 운동이 많아지는데 이때 혈당이 떨어질 수 있다. 블루베리와 요거트 뿐 아니라 산딸기 등을 함께 넣어서 혈당을 보충하고 체성분의 균형을 유지한다. 과일로 인한 상큼함과 닭가슴살로 인한 포만감을 함께 느낄 수 있다.

### 재료

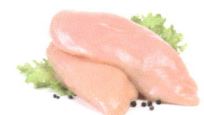 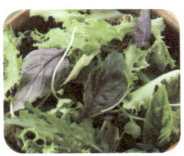 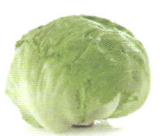 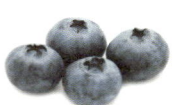

닭가슴살 1조각(100g)　어린잎채소 한줌　양상추 4장　블루베리 1/4컵

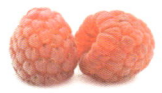 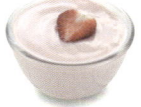

산딸기 1/2컵　딸기요거트 3큰술

### 레시피

1. 끓는 물에 닭가슴살을 삶은 후 잘게 찢는다.
2. 양상추는 큼직하게 찢어서 준비한다.
3. 그릇에 ①잘게 찢은 닭가슴살과 ②양상추, 어린잎채소, 블루베리, 산딸기를 담고 딸기요거트를 뿌려주면 완성!

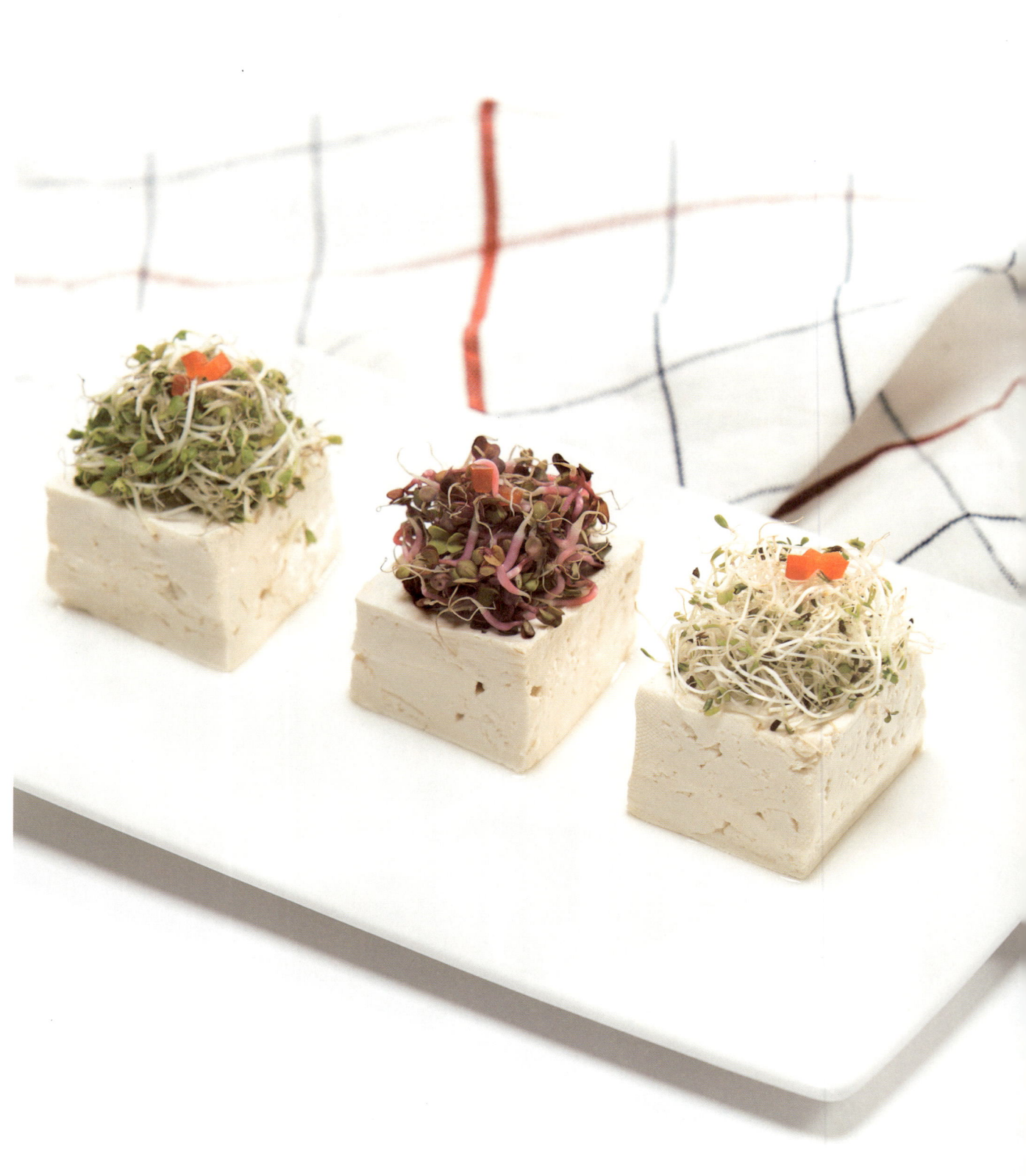

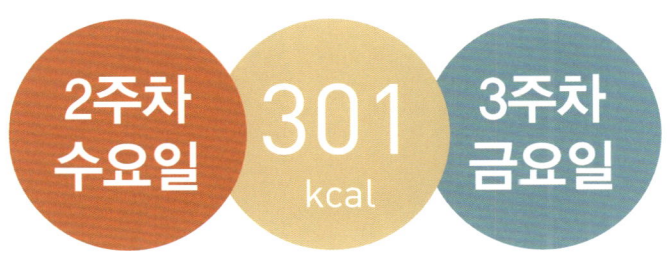

# 닭가슴살 두부 카나페

🌱 **TIP** 두부는 80퍼센트가 수분으로 이루어져 있어 과식을 막아주는 효과가 있다. 콩 속의 이소플라본은 칼슘의 흡수를 촉진해 뼈의 손상을 늦추고 뼈 조직을 재생시킨다.

고단백 저칼로리로 담백하면서 드레싱의 새콤한 맛을 느낄 수 있는 닭가슴살 두부 카나페는 조리 방법이 간편하다는 게 가장 큰 장점이다. 닭가슴살과 두부, 새싹채소까지 재료 본연의 맛을 경험할 수 있다. 운동량이 많아짐에 따라 올라오는 식욕을 막아주고 근육 사이의 지방을 연소시켜 근밀도를 증가시킨다.

### 재료

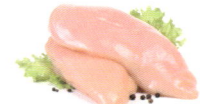

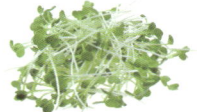
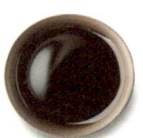

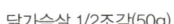

닭가슴살 1/2조각(50g)    두부 1/2모    새싹채소 한줌    발사믹드레싱

### 레시피

1. 끓는 물에 닭가슴살을 삶은 후 잘게 찢는다.
2. 두부를 전자레인지에 20초 돌린 후 한 입 크기로 썰어준다.
3. 접시에 ②두부를 놓고 그 위에 ①닭가슴살과 새싹채소를 올린 후 발사믹드레싱을 뿌려주면 완성!

 **발사믹드레싱 만들기**
올리브유, 발사믹식초 각각 1작은술을 섞어준다.

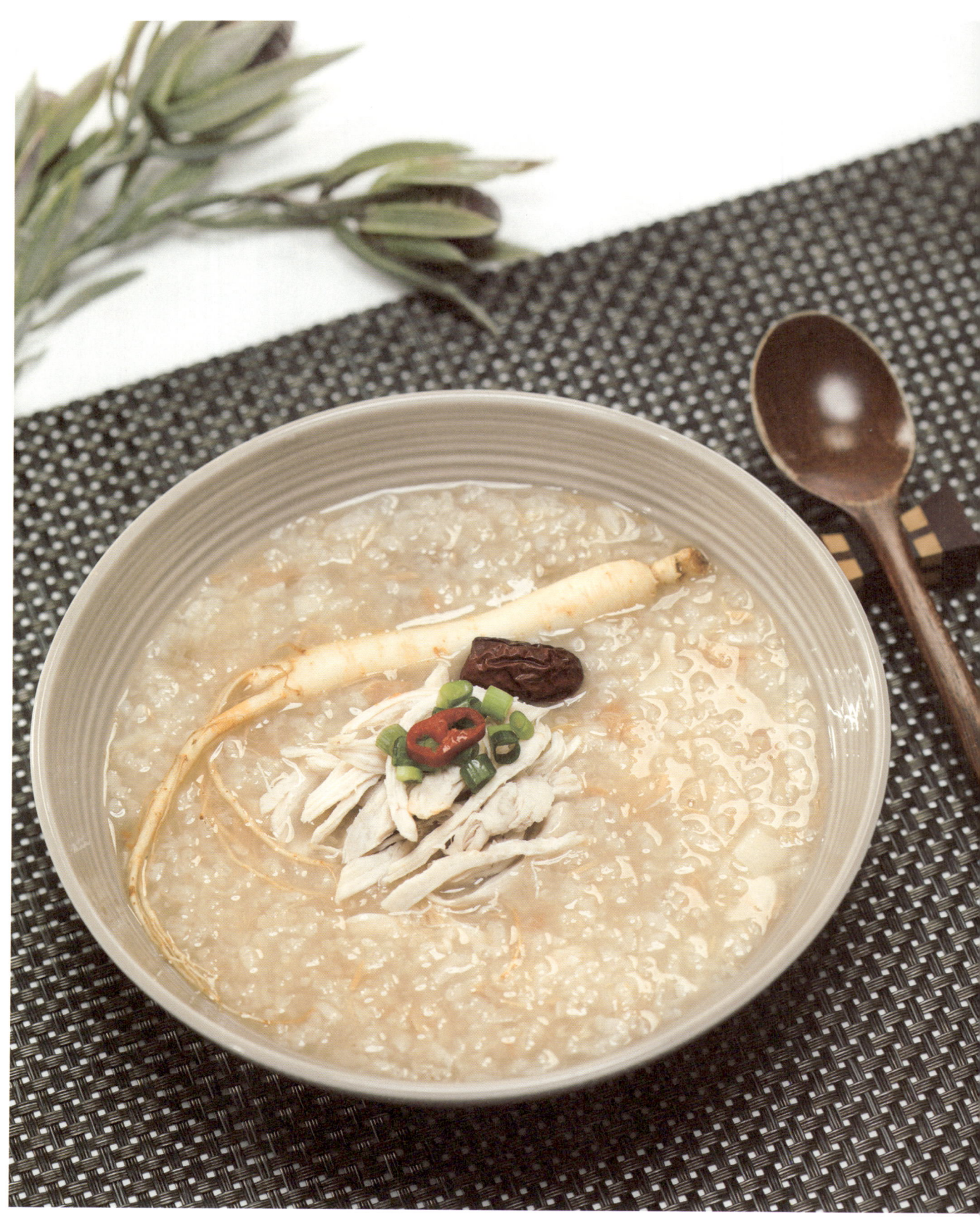

## 2주차 목요일 / 312 kcal / 3주차 토요일

# 닭가슴살 현미죽

**TIP** 현미는 섬유질이 풍부해 소화가 잘되고 섭취한 탄수화물의 흡수 속도를 낮춰준다. 현미에 들어있는 비타민들은 신체 대사를 도와줘 기초대사량을 높여 소모되는 칼로리량을 늘려주고 당의 흡수와 혈당 상승을 억제하는 작용을 하기에 지방이 연소되기 쉽다.

몸만들기를 시작한 후 갑작스러운 근력 운동과 식이조절로 면역력이 떨어질 수 있다. 기운이 없거나 활력이 부족하다고 생각될 때, 이를 회복하기 위해서는 닭가슴살 현미죽이 큰 도움을 준다. 수삼을 넣을 경우, 닭고기와 궁합이 좋기 때문에 더욱더 큰 효과를 얻을 수 있다.

### 재료

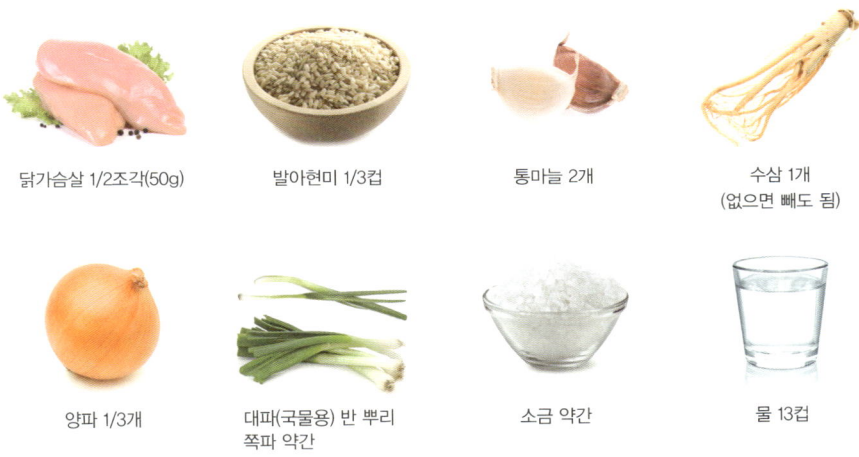

닭가슴살 1/2조각(50g) · 발아현미 1/3컵 · 통마늘 2개 · 수삼 1개 (없으면 빼도 됨)
양파 1/3개 · 대파(국물용) 반 뿌리 쪽파 약간 · 소금 약간 · 물 13컵

### 레시피

1 발아현미를 씻은 후 물을 붓고 30분 정도 불린다. 불린 물은 버린다.
2 냄비에 물 13컵을 붓고 닭가슴살과 통마늘, 대파, 수삼, 양파를 넣고 20분 정도 끓인다. 익은 닭가슴살은 건져서 잘게 찢고, 육수는 걸러둔다.
3 냄비에 ①발아현미와 ②육수를 넣고 중간 불에서 현미가 퍼질 때까지 30분가량 끓인다.
4 ②잘게 찢은 닭가슴살을 넣고 10분가량 더 끓이다가 소금으로 간하면 현미죽 완성. 그릇에 현미죽을 담고 쪽파를 송송 썰어 올려준다.

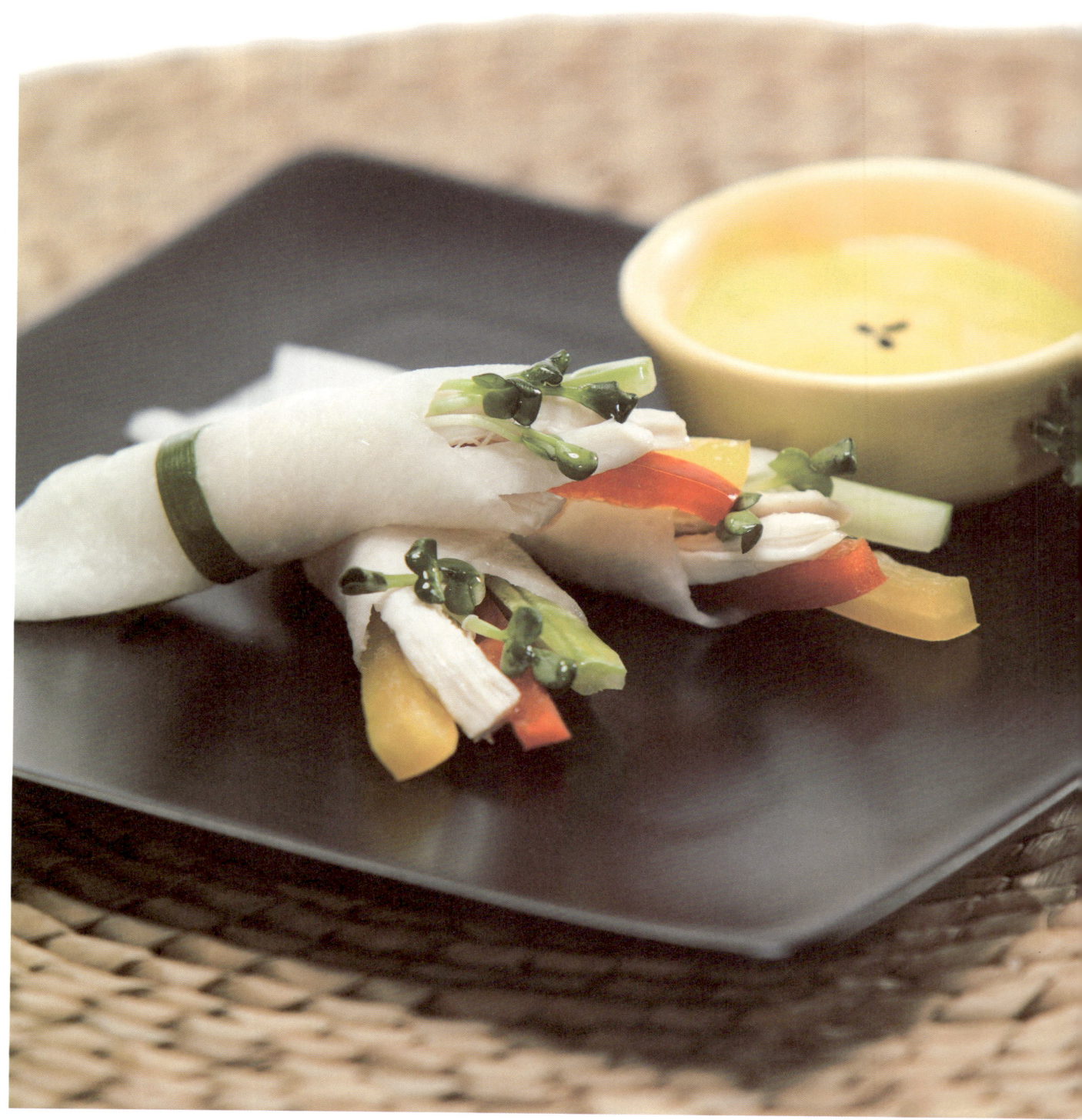

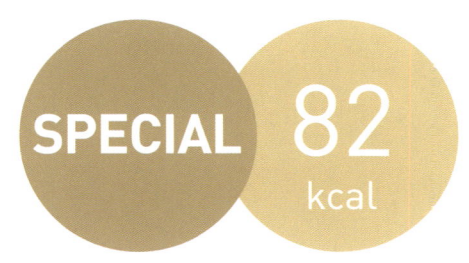

# 닭가슴살 무쌈롤

**TIP** 파프리카는 칼슘, 인, 베타카로틴이 풍부하고 생피라진이라는 물질이 많아 심혈관계 질환 예방에 좋다. 무는 탄수화물을 분해하고 해독 능력과 소화 능력을 향상한다.

무쌈롤은 다이어트 식품으로 잘 알려져 있다. 비타민 A와 C가 풍부한 파프리카와 아삭하고 상큼한 무쌈이 조화를 이뤄 필수 영양소를 골고루 채워준다. 또 밀가루 섭취로 인해 흐트러진 몸의 균형을 잡아주며 가슴 운동인 힌두 푸시업과 팔 운동인 벤치 딥스 등을 할 때 발생되는 근 위축을 막아준다.

**재료**

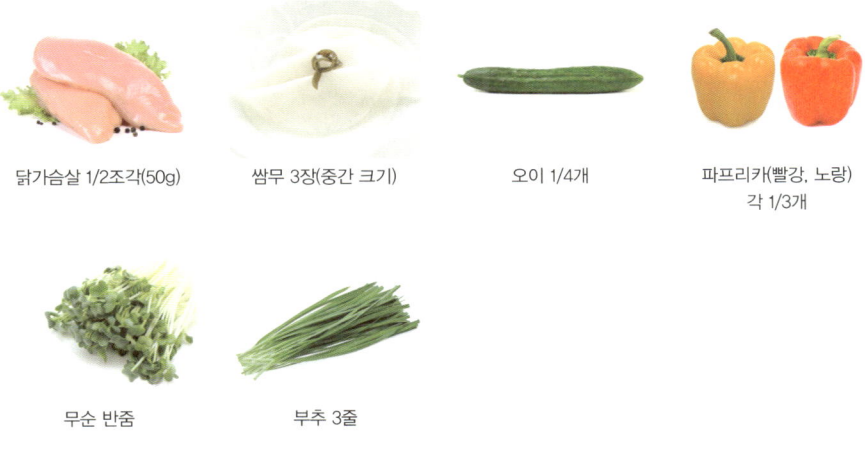

닭가슴살 1/2조각(50g)  쌈무 3장(중간 크기)  오이 1/4개  파프리카(빨강, 노랑) 각 1/3개

무순 반줌  부추 3줄

**레시피**

1 끓는 물에 닭가슴살을 삶은 후 3㎝ 크기로 잘게 썬다.
2 오이, 파프리카는 닭가슴살 길이에 맞춰 채 썬다.
3 무쌈 위에 ①채 썬 닭가슴살과 ②채 썬 오이와 파프리카, 무순을 올리고 돌돌 말아준 후 부추로 묶으면 완성!

+ 쌈무는 오이 1/2개로, 무순은 어린잎채소로, 부추는 이쑤시개 3개로 대체 가능하다.
+ 기호에 따라 허니머스타드소스 1작은술을 곁들여 먹는다.

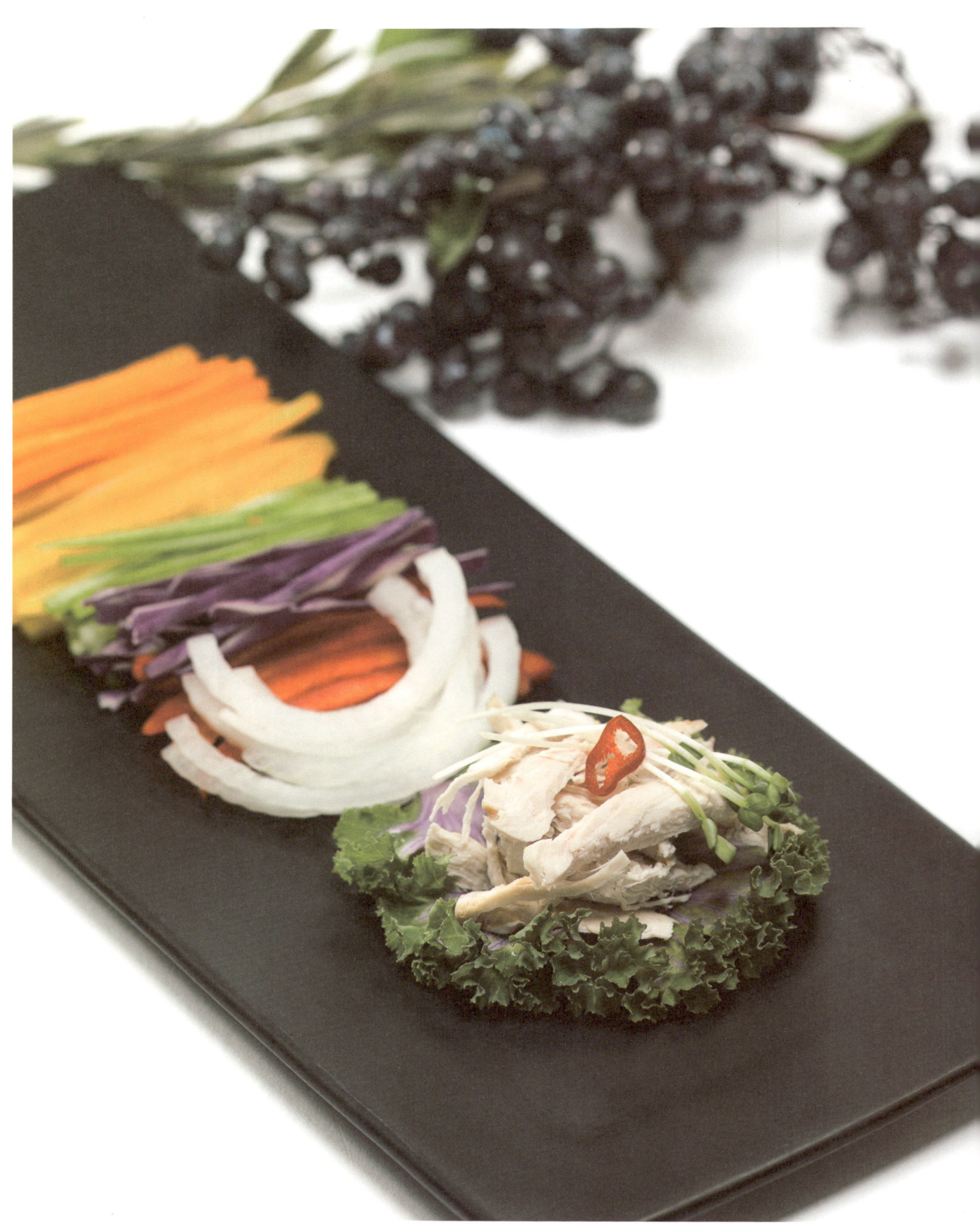

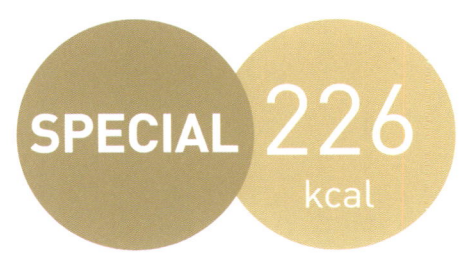

# SPECIAL 226 kcal

# 닭가슴살 초계탕

**TIP** 겨자를 이용해 초계탕을 해 먹으면 닭가슴살 특유의 향을 느끼지 않고 맛있게 먹을 수 있다. 겨자 속 시니그린 성분이 지방의 연소를 돕는다.

닭가슴살 초계탕에는 곁들여 먹는 채소들이 신의 한 수이다. 오이, 당근 등의 채소는 비타민 A와 C가 풍부하고 닭가슴살은 고단백질 식품이기 때문에 두 가지를 함께 먹으면 궁합이 더욱 좋다. 닭가슴살 초계탕은 신체의 균형을 유지하고 운동 효과를 상승시키며 원활한 배변 활동을 도와 변비 예방에 효과적이다.

### 재료

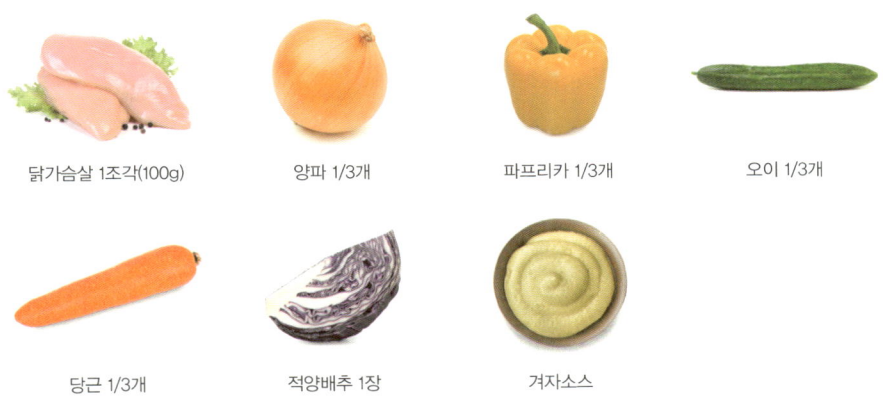

닭가슴살 1조각(100g)  양파 1/3개  파프리카 1/3개  오이 1/3개

당근 1/3개  적양배추 1장  겨자소스

### 레시피

1 끓는 물에 닭가슴살을 삶은 후 잘게 찢는다.
2 양파, 파프리카, 오이, 당근, 적양배추를 채 썬다.
3 접시에 ①잘게 찢은 닭가슴살과 ②재료를 담고 겨자소스를 뿌려주면 완성!

> **겨자소스 만들기**
> 겨자, 꿀, 식초 각 1큰술씩을 섞어준다.

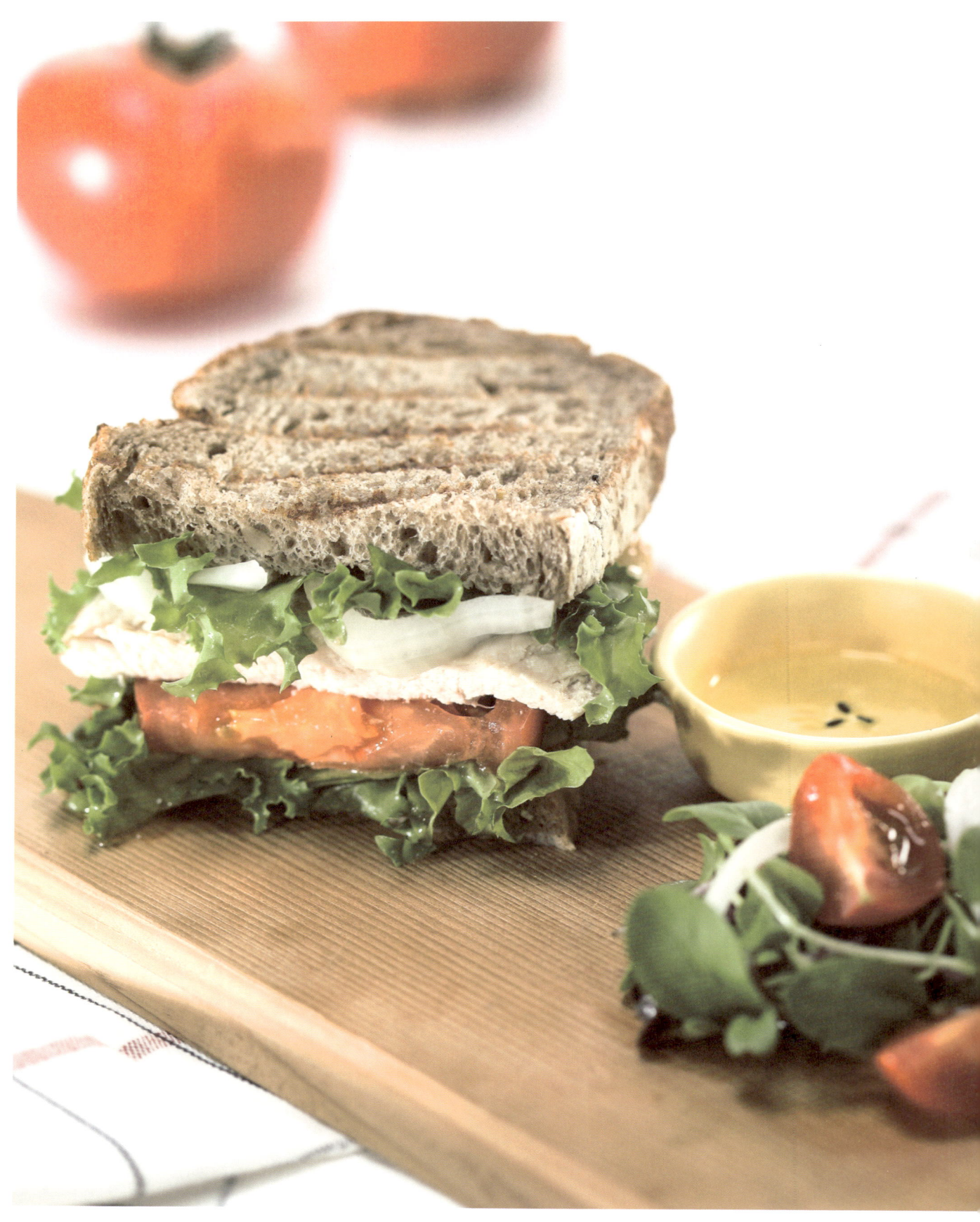

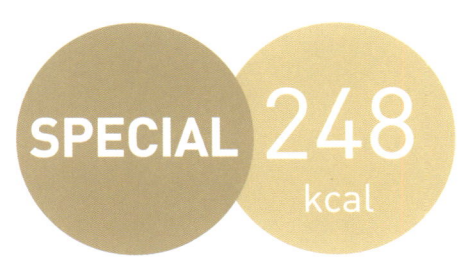

# 닭가슴살 통밀빵샌드위치

**TIP** 통밀로 만든 빵은 특유의 식감 때문에 오래 씹어야 하기 때문에 그만큼 포만감을 가져다주며, 우리의 몸에 필요한 에너지 원인 포도당을 공급해준다. 토마토는 리코펜과 펙틴이 풍부해 노화 방지와 변비 예방에 좋다.

다이어트 중에는 탄수화물을 자제해야 하지만, 빵이 먹고 싶다면 통밀빵으로 메뉴를 구성할 수 있다. 통밀빵에 고단백 저지방 식품인 닭가슴살을 넣어 각종 채소와 함께 샌드위치로 만들어 먹으면 포만감이 높아져 다이어트에 좋다. 비타민과 에너지를 함께 보강할 수 있어 지친 몸에 활력을 줄 수 있다.

### 재료

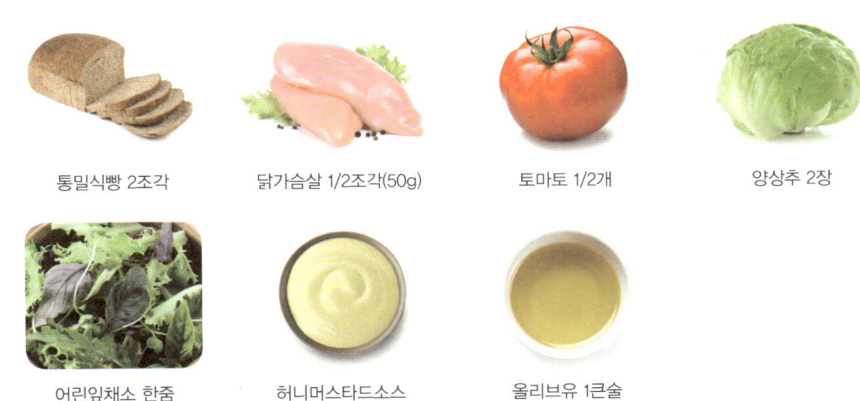

통밀식빵 2조각 / 닭가슴살 1/2조각(50g) / 토마토 1/2개 / 양상추 2장

어린잎채소 한줌 / 허니머스타드소스 / 올리브유 1큰술

### 레시피

1. 토마토는 0.5cm 폭으로 썰고, 양상추는 먹기 좋은 크기로 찢는다.
2. 달군 프라이팬에 올리브유를 두르고 닭가슴살을 굽는다.
3. 닭가슴살을 구운 프라이팬에 통밀빵 2개를 양면으로 구운 후 각각 한 면에 허니머스타드소스를 바른다.
4. ③소스 바른 통밀빵 위에 ①재료와 어린잎채소, ②구운 닭가슴살을 얹고 ③소스 바른 통밀빵 면이 아래로 가게 얹으면 샌드위치 완성!
   + 통밀식빵은 곡물식빵 2조각으로 대체 가능하다.

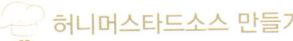

**허니머스타드소스 만들기**
머스타드 1작은술, 꿀 1작은술을 섞어준다.

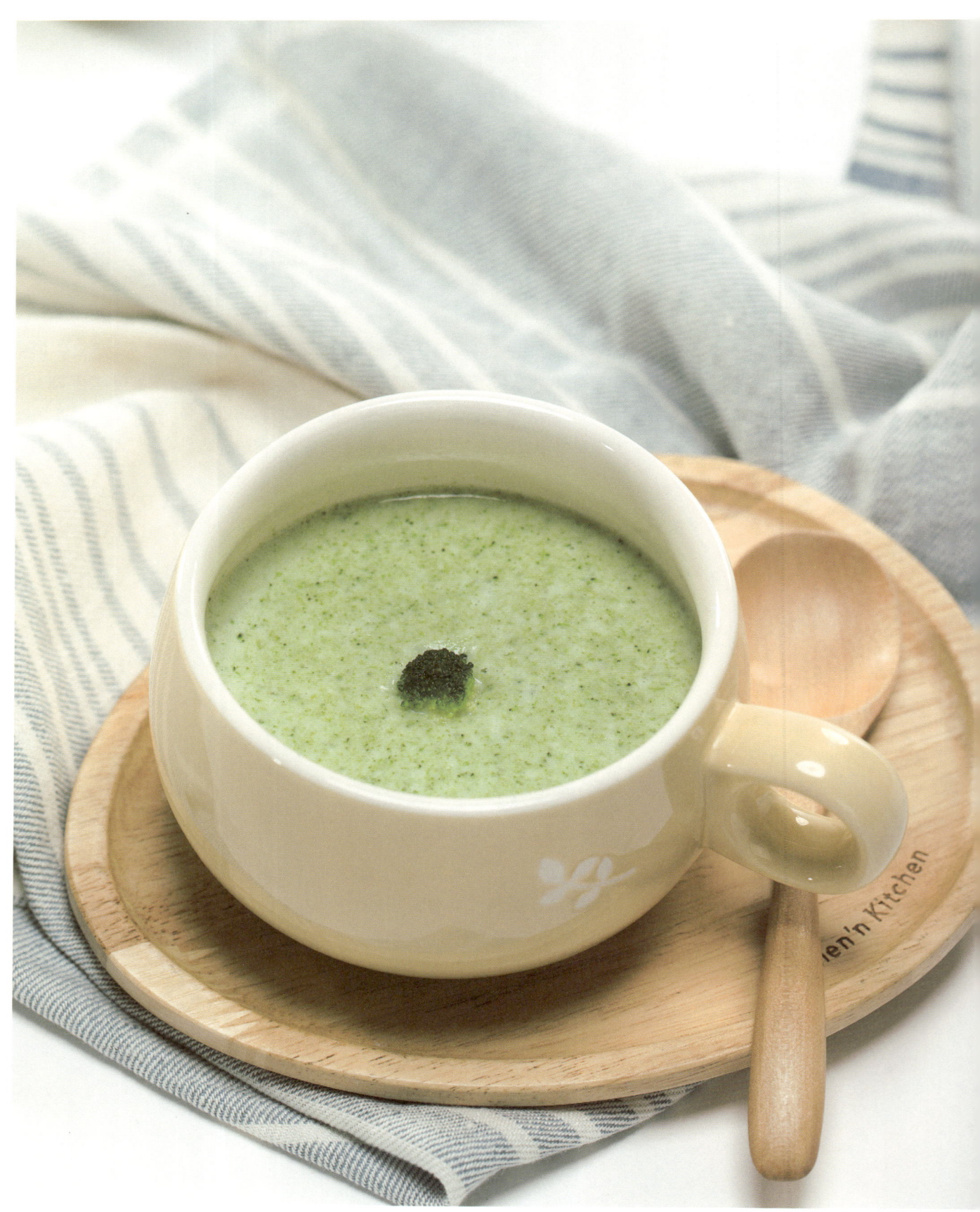

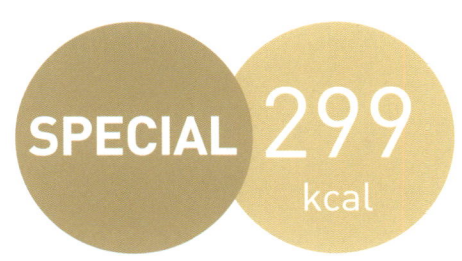

# 닭가슴살 브로콜리 수프

**TIP** 브로콜리는 지방의 연소를 돕는 식품으로 노화 방지와 피부 탄력에 좋은 비타민 E와 장 기능을 원활하게 하는 식이섬유가 풍부하게 함유되어 있다. 특히 다량의 칼슘과 비타민 C는 골다공증 예방에 도움이 된다.

닭가슴살 브로콜리 수프는 부담스럽지 않고 입에 감기는 맛으로 포만감을 준다. 강도 높은 운동 시 필요한 에너지를 공급해주고 운동으로 인해 지친 몸에 활력을 불어 넣어준다. 하루에 브로콜리 두세 송이면 일일 권장 비타민 C를 섭취할 수 있으므로 매일같이 규칙적인 운동과 함께 원활한 식습관을 형성할 수 있도록 한다.

### 재료

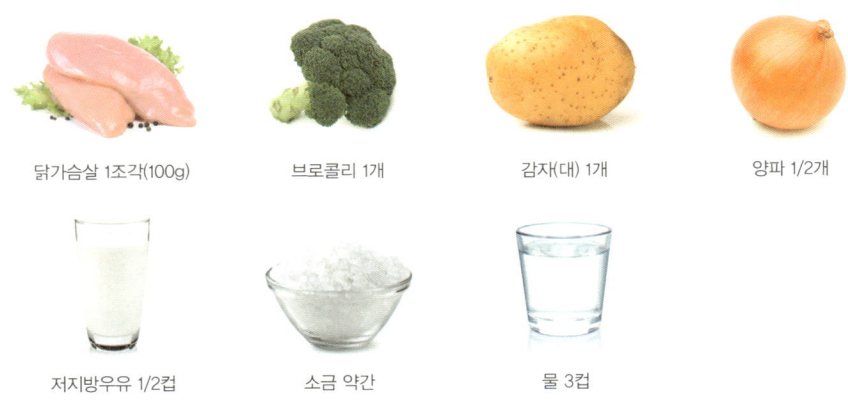

닭가슴살 1조각(100g)　　브로콜리 1개　　감자(대) 1개　　양파 1/2개

저지방우유 1/2컵　　소금 약간　　물 3컵

### 레시피

1 브로콜리, 감자, 양파, 닭가슴살을 한 입 크기로 자른다.
2 믹서기에 물 3컵과 ①재료를 넣고 간다.
3 냄비에 ②재료와 우유, 소금을 넣고 걸쭉하게 끓여주면 완성!

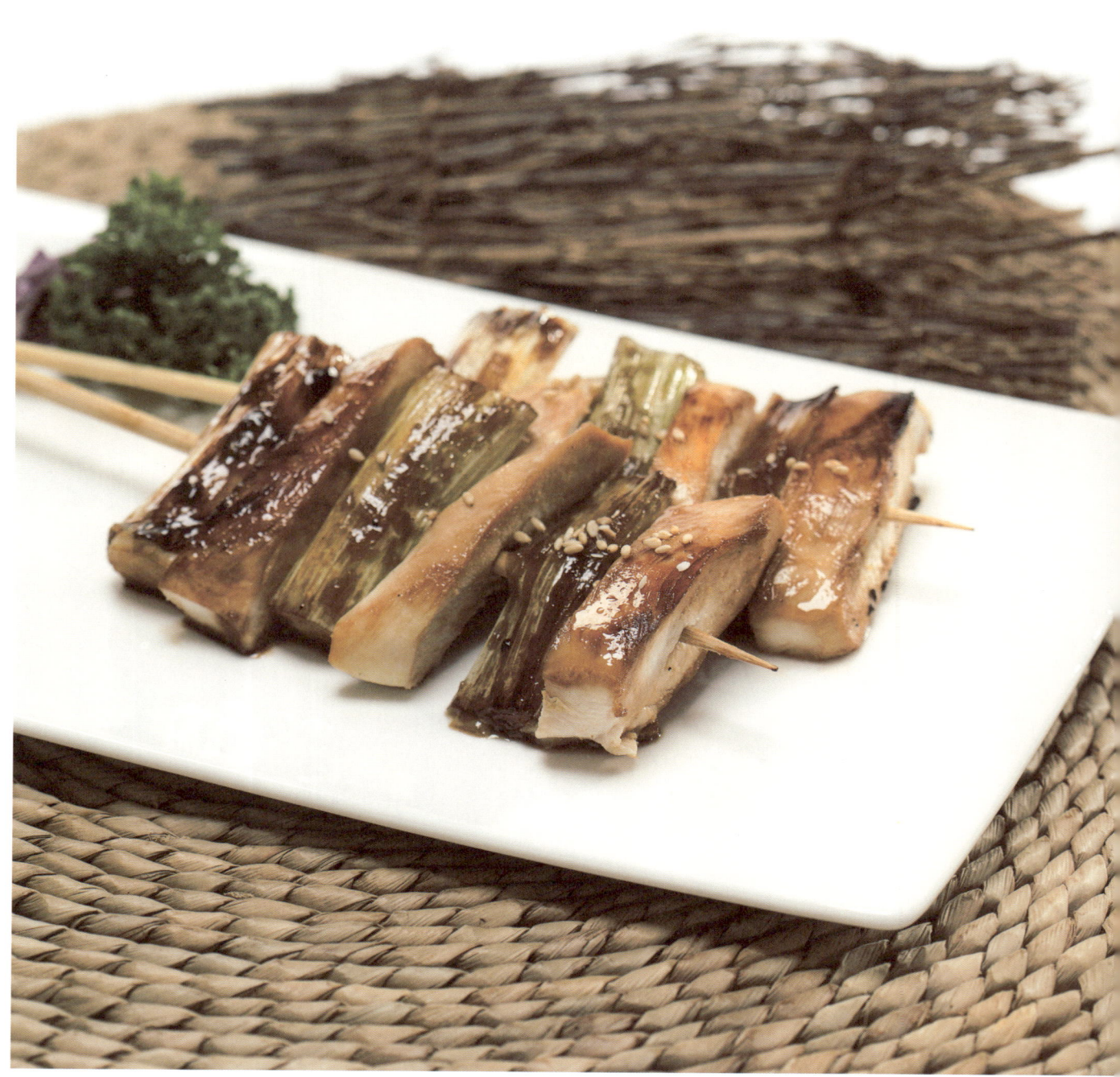

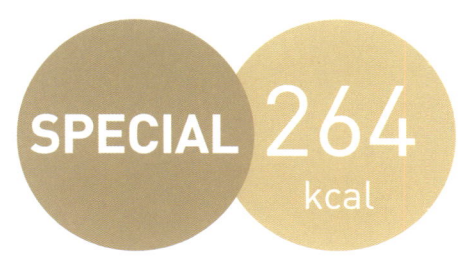

# SPECIAL 264 kcal

# 닭가슴살 대파 꼬치

**TIP** 대파는 운동으로 지친 피로를 해소해준다. 대파에 다량으로 포함된 마그네슘이 경직된 근육들을 이완시켜 정신과 신체 모두 안정시켜 주며 면역력 강화와 체중 감량에 도움을 준다.

대파를 닭가슴살과 함께 꽂아 잡내도 없애고 아삭한 식감도 살린 꼬치 요리다. 단백질이 많은 닭가슴살과 채소의 비타민이 상승하는 효과를 내어 영양상으로 균형을 잡아준다. 또 체지방 감소와 무리한 운동으로 인해 체내에 쌓인 독소를 배출시켜 몸을 정화한다. 데리야끼소스만 있다면 만들기도 수월하다.

### 재료

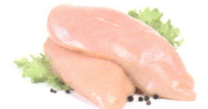 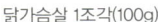 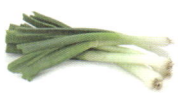 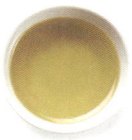 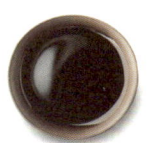

닭가슴살 1조각(100g)　　대파 1개　　올리브유 2작은술　　데리야끼소스 1/2컵

### 레시피

1 대파는 약 4cm 길이로 썬다.
2 닭가슴살은 대파 길이와 비슷하게 썬 후 흐르는 물에 씻어서 키친타월로 물기를 제거한다.
3 나무꼬치에 ②닭가슴살과 ①대파를 번갈아 끼워준다.
4 달군 프라이팬에 올리브유를 두르고 ③재료에 데리야끼소스를 끼얹으며 노릇노릇하게 구워주면 완성!
　✚ 데리야끼소스는 시판용을 사용한다.

### 도구

키친타월, 나무꼬치

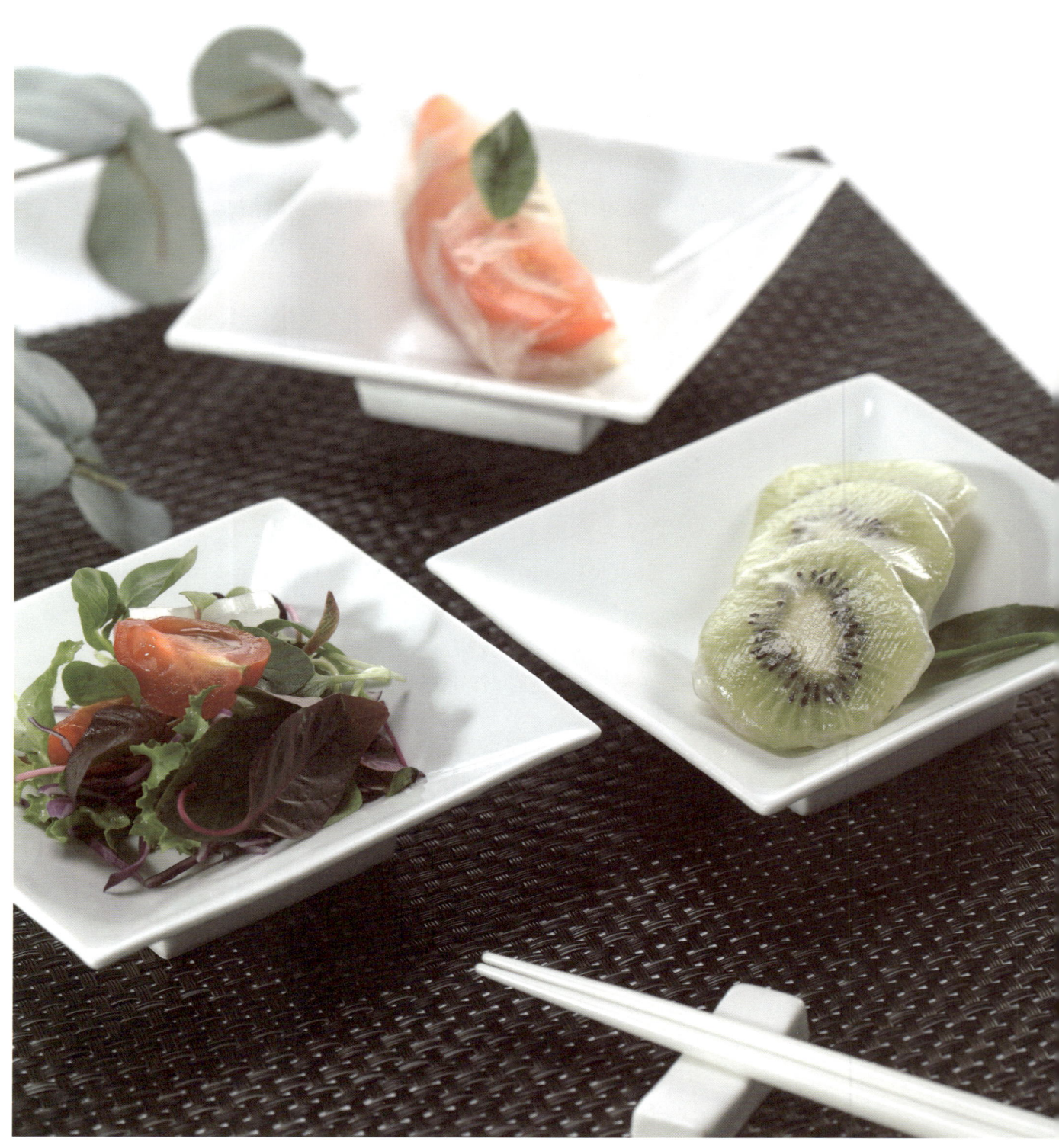

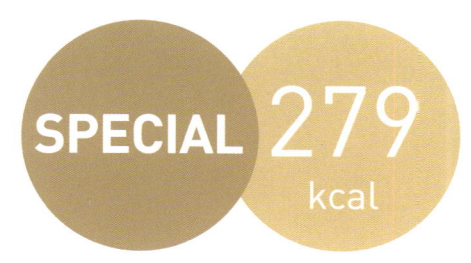

# 닭가슴살 과일롤

**TIP** 다양한 과일 섭취는 비타민과 미네랄, 무기질을 보충할 수 있게 해준다. 특히 과일에는 비타민 C가 풍부하여 스트레스 완화와 피로 회복, 피부 미용에 도움이 된다.

닭가슴살 과일롤은 라이스페이퍼만 있다면 간편하게 만들 수 있다. 이 메뉴는 다양한 과일을 이용해 비타민 C를 공급한다. 비타민 C는 인체가 감염에 저항하며 상처를 치유하고 조직을 건강하게 유지할 수 있도록 하는 데 도움을 준다. 특히 레몬소스는 자칫 질릴 수 있는 심심한 다이어트 식단에 상큼함을 더해준다.

### 재료

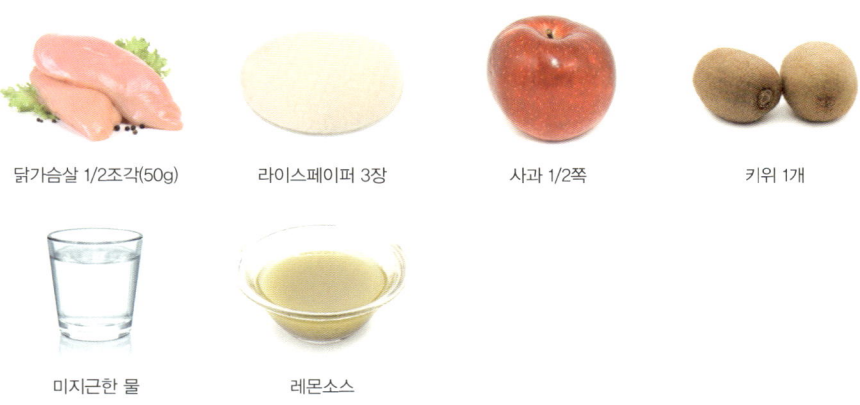

닭가슴살 1/2조각(50g)  라이스페이퍼 3장  사과 1/2쪽  키위 1개
미지근한 물  레몬소스

### 레시피

1. 끓는 물에 닭가슴살을 삶은 후 잘게 찢는다.
2. 사과는 0.5㎝ 폭으로 썰고, 키위는 껍질을 벗겨 2등분한 뒤 0.5㎝ 두께로 썬다.
3. ①닭가슴살에 레몬소스를 넣고 버무린다.
4. 미지근한 물에 살짝 적신 라이스페이퍼 위에 ②키위를 놓고 ③닭가슴살 ②사과 순으로 올린 후 돌돌 말아주면 완성!
   + 라이스페이퍼는 또르띠야 3장으로 대체 가능하다.

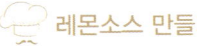 **레몬소스 만들기**
레몬즙 1큰술, 연겨자 1/2큰술을 섞어준다.

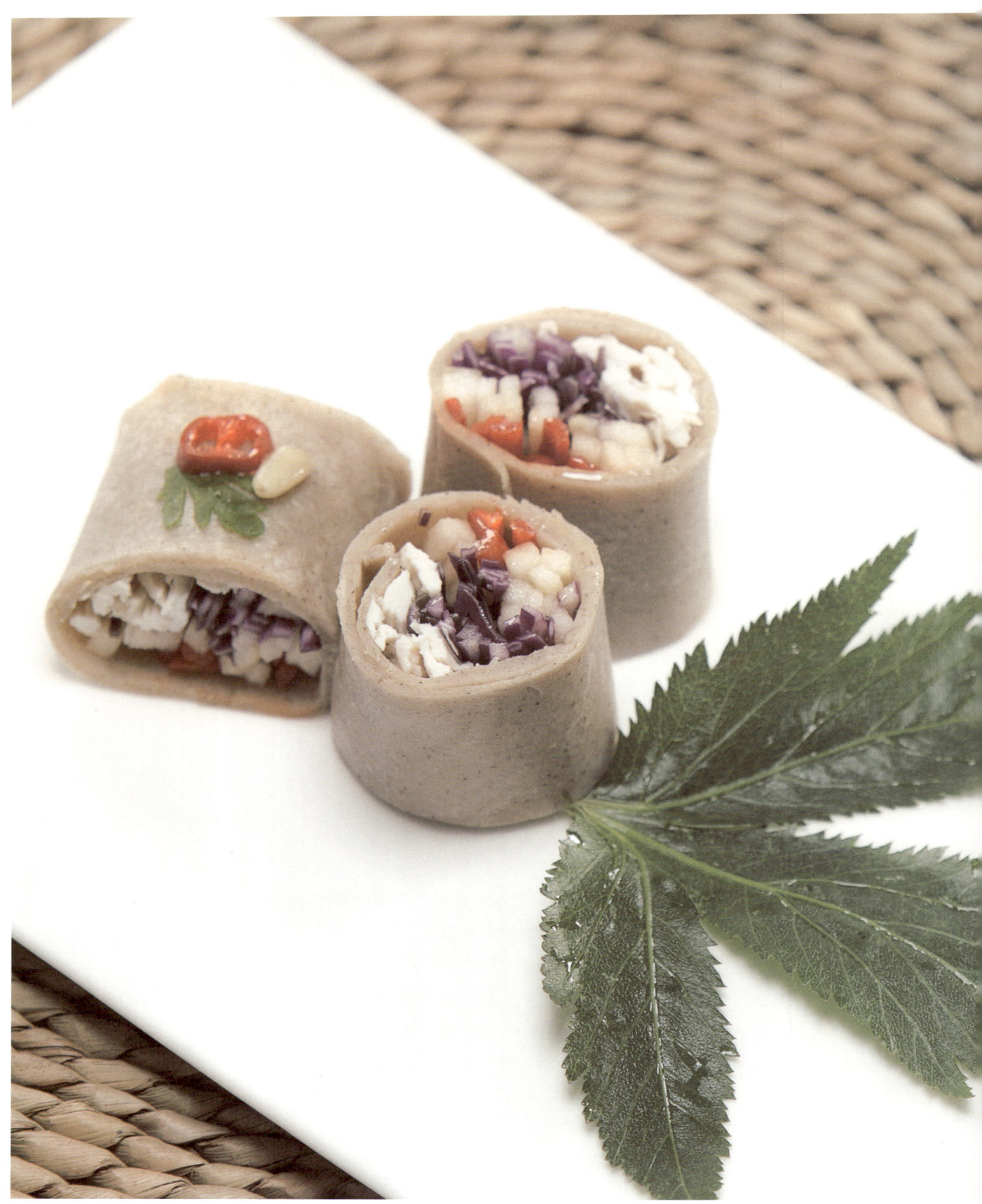

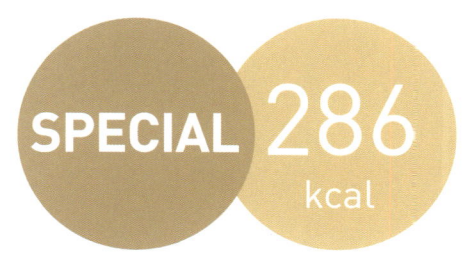

# 닭가슴살 메밀전병

**TIP** 메밀에는 리신, 트립토판뿐만 아니라 필수 아미노산이 함유되어 있고 성인병의 주원인인 활성산소를 막아주어 콜레스테롤 수치를 떨어트린다. 메밀의 루틴 성분은 이뇨작용을 원활하게 해준다.

메밀에 부족한 단백질과 비타민을 닭가슴살과 파프리카로 보충해주고, 늘어난 운동량으로 인해 유발될 수 있는 수면 장애는 메밀을 통해 개선한다. 메밀은 다른 곡류에 비해 월등히 많은 영양성분을 함유하고 있는데, 그중 루틴 성분은 혈액 흐름을 개선해 수면에 도움을 준다.

### 재료

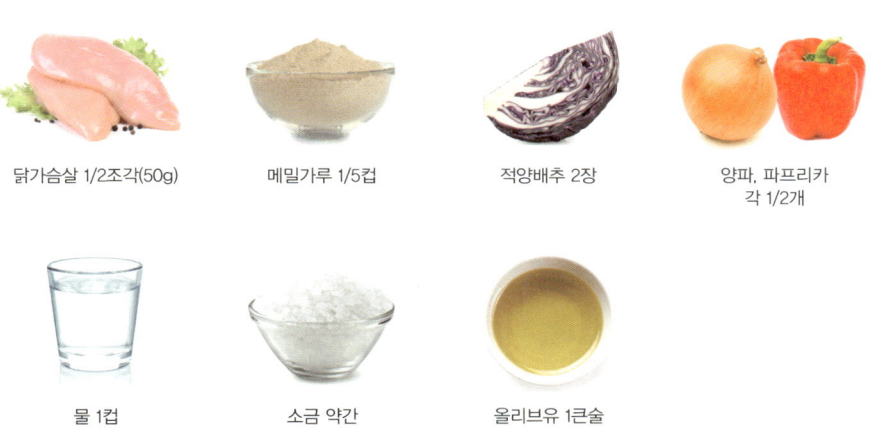

닭가슴살 1/2조각(50g)  |  메밀가루 1/5컵  |  적양배추 2장  |  양파, 파프리카 각 1/2개

물 1컵  |  소금 약간  |  올리브유 1큰술

### 레시피

1. 끓는 물에 닭가슴살을 삶은 후 잘게 찢는다.
2. 메밀가루에 물 1컵과 소금을 약간 넣어 반죽한 후 프라이팬에 올리브유를 두르고 얇게 부쳐 메일전병을 만든다.
3. 적양배추, 파프리카, 양파는 얇게 채 썬다.
4. ②메밀전병에 ①잘게 찢은 닭가슴살과 ③얇게 채 썬 재료를 올린 후 돌돌 말아서 먹기 좋게 썰어주면 완성!

   ✚ 기호에 따라 발사믹식초 1작은술이나 마요네즈를 곁들여 먹는다.

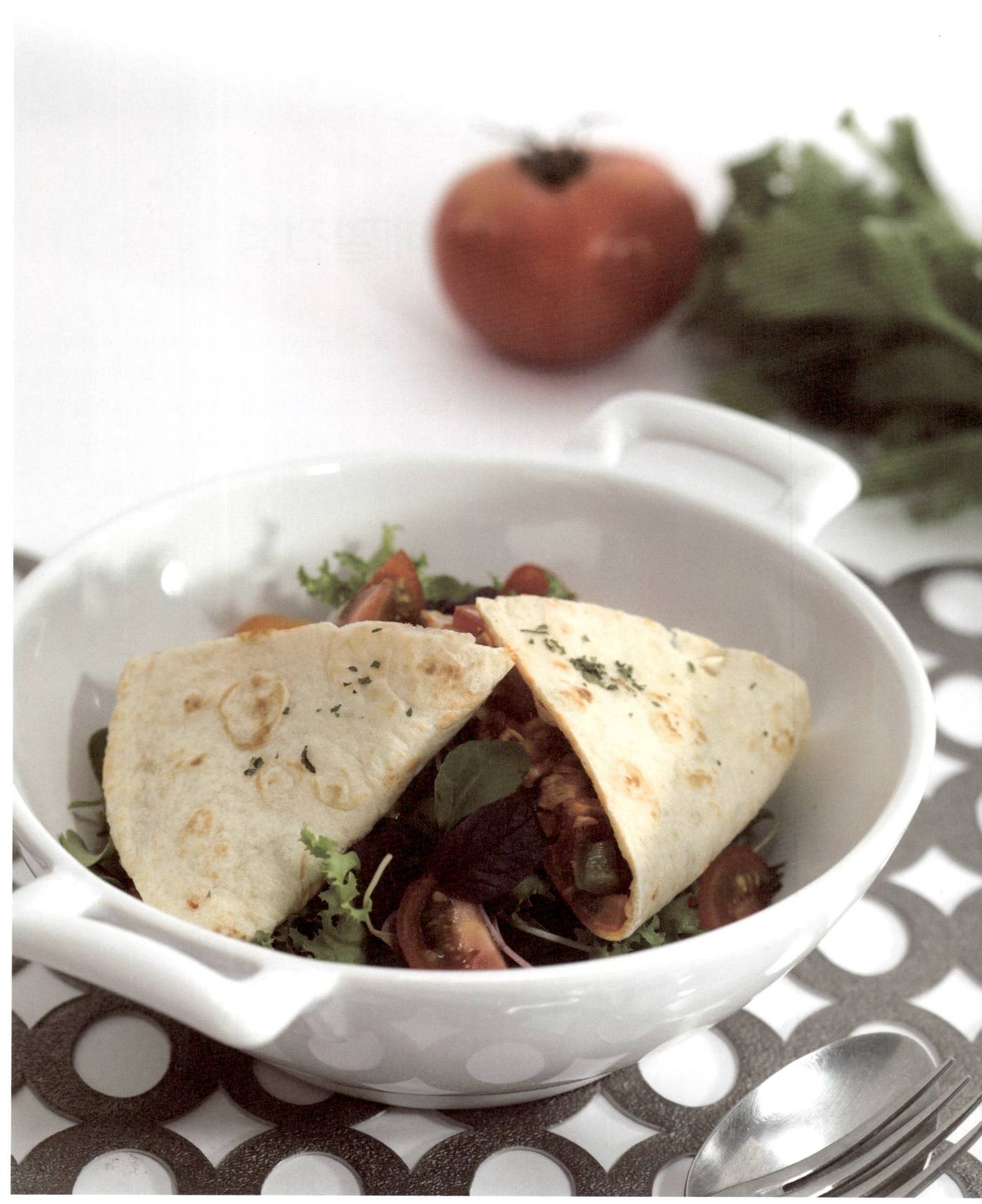

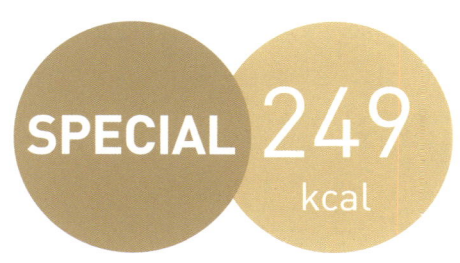

# 닭가슴살 퀘사디아

**TIP** 닭가슴살은 대표적인 저지방 고단백 식품으로 우리 몸에 필요한 필수 아미노산을 거의 완벽하게 가지고 있다. 다양한 요리에 활용이 가능하다는 것도 닭가슴살의 장점이다.

토마토, 파프리카, 양파를 또르띠야 위에 올리고 토마토소스와 함께 구워 먹으면 낮은 열량으로 근사한 식사를 만들 수 있다. 조리도 간편하고 먹기도 쉬울 뿐 아니라 운동을 통해 소모된 에너지와의 균형을 이뤄 감소한 체중이 유지되는 것을 도와준다. 음식과 어울리는 적절한 소스를 사용하는 게 중요하다.

### 재료

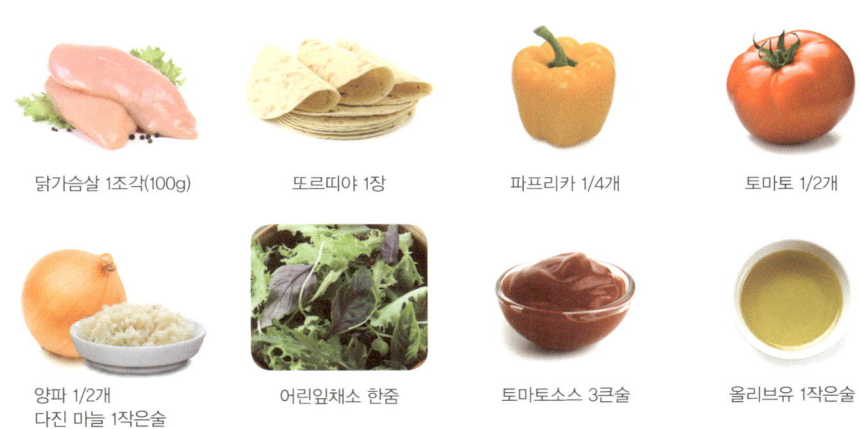

닭가슴살 1조각(100g) · 또르띠야 1장 · 파프리카 1/4개 · 토마토 1/2개
양파 1/2개 다진 마늘 1작은술 · 어린잎채소 한줌 · 토마토소스 3큰술 · 올리브유 1작은술

### 레시피

1. 달군 프라이팬에 올리브유를 두르고 닭가슴살을 구운 후 잘게 깍둑썰기 한다.
2. 프라이팬에 마늘을 볶다가 파프리카, 양파, 토마토 순으로 넣고 볶는다.
3. 프라이팬에 또르띠야를 올리고 토마토소스를 바른 후 ①닭가슴살과 ②재료를 얹어 약한 불에서 구운 후 또르띠야를 절반으로 접으면 완성!
4. 접시에 어린잎채소를 깔고 ③또르띠야를 2등분으로 잘라서 얹어주면 완성!

  + 바삭한 또르띠야를 원하면 절반으로 접은 후 약한 불에서 1분 정도 더 굽는다.
  + 토마토소스는 시판용 케찹이나 스파게티용 소스를 사용해도 무방하다.
  + 어린잎채소는 양상추 한줌으로 대체 가능하다.

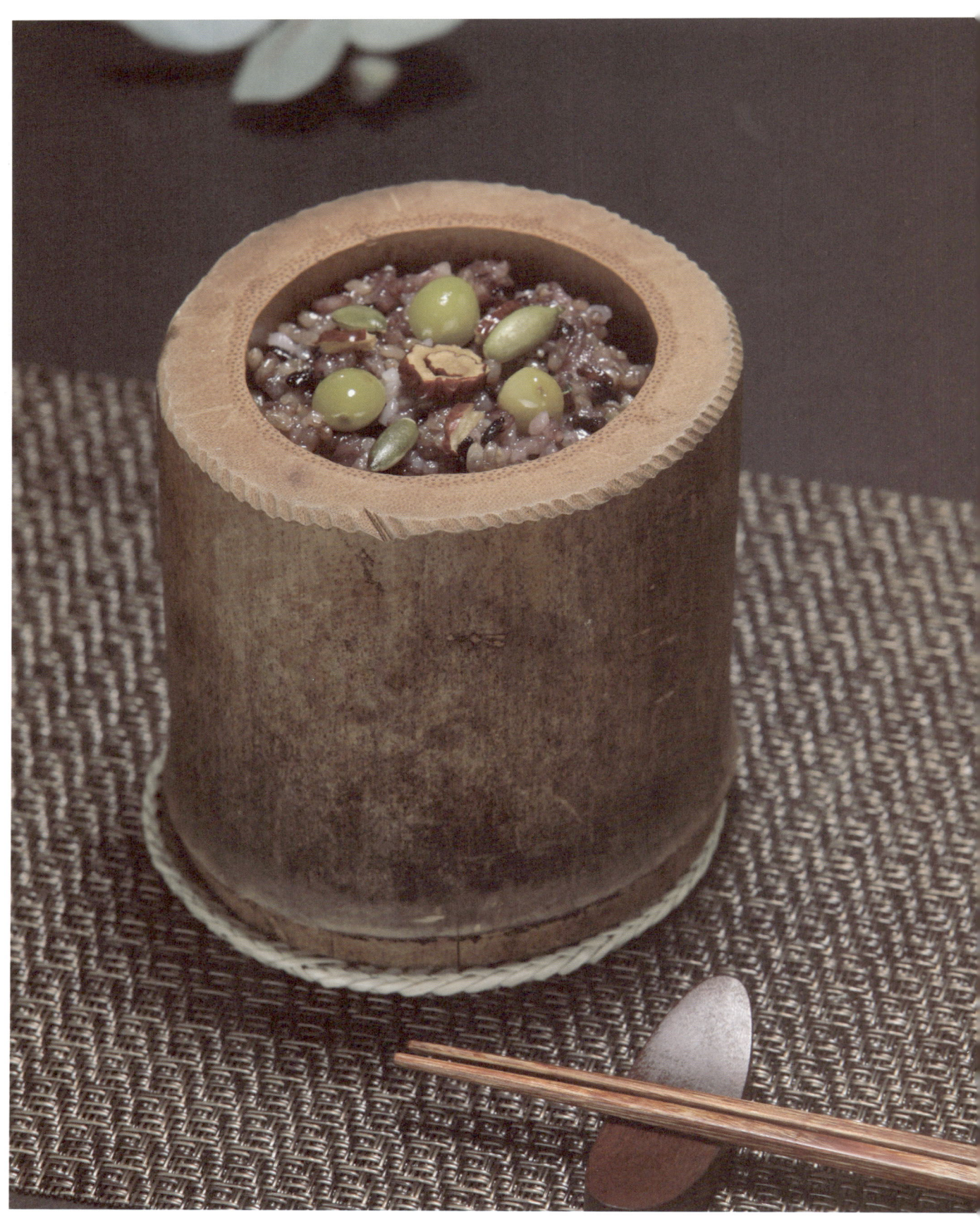

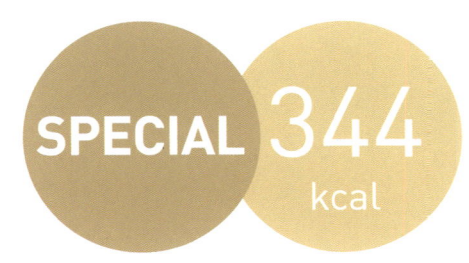

# 닭가슴살 영양계반

**TIP** 잣은 불로장생 식품으로 알려져 있을 정도로 비타민 E와 칼슘이 풍부하고 리놀레산이 많아 피부를 윤택하게 하며 식욕 억제 효과가 있다. 밤은 비타민 C와 칼슘이 풍부하고 불포화 지방산을 함유하고 있어 중성지방 수치를 낮추며 지방의 흡수를 막아준다.

비타민이 다소 부족한 찹쌀에 닭가슴살, 밤, 잣을 섞어 같이 밥을 하면 비타민 A, C, 포도당 등을 섭취할 수 있어 에너지 소모가 큰 운동으로 인해 떨어진 체력을 보충할 수 있다. 찹쌀만 사용하면 너무 차질 수 있으므로 멥쌀을 같은 양으로 섞어서 요리하는 것이 좋다.

### 재료

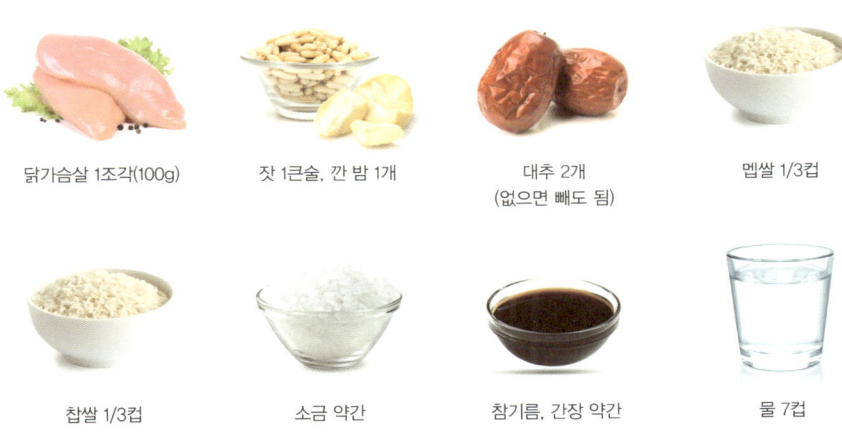

닭가슴살 1조각(100g) | 잣 1큰술, 깐 밤 1개 | 대추 2개 (없으면 빼도 됨) | 멥쌀 1/3컵

찹쌀 1/3컵 | 소금 약간 | 참기름, 간장 약간 | 물 7컵

### 레시피

1. 냄비에 물 7컵을 붓고 닭가슴살을 삶은 후 잘게 찢어놓고, 육수는 걸러둔다.
2. 멥쌀과 찹쌀은 씻은 후 물을 붓고 20분 정도 불린다.
3. 밥솥에 ②물기를 뺀 재료와 참기름, 간장, 소금을 넣고 섞는다.
4. ③재료에 ①닭가슴살과 잣, 크게 자른 대추, 밤, ①육수를 넣고 밥을 지으면 완성! 이때 육수는 중지에서 손등으로 한마디 올라올 정도로 붓는다.

+ 멥쌀은 기호에 따라 흑미로, 잣과 밤은 은행 5알, 호박씨 1작은술로 대체 가능하다.
+ 참기름, 간장, 소금은 간을 맞추기 위함으로 아주 조금 넣는다.

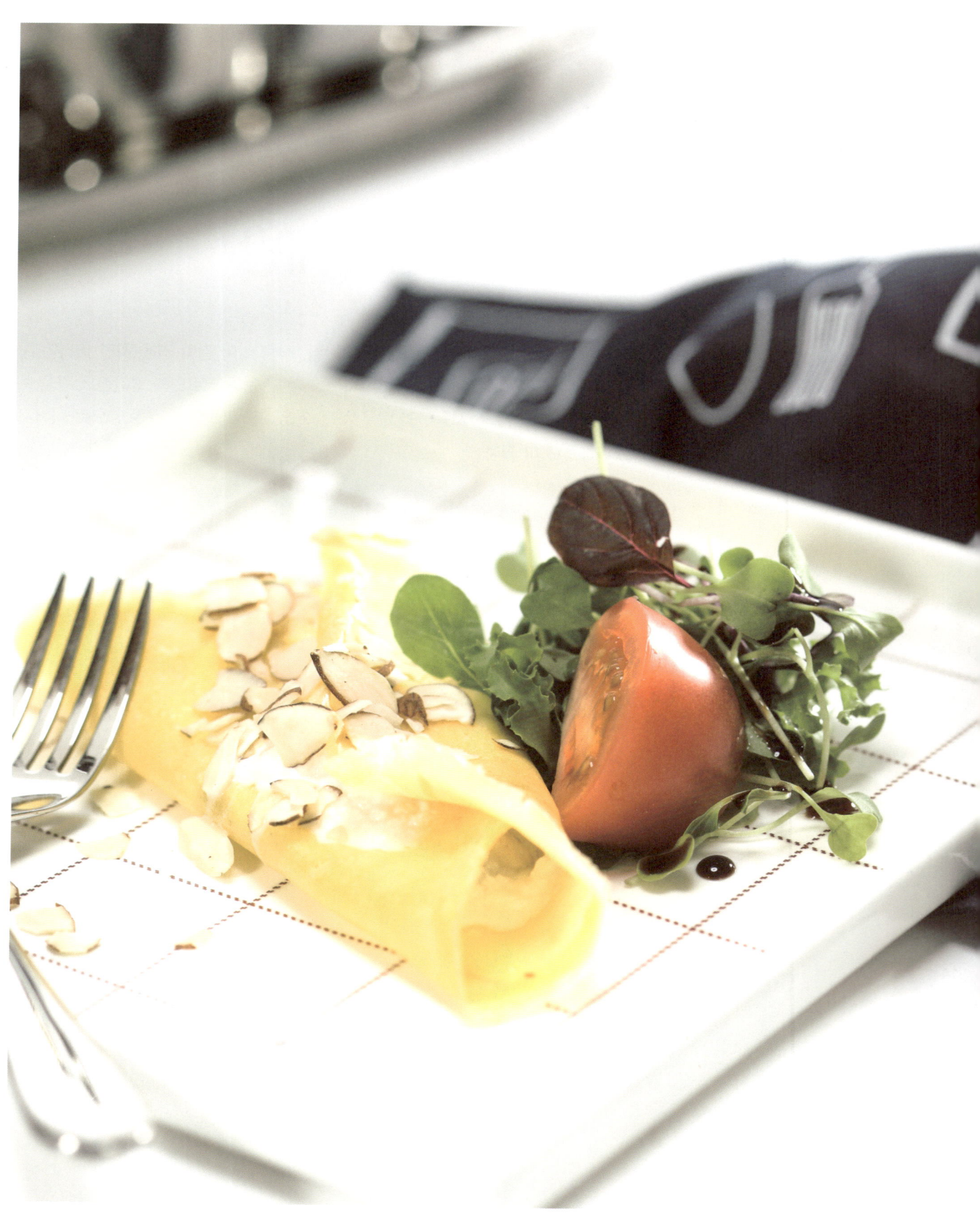

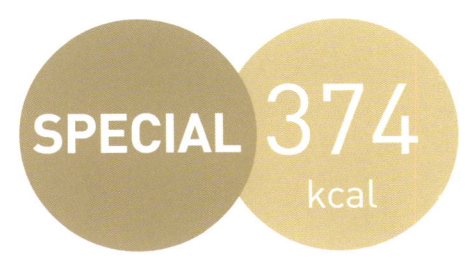

# 닭가슴살 바나나 크레페

**TIP** 바나나는 비타민 A와 C가 풍부하고 면역력을 증가시켜주는 효능이 있다. 바나나에 있는 식이섬유의 일종인 펙틴 성분이 변비를 예방해준다.

기존의 크레페는 당도가 높아서, 보통 다이어트에 어울리지 않는 음식이라고 생각하기 쉽다. 하지만 낮은 열량의 바나나와 닭가슴살로 크레페를 만들면 칼로리를 낮출 수 있다. 닭가슴살 바나나 크레페는 계속되는 운동으로 인한 허기짐을 해소해주며 기초대사량을 높여준다.

### 재료

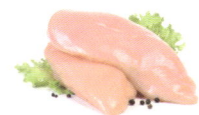  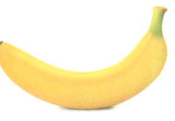  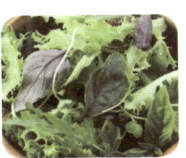  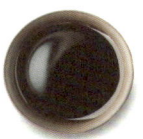

닭가슴살 1/2개(50g)   바나나 1/2개   어린잎채소 한줌   발사믹식초 2작은술

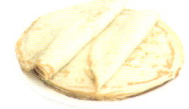

크레페

### 레시피

1. 끓는 물에 닭가슴살을 삶은 후 잘게 찢는다.
2. 크레페 위에 ①잘게 찢은 닭가슴살과 바나나, 어린잎채소 절반을 얹고 돌돌 만다.
3. 접시에 ②크레페와 나머지 어린잎채소를 담고 발사믹식초를 뿌려주면 완성!

➕ 크레페는 메밀전병으로 대체 가능하다.

---

 **크레페 만들기**

우유(종이컵 1/4), 달걀 1개, 밀가루 1/4컵, 버터 5g, 소금과 설탕 약간

1. 볼에 우유, 달걀, 밀가루, 소금, 설탕을 넣고 잘 섞은 후 버터를 녹여 넣으면 크레페 반죽이 된다.
2. 달군 프라이팬에 반죽을 얇게 펴서 부치면 완성!

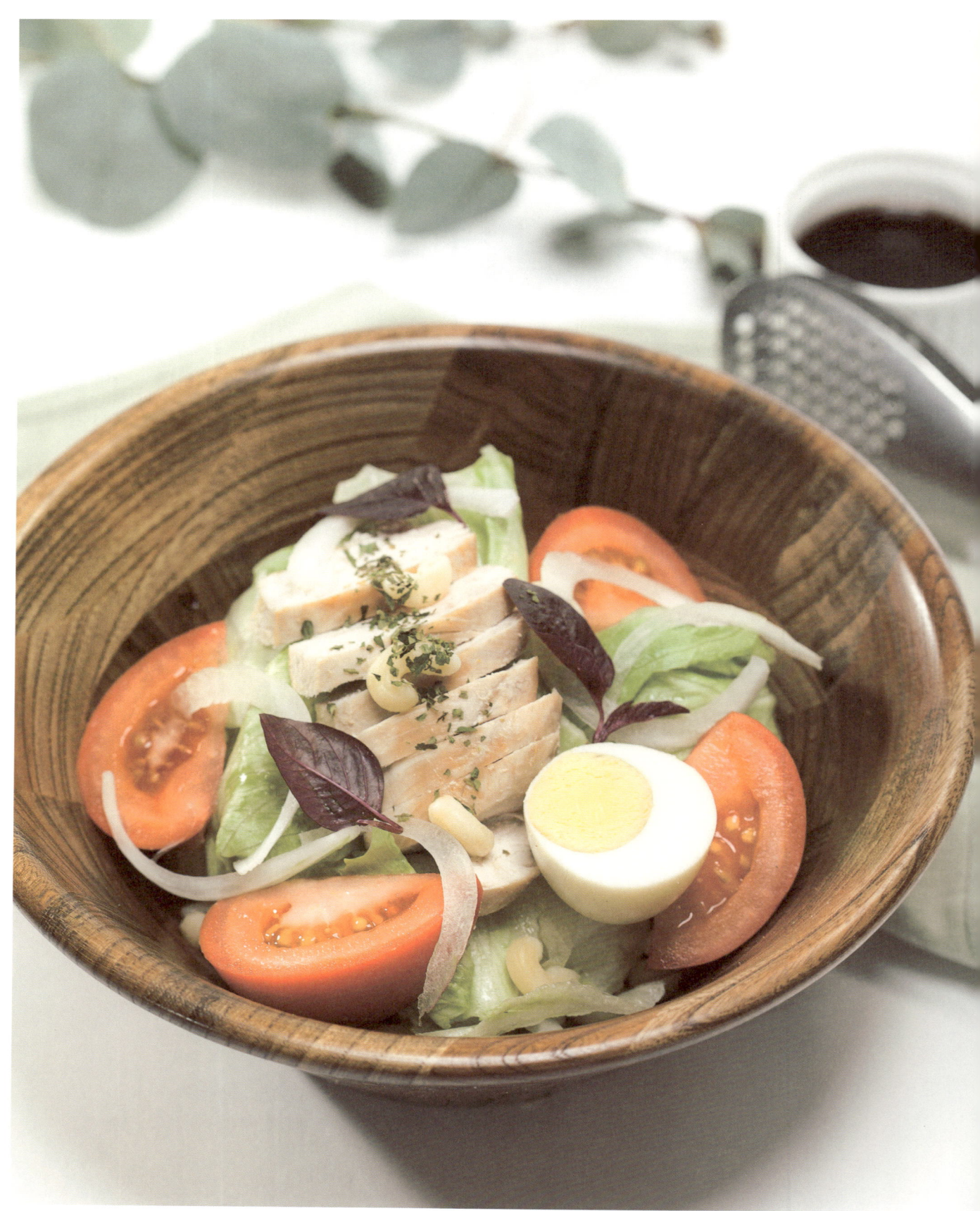

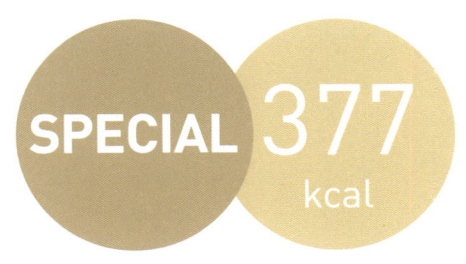

# 닭가슴살 냉파스타

**TIP** 토마토 한 개에는 하루 섭취 권장량의 비타민 C가 들어있다. 또 수분과 식이섬유가 풍부해 적은 양으로도 포만감을 준다. 올리브유는 토마토의 흡수력을 높여주고 소화를 촉진시켜 준다.

다이어트를 하는 동안에는 최소한의 탄수화물과 다양한 채소 그리고 저지방 고단백 식품인 닭가슴살을 섭취해 영양의 균형을 맞춰줘야 한다. 닭가슴살 냉파스타는 가슴 운동인 디클라인 푸시업과 전신 운동인 암 워킹 등의 고강도 운동을 통해 손상된 근육을 회복시켜주면서 체중 감량 유지를 도와준다.

### 재료

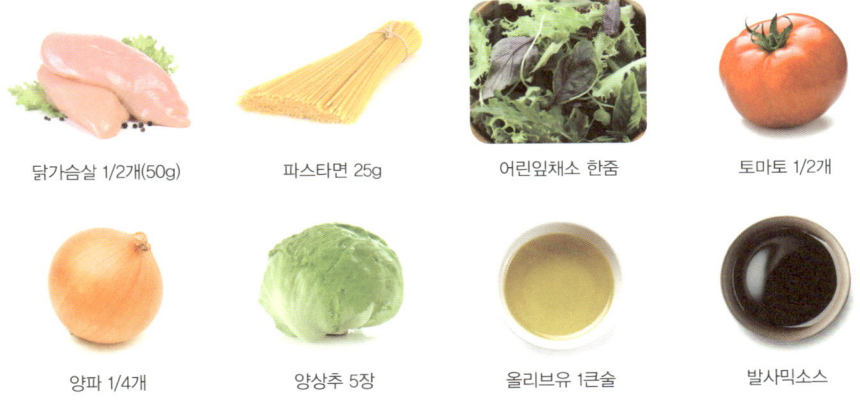

닭가슴살 1/2개(50g) | 파스타면 25g | 어린잎채소 한줌 | 토마토 1/2개

양파 1/4개 | 양상추 5장 | 올리브유 1큰술 | 발사믹소스

### 레시피

1. 양파는 채 썰어 찬물에 담근 후 물기를 빼주고, 토마토는 4등분으로 자른다.
2. 파스타면은 끓는 물에 6분 동안 삶고 바로 찬물로 씻은 후 물기를 빼준다.
3. 달군 프라이팬에 올리브유를 두르고 닭가슴살을 구운 후 잘게 자른다.
4. 그릇에 ②파스타를 깔고 ①재료와 양상추, 어린잎채소, ③재료를 얹고 발사믹소스를 뿌려주면 완성!

   ✚ 파스타면은 일반적으로 7~8분 동안 삶는데, 냉파스타는 식감을 살리기 위해 6분 동안만 삶는다.

 **발사믹소스 만들기**
올리브유 2작은술, 발사믹식초 1큰술을 섞어준다.

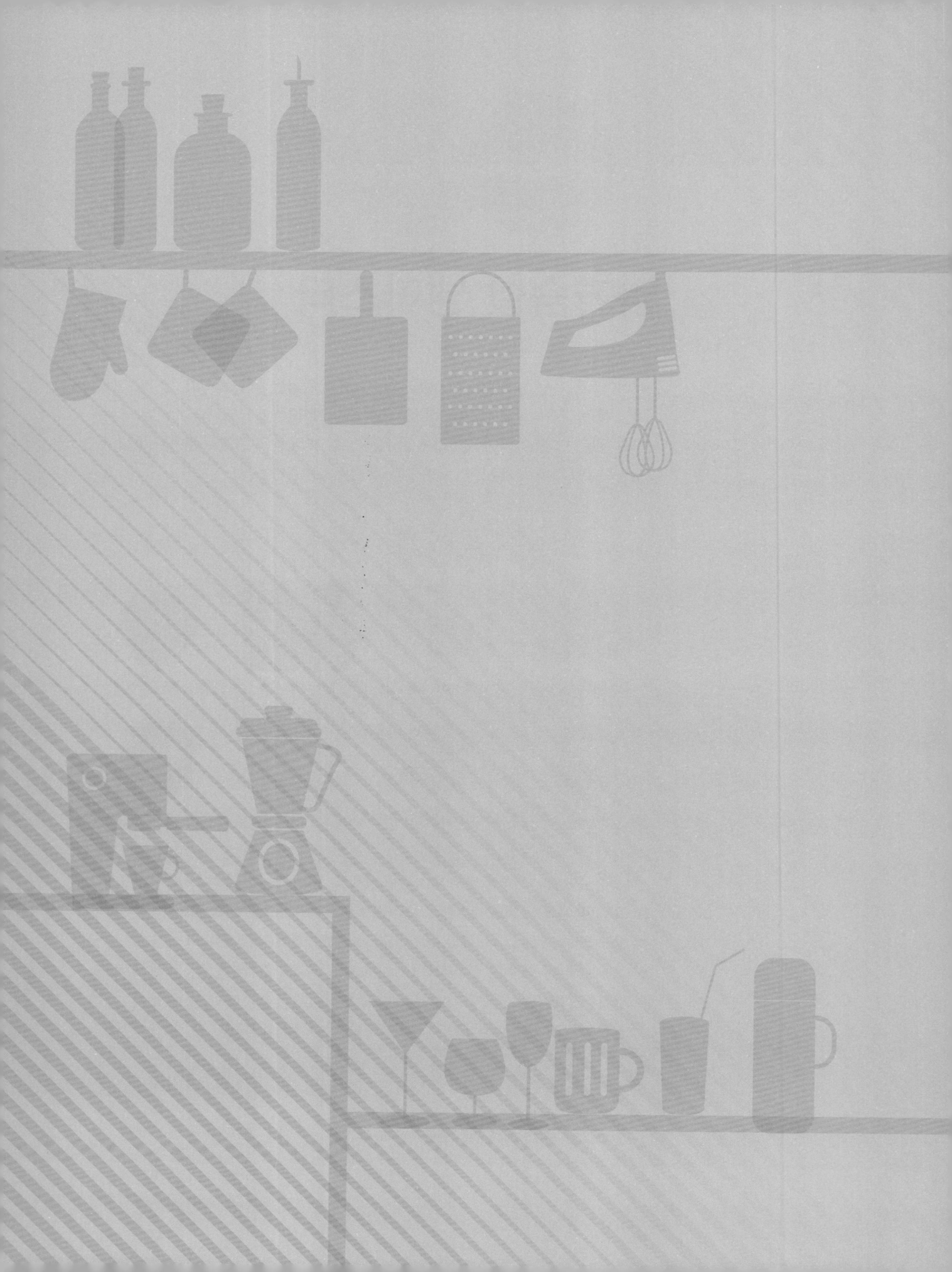

# 3 WEEKS PROGRAM
# 건강주스 레시피

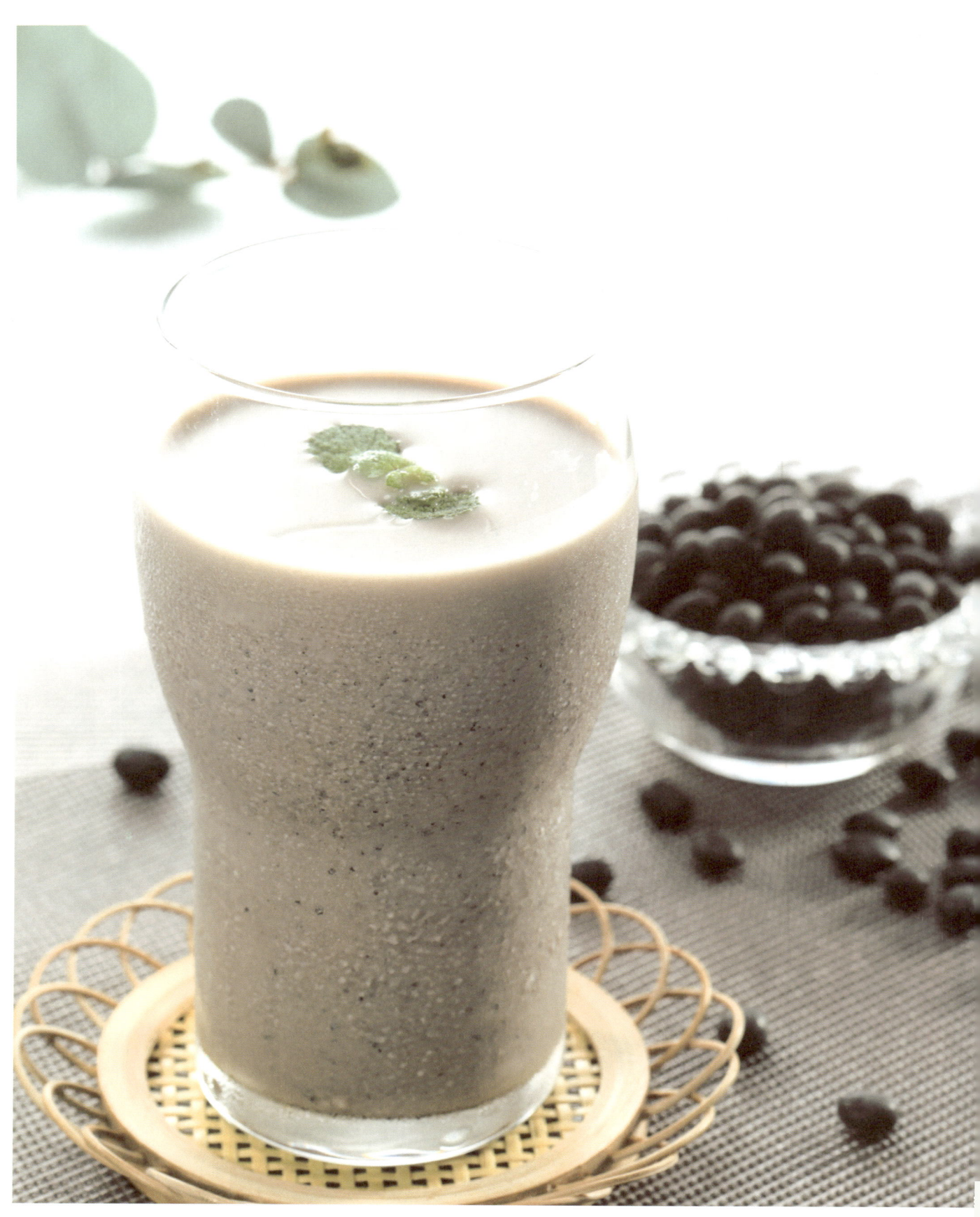

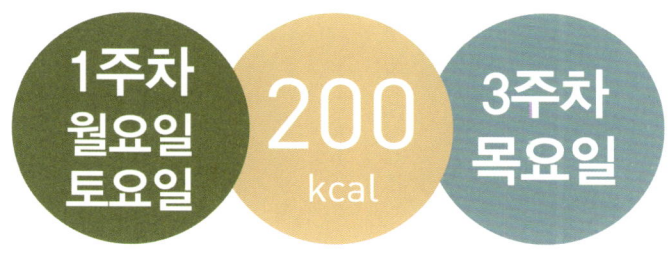

# 검은콩두유

**TIP** 검은콩은 일반 콩과 비교하면 이소플라본이라는 노화 방지 성분이 많아서 성인병 예방과 다이어트에 좋다. 특히 피부 미용에 좋다.

집에서 직접 만들어 먹는 검은콩두유는 몸만들기에 중요한 건강음료이다. 검은콩두유는 가슴 운동인 인클라인 푸시업과 힌두 푸시업, 팔 운동인 킥 백 덤벨, 벤치 딥스를 할 때 필요한 단백질을 보충해준다. 또한 유산소 운동 효과를 내는 전신 운동인 버피 테스트와 하드 클린 시 필요한 에너지를 충전해준다.

### 재료

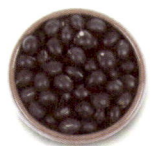 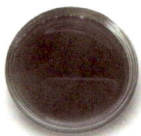 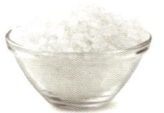

삶은 검은콩 50g     검은콩 삶은 물 1컵     소금 약간

### 레시피

1. 검은콩은 씻은 후 물을 붓고 5시간 이상 불린다.
2. 냄비에 물을 붓고 ①불린 검은콩을 넣고 15분간 삶는다. 이때 검은콩 삶은 육수 1컵을 걸러둔다.
3. 믹서기에 ②삶은 검은콩과 검은콩 삶은 물을 넣고 갈아주면 완성! 먹을 때 소금으로 간을 맞춘다.

+ 검은콩 삶은 물은 조금씩 넣으면서 농도를 조절한다. 부드러운 식감을 원하면 체망에 한 번 더 걸러준다.

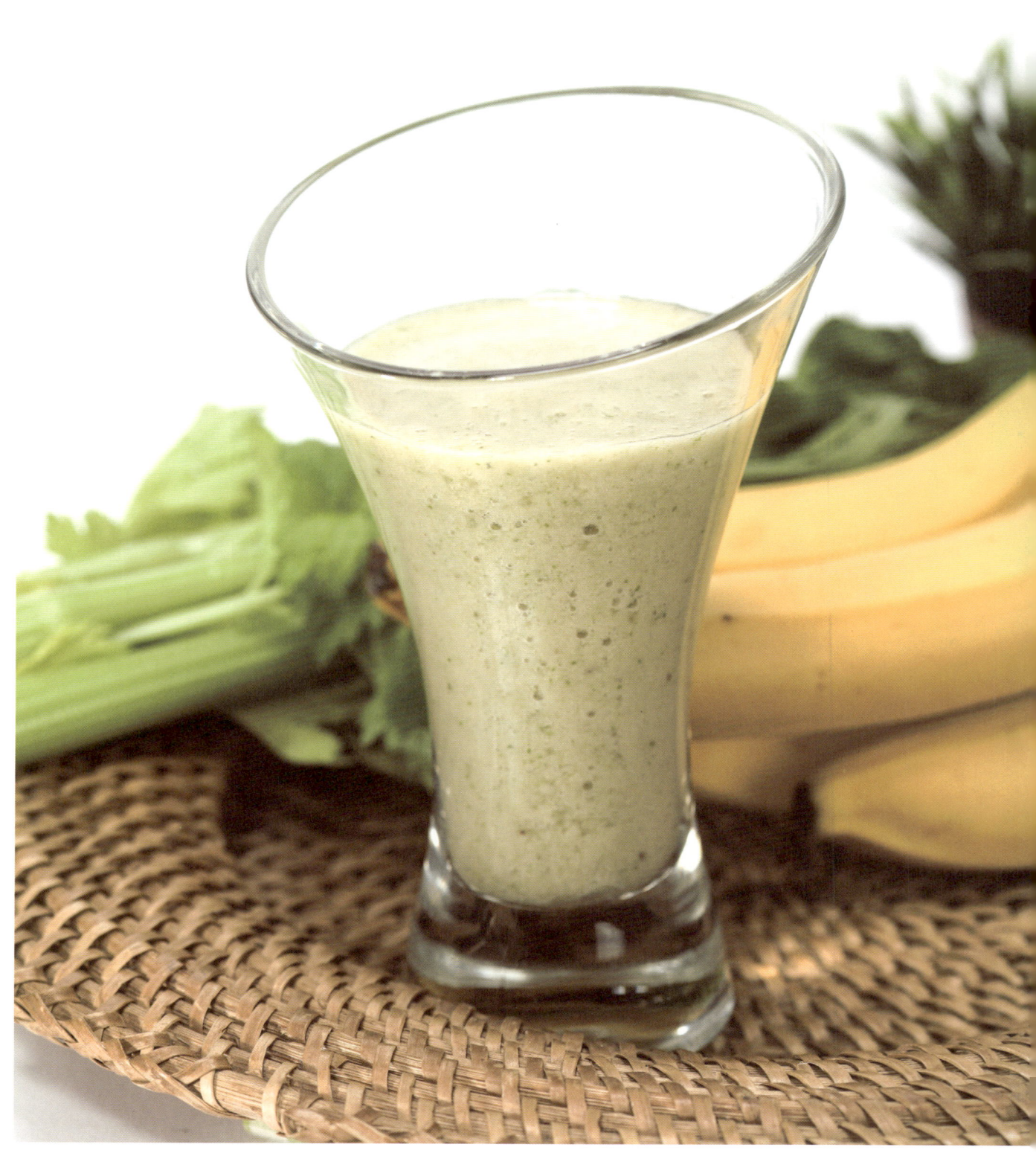

# 셀러리 바나나주스

**TIP** 셀러리는 포만감이 높고, 칼로리 소비를 2배로 높여준다. 또한 섬유질이 많기 때문에 변비에도 좋아 디톡스 주스로 많이 활용된다. 바나나는 운동할 때 힘들지 않게 열량 보충에도 도움이 된다.

셀러리 바나나주스는 칼로리 소모를 증폭시켜주고 유산소 운동의 효과가 있는 전신 운동인 암 워킹을 할 때 필요한 열량을 보충해준다. 또 팔 운동인 원 암 덤벨 로우, 덤벨 컨센트레이션 컬, 허리 운동인 백 익스텐션 등 근력 운동과 병행하면 군살 제거에 효과적이다.

**재료**

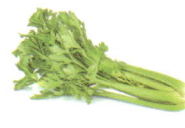 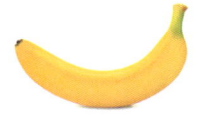 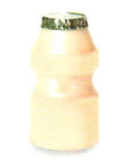 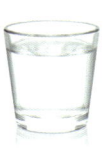

셀러리 1개    바나나 1/2개    요구르트 1개(65㎖)    물 1/3컵(선택)

**레시피**

1 셀러리는 10㎝ 길이로 자른 후 껍질에 있는 질긴 심지를 제거한다.
2 바나나는 한 입 크기로 썬다.
3 믹서기에 ①셀러리, ②바나나와 요구르트를 넣고 갈아주면 완성!
   수분이 적다고 생각되면 물 1/3컵을 넣어준다.

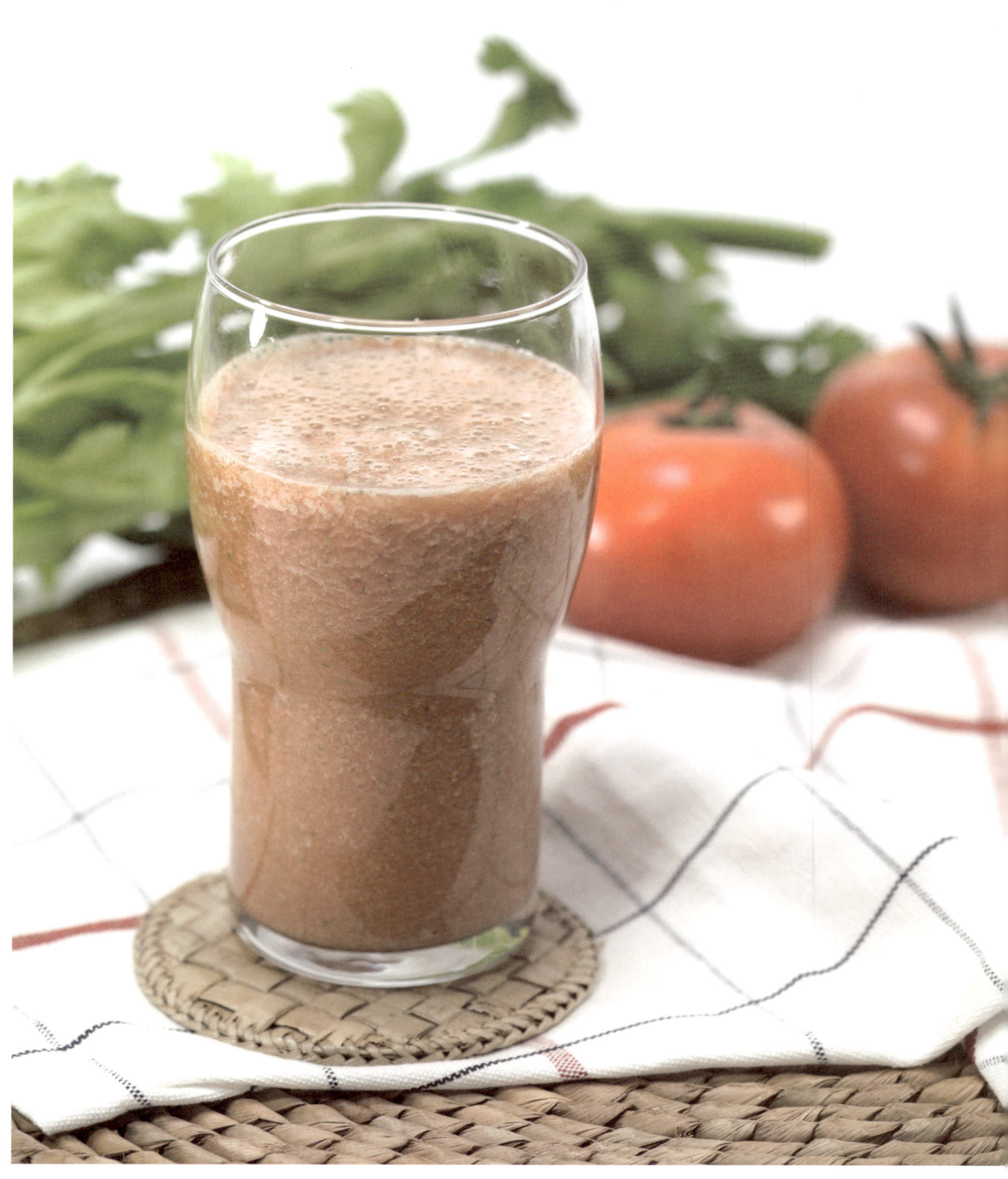

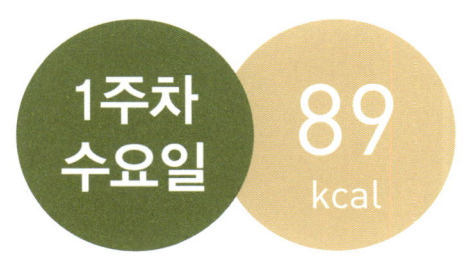

# 토마토 셀러리주스

**1주차 수요일 / 89 kcal**

🌙 **TIP** 토마토는 나쁜 콜레스테롤과 혈중 지방을 감소시키며 항산화 물질이 함유되어 있어 운동 후에 발생하는 염증을 감소시키는 데 효과적이다. 셀러리의 파라진은 콜레스테롤 수치를 낮춰주며 유해물질을 체내에서 배출해준다.

셀러리는 바나나와도 잘 어울리지만 토마토와의 궁합도 좋다. 토마토 셀러리주스는 하체 운동인 런지와 어깨 운동인 리어 래터럴 레이즈로 인해 관절과 근섬유가 손상되는 것을 예방해준다. 복부 운동인 크런치까지 마친 후 저녁에 가벼운 간식으로 토마토 셀러리주스를 마시는 것이 좋다.

### 재료

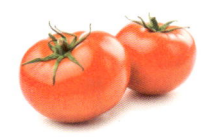 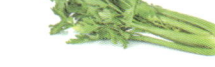 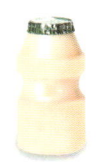

토마토 2개 / 셀러리 1/2개 / 요구르트 1개(65㎖)

### 레시피

1. 토마토는 10등분으로 자르고, 셀러리는 섬유질을 제거하고 송송 썬다.
2. 믹서기에 ①토마토와 셀러리, 요구르트를 넣고 갈아주면 완성!

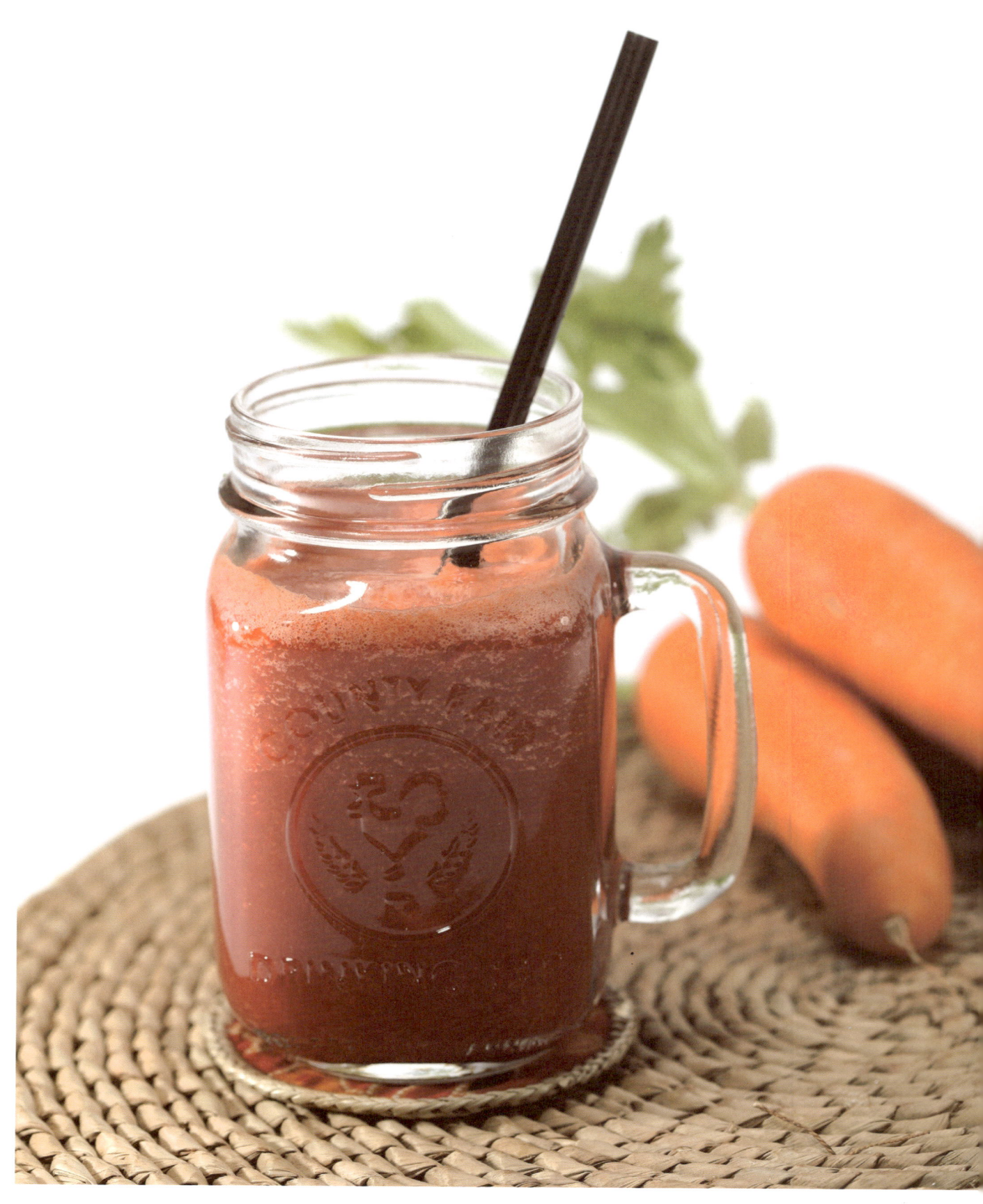

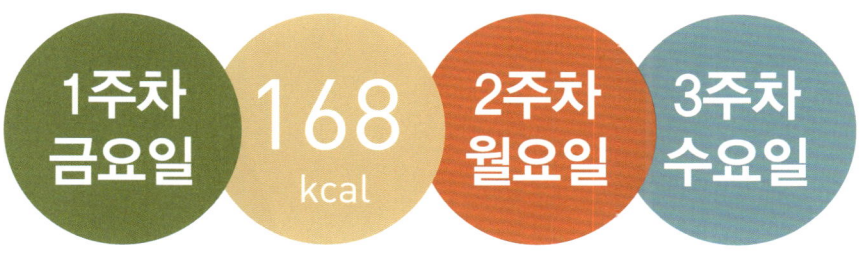

# 사과 당근주스

**TIP** 당근은 프로비타민 A와 비타민 B1, B2, C를 포함하고 있어 피부 미용, 면역력 강화, 변비 예방에 좋다. 사과는 칼륨이 풍부해 소금의 배출을 도와주고 혈압의 균형을 이루게 한다. 사과 껍질의 펙틴 성분은 지방질을 빨아들여 변으로 배출해준다.

사과 당근주스는 3주 몸만들기 할 때, 일주일에 한 번씩 마시면 좋다. 덤벨 로우, 덤벨 컬, 얼터네이트 슈퍼맨을 했을 때나 힌두 푸시업, 원 암 덤벨 익스텐션, 하드 클린을 했을 때, 점프 스쿼트, 파이크 푸시업, 니업 등을 했을 때 사과 당근주스를 마시면 땀과 함께 몸속의 노폐물을 배출해 신진대사를 활발하게 해준다.

**재료**

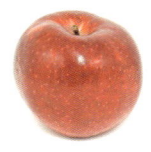 사과 1개
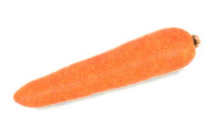 당근 1/4개
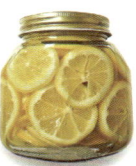 레몬청 1큰술
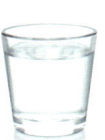 물 1/3컵

**레시피**

1 당근은 깨끗하게 씻고, 사과는 표면의 농약이 제거되도록 30분 정도 물에 담가둔다.
2 사과는 씨만 제거하고 껍질째 사용하고, 당근은 껍질을 벗기고 깍둑썰기 한다.
3 믹서기에 ②깍둑썰기한 사과와 당근, 레몬청, 물을 넣고 갈아주면 완성!

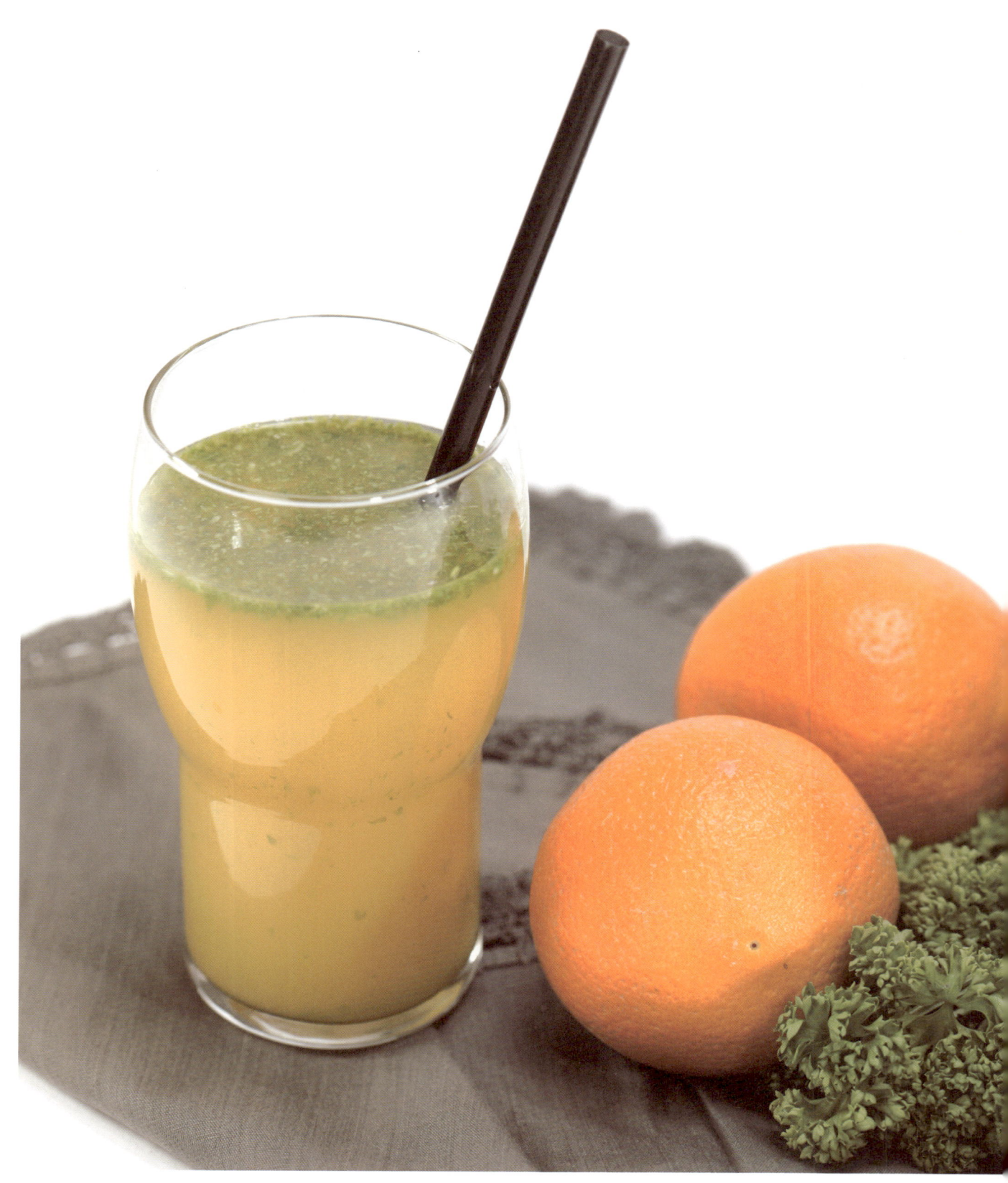

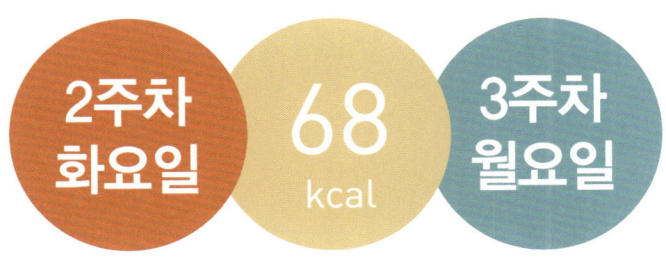

# 파슬리 오렌지주스

**TIP** 파슬리에는 단백질, 당질, 무기질인 칼슘, 인, 철, 비타민 A, B, C 등이 풍부하게 함유되어 혈액순환과 위장에 좋다. 오렌지는 항산화 작용이 뛰어나며 면역 기능을 강화하고 오렌지 내 플라본 화합물질은 콜레스테롤 수치를 떨어뜨린다.

파슬리 오렌지주스는 원 암 덤벨 로우, 덤벨 컨센트레이션 컬, 백 익스텐션 등 상체 근력 운동으로 짜인 2주차 화요일과 디클라인 푸시업, 벤치 딥스, 암 워킹으로 짜인 3주차 월요일에 마시면 좋다. 향긋한 향이 매력적이며 지친 피부에 생기를 불어 넣어주고 탄력 있는 근육을 만드는 데 도움을 준다.

**재료**

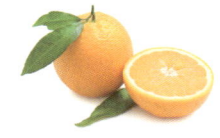
오렌지 1개

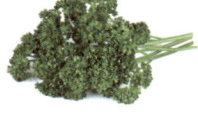
파슬리 2줄기

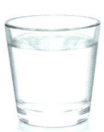
물 1/3컵

**레시피**

1 오렌지는 껍질을 벗겨 한 입 크기로 자른다.
2 파슬리는 잎만 떼어 낸다.
3 도마 위에 키친타월을 깔고 ②파슬리를 놓고 칼로 곱게 다진다.
4 믹서기에 ①오렌지와 물을 넣고 갈아준 후 ③곱게 다진 파슬리를 넣고 가볍게 섞어주면 완성!

＋ 파슬리는 셀러리 1/2개로 대체 가능하다.

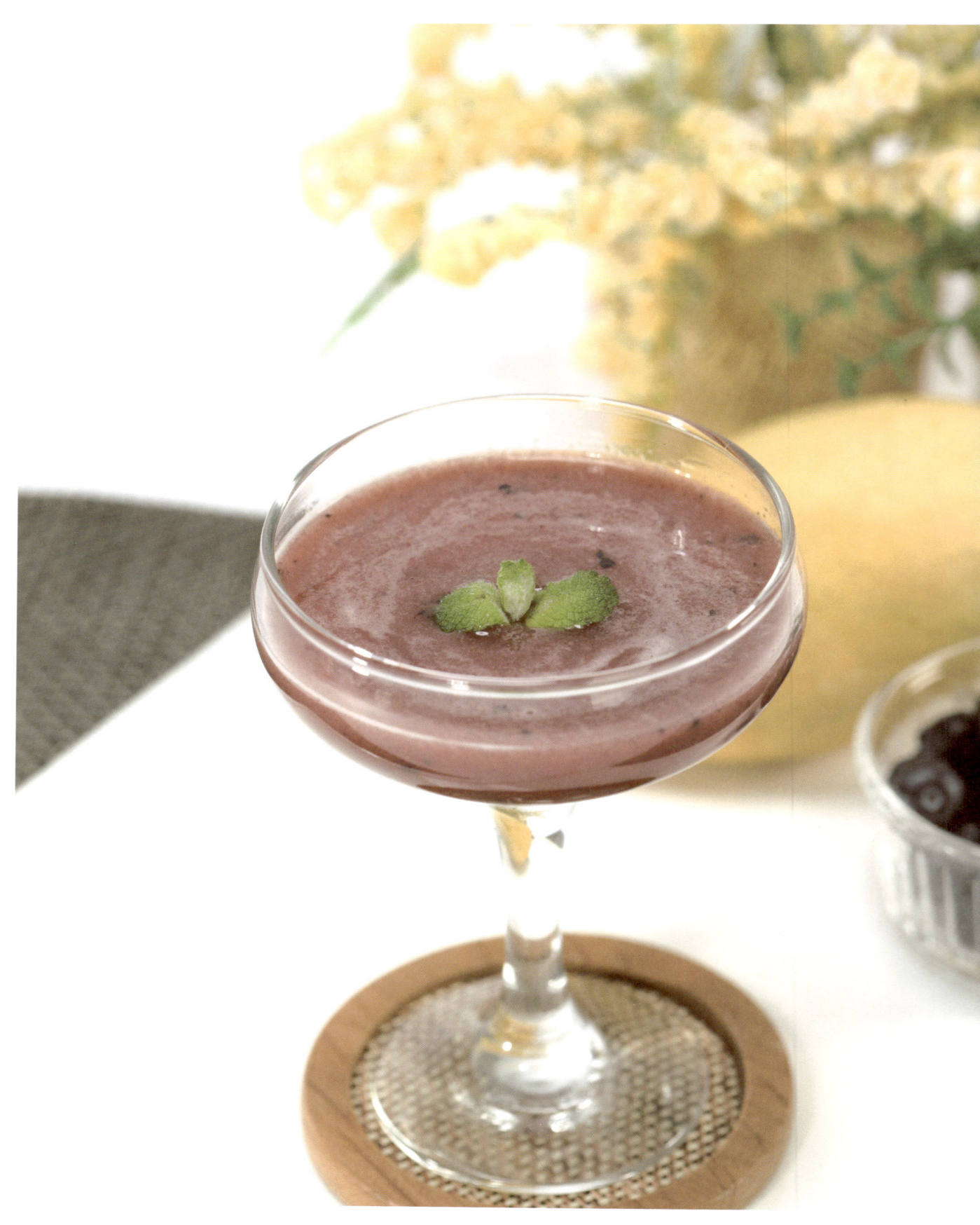

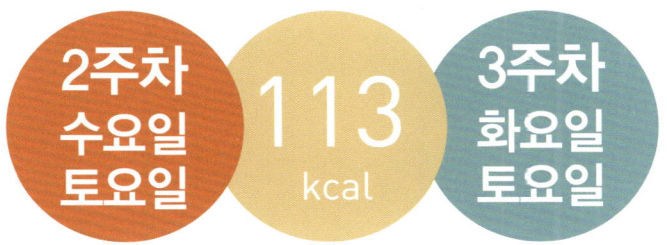

# 블루베리 망고주스

**TIP** 블루베리의 안토시아닌 성분이 신진대사를 원활하게 하고, 비타민이 풍부해 면역력 강화에도 좋다. 망고는 베타카로틴을 풍부하게 함유해 비타민 A를 생성하고 껍질째 먹으면 체중을 조절하는 데 도움을 준다.

블루베리 망고주스는 전신을 모두 사용하는 운동 프로그램으로 구성된 2주차와 3주차에 일주일에 두 번씩 마시는 것이 좋다. 신진대사를 활발하게 해주고 운동 효과를 극대화함과 동시에 비타민을 합성하는 데 효과적이다. 또 망고에 식이섬유가 들어있어 다이어트에 가장 중요한 변비 예방도 된다.

### 재료

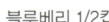 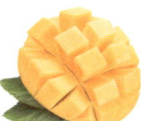 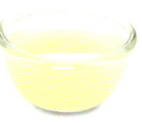 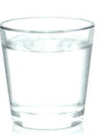

블루베리 1/2컵 / 망고 1/2개 / 레몬즙 1큰술 / 물 1/3컵

### 레시피

1. 믹서기에 블루베리와 망고, 물을 넣고 갈아준다.
2. 레몬즙을 넣고 가볍게 섞어주면 완성!
   + 망고는 바나나 1/2개로 대체 가능하다.

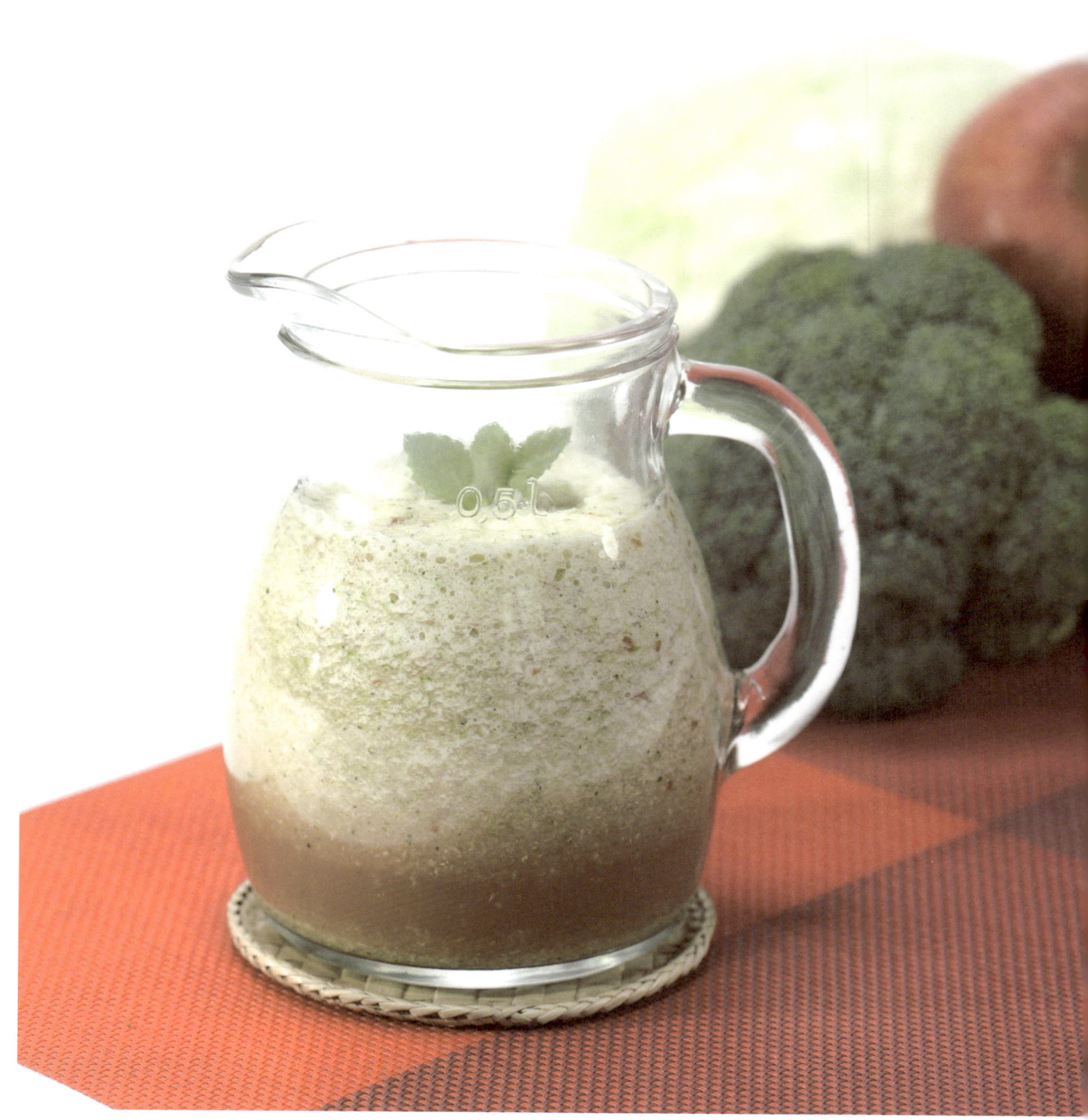

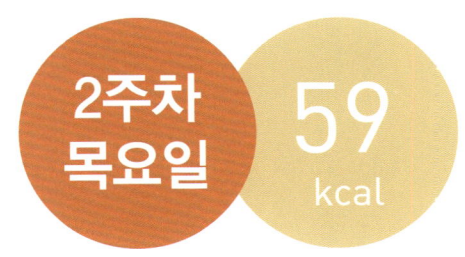

# 해독주스

**TIP** 양배추는 비타민 C와 식이섬유가 풍부하다. 섬유소 함량이 많아 포만감을 주어 식사량을 줄이는 데 도움이 된다. 사과는 알칼리성 식품으로 칼로리가 낮다. 양배추와 사과의 식이섬유는 혈관에 쌓인 유해 콜레스테롤을 배출하게 해준다.

해독주스는 이완되어 있던 근육이 상체 근력운동인 인클라인 푸시업, 킥 백 덤벨과 고강도 운동인 버피 테스트 실행 후 갑작스럽게 수축하는 것을 막아준다. 또 근육의 결림 증상을 감소시키는 데도 효과적이다.

### 재료

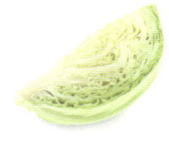 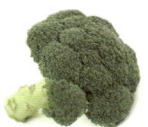 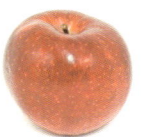 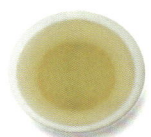

양배추 1/2개    브로콜리 1/4개    사과 1/4개    채소 삶은 물 1컵

### 레시피

1. 냄비에 양배추, 브로콜리를 넣고, 재료가 잠길 정도로 물을 부은 다음 10분 간 삶는다.
2. 재료를 건져내 식히고, 채소 삶은 물은 따로 모아둔다.
3. ②재료에 사과와 채소 삶은 물을 넣어 곱게 갈아주면 완성!

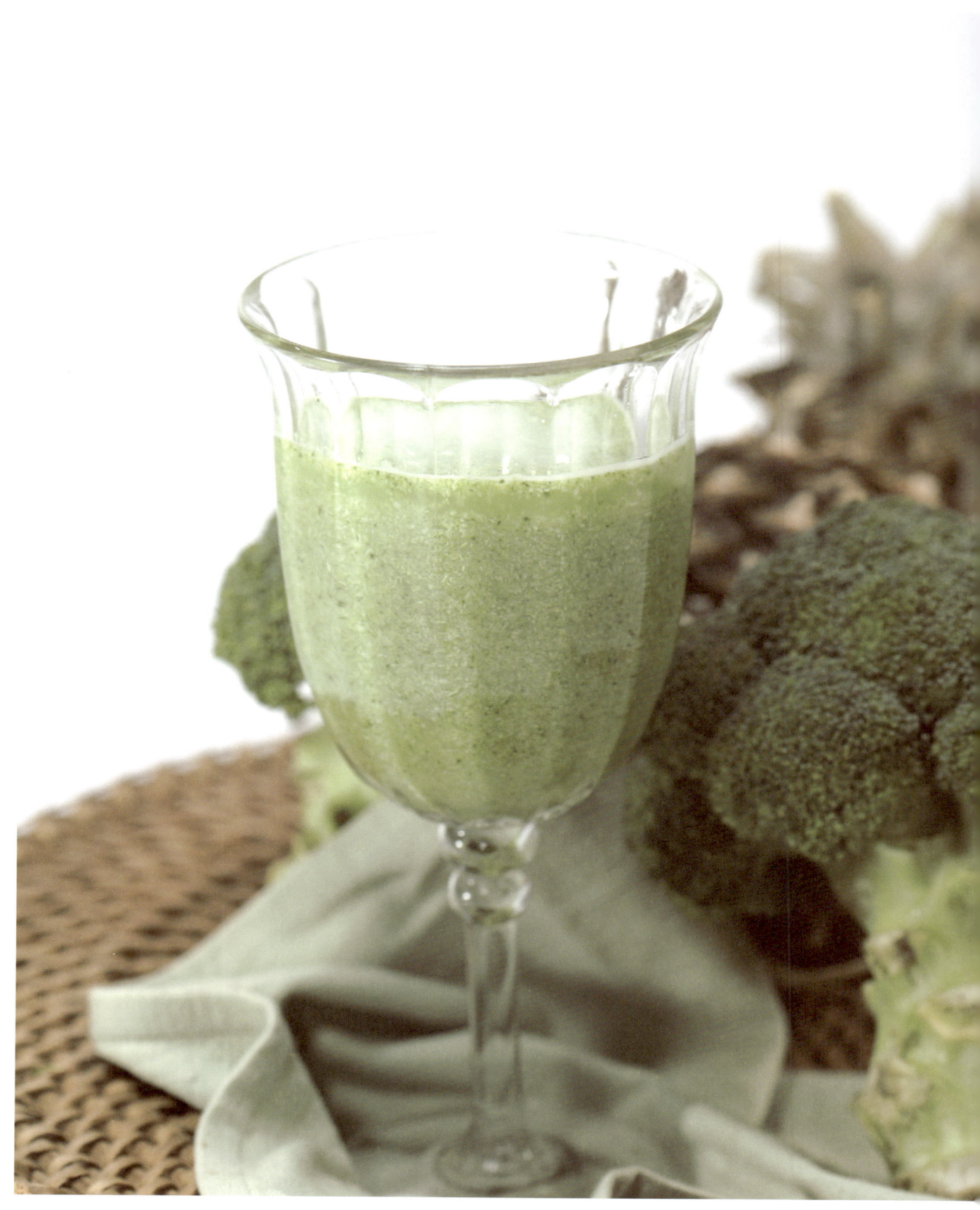

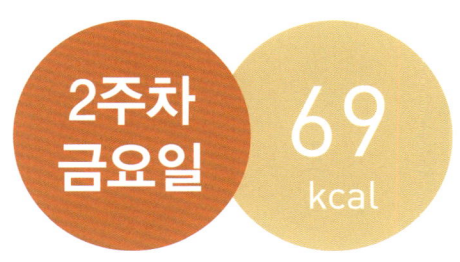

# 브로콜리 파인애플주스

**TIP** 파인애플은 열량이 낮고 식이섬유가 풍부해 다이어트에 도움을 준다. 또 비타민 C와 구연산, 그리고 신진대사를 원활하게 하는 비타민 B1이 많아 피로를 풀어주고 나트륨 배출을 도와준다.

브로콜리 파인애플주스는 상체 근력 운동인 플로어 Y 레이즈, 해머 컬 덤벨, 얼터네이트 슈퍼맨으로 큰 에너지 소비를 한 2주차 금요일에 마시는 것이 좋다. 2주차 금요일에는 급격한 체력 저하가 찾아오면서 피로가 누적될 수 있는데, 브로콜리 파인애플주스로 지친 몸을 회복할 수 있다.

### 재료

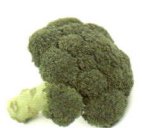 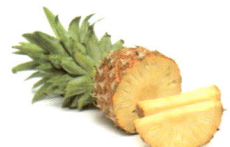 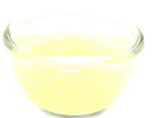

브로콜리 1/4개    파인애플 1/4개    레몬즙 1큰술

### 레시피

1 브로콜리는 한 입 크기로 썰고, 끓는 물에 데친 후 바로 찬물에 헹군다.
2 파인애플은 껍질과 심을 제거하고 깍둑썰기 한다.
3 믹서기에 ①브로콜리와 ②파인애플을 넣고 갈아준다.
4 레몬즙을 넣고 가볍게 섞어주면 완성!

+ 레몬즙은 채소의 풋내를 잡아주고 맛을 좋게 한다.
+ 파인애플은 통조림 파인애플 2.5조각으로 대체 가능하다.

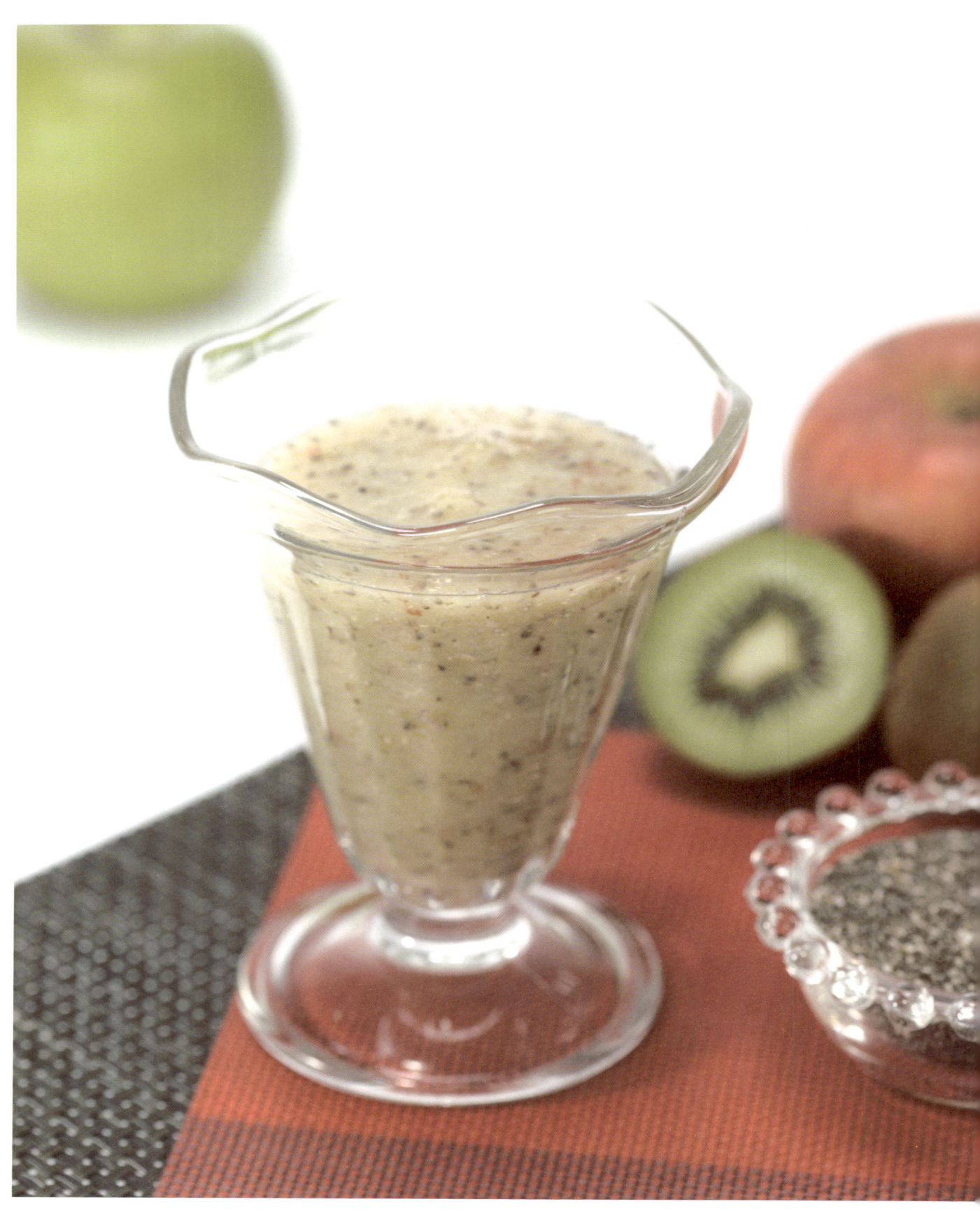

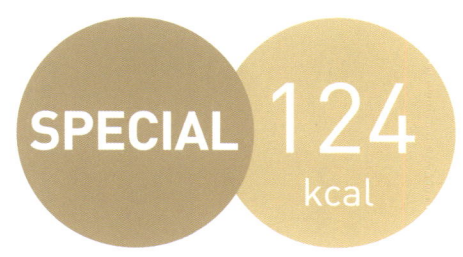

# 치아씨주스

**TIP** 치아씨는 단백질, 항산화 성분, 오메가3, 칼슘 등 거의 모든 영양소를 가지고 있다. 특히 수용성 섬유질은 장을 깨끗하게 해주고 공복감을 해소해준다. 키위의 가용성 식이섬유는 혈액에 녹아 당과 콜레스테롤의 흡수를 지연시켜준다.

치아씨주스에 어울리는 운동은 스텝 업과 크런치이다. 하체 근력 운동인 스텝 업은 빠르게 할 경우 유산소 운동으로 병행할 수 있는데, 이때 체력 소모가 크다. 치아씨주스는 체력 소모와 공복감 해소에 도움이 되며, 복부 운동인 크런치를 할 때 장운동 활성에 효과적이다.

**재료**

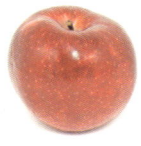 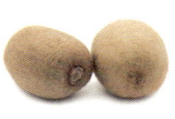 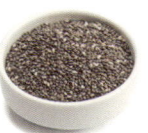 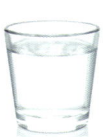

사과 1/2개     키위 1/2개     치아씨 1큰술     물 1/3컵

**레시피**

1 사과와 키위는 껍질을 벗겨준다.
2 믹서기에 ①재료와 치아씨, 물을 넣고 갈아주면 완성!
   ✚ 치아씨는 삶은 밤 3개로 대체 가능하다.

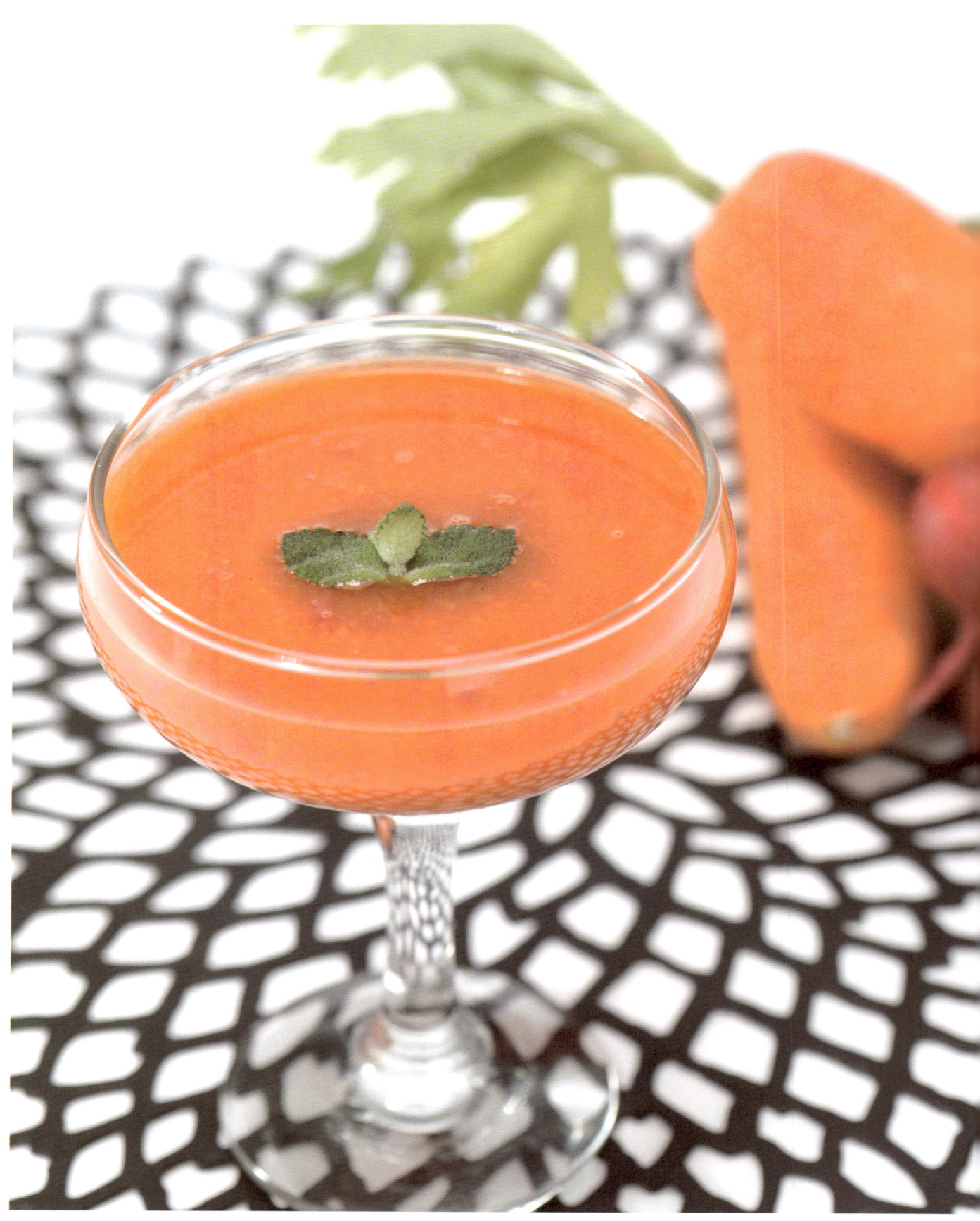

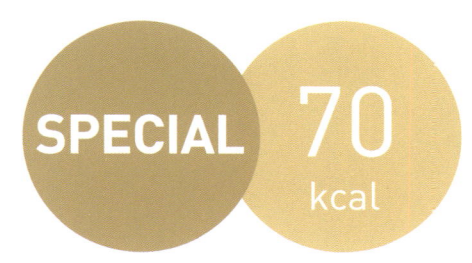

# 당근 래디시주스

**TIP** 래디시는 단백질과 비타민이 풍부하여 노화를 예방하고 혈액순환에 탁월해 운동과 병행할 때 비타민이 흡수되는 것을 도와준다. 당근은 근육 활성을 돕고 운동 중 지친 몸을 회복하거나 면역력 강화에 효과적이다.

당근 래디시주스는 전신 후면 근력을 강화하는 플로어 Y 레이즈, 해머 컬 덤벨, 얼티네이트 슈퍼맨 등으로 구성된 운동 프로그램을 할 때 마시면 좋다. 근육의 활성을 도와서 더욱 효과적으로 전신의 후면 근육을 생성하고 증가시킨다.

**재료**

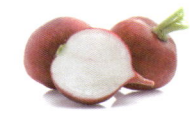 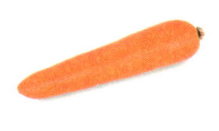 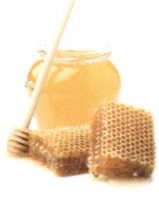 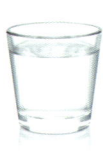

래디시 1.5개 / 당근 1/2개 / 꿀 1작은술 / 물 1/3컵

**레시피**
1. 래디시와 당근은 깨끗하게 씻는다.
2. 부드러운 식감을 위해 당근은 껍질을 벗긴다.
3. 믹서기에 ①재료와 꿀, 물을 넣고 갈아주면 완성!
    + 래디시는 사과 1/4개로 대체 가능하다.

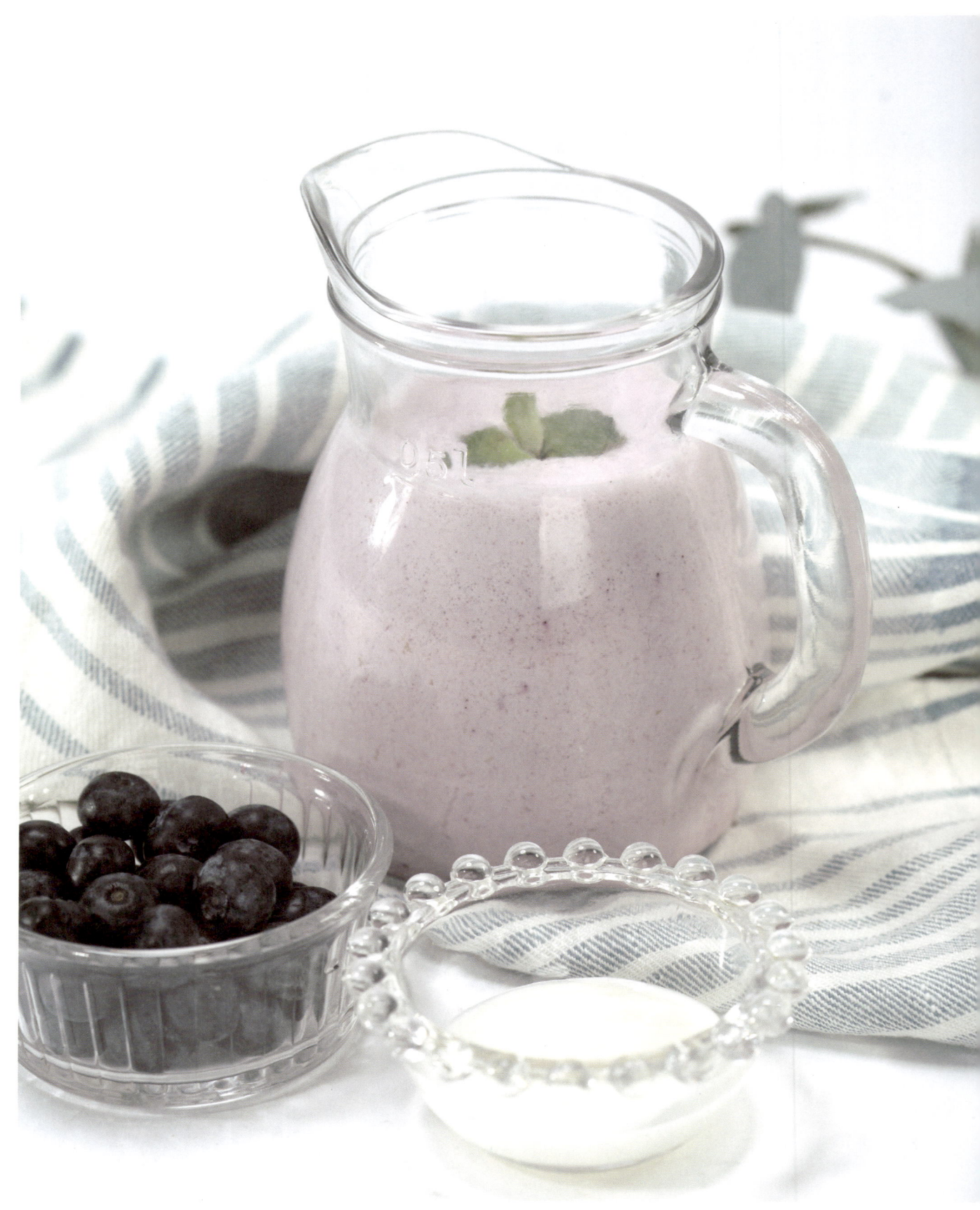

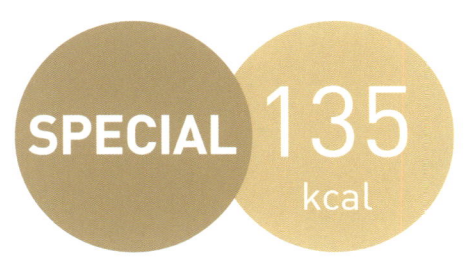

# SPECIAL 135 kcal

# 아사이베리주스

**TIP** 아사이베리는 당분 함량이 낮고 수분 함량이 높으며, 블루베리는 항산화 능력이 우수하다. 두 식품 모두 식이섬유가 풍부하며 저열량 저지방으로 다이어트에 효과적이다.

힘이 많이 들어가는 운동은 자칫 몸을 노화시킬 수 있다. 이런 부분을 개선하는 데에는 아사이베리주스가 효과적이다. 하체의 전반적인 근육을 사용하는 스텝 업이나 복부 자극을 많이 주는 레그 레이즈 등과 어울리는 건강주스이다. 특히 무가당 플레인 요거트와 함께 먹으면 비타민 E의 흡수력을 높여준다.

### 재료

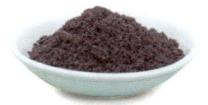 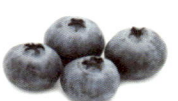 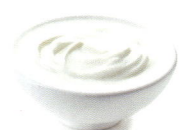

아사이베리 파우더 1/2큰술  블루베리 1/2컵  무가당 플레인 요거트 1/2컵

### 레시피

1 믹서기에 모든 재료를 넣고 갈아주면 완성!
+ 아사이베리 파우더는 산딸기 1컵으로 대체 가능하다.

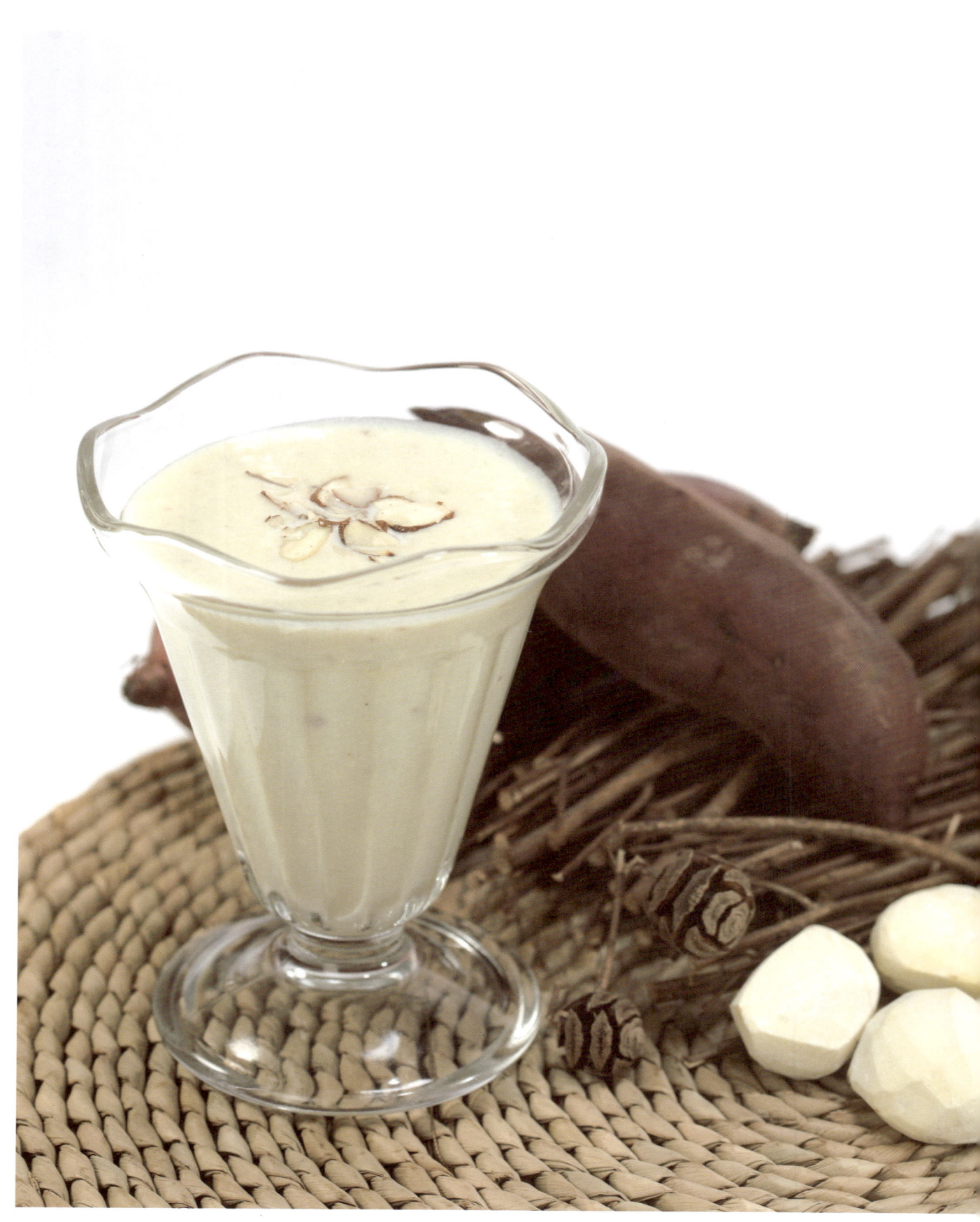

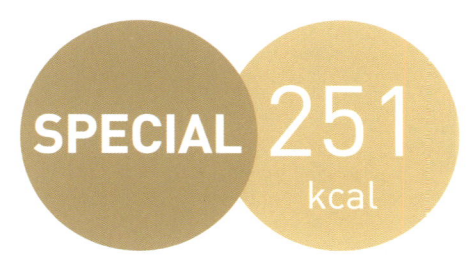

# 고구마 밤스무디

**TIP** 고구마는 포만감이 오래가고 비만과 당뇨를 예방해 주며 불용성 섬유질이 장에 자극을 줘서 변비 예방에 효과적이다. 밤은 고지혈증을 예방해주고 중성지방 수치를 낮춰준다.

고구마 밤스무디는 전신을 이용하여 더 큰 열량이 소모되는 런지, 프론트 레이즈, 니업 등 하체, 상체, 복부 운동이 골고루 구성된 운동 프로그램 후에 찾아오는 충동적인 폭식을 막아준다.

### 재료

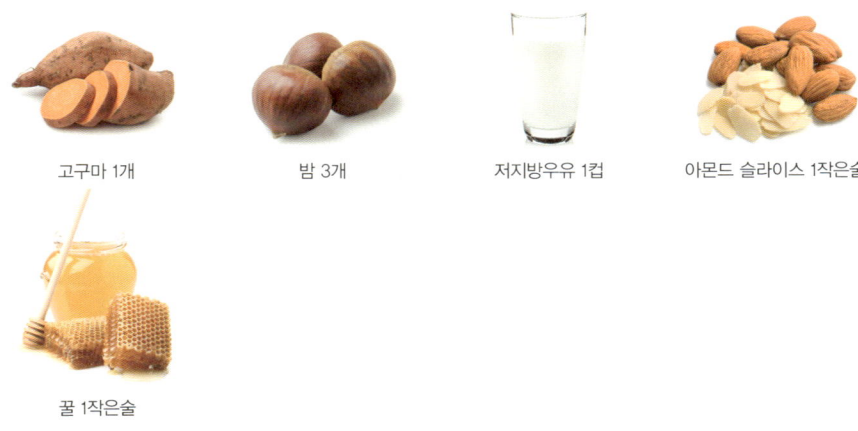

고구마 1개 / 밤 3개 / 저지방우유 1컵 / 아몬드 슬라이스 1작은술 / 꿀 1작은술

### 레시피

1. 고구마와 밤은 껍질을 벗겨서 끓는 물에 삶는다.
2. 믹서기에 ①재료와 우유, 꿀을 넣고 갈아준다.
3. 컵에 따른 후 아몬드 슬라이스를 살짝 올리면 완성!

+ 고구마와 밤을 껍질째 삶은 후 벗기면 칼로리가 높아지므로 유의한다.
+ 아몬드 슬라이스는 견과류 1작은술로 대체 가능하다.

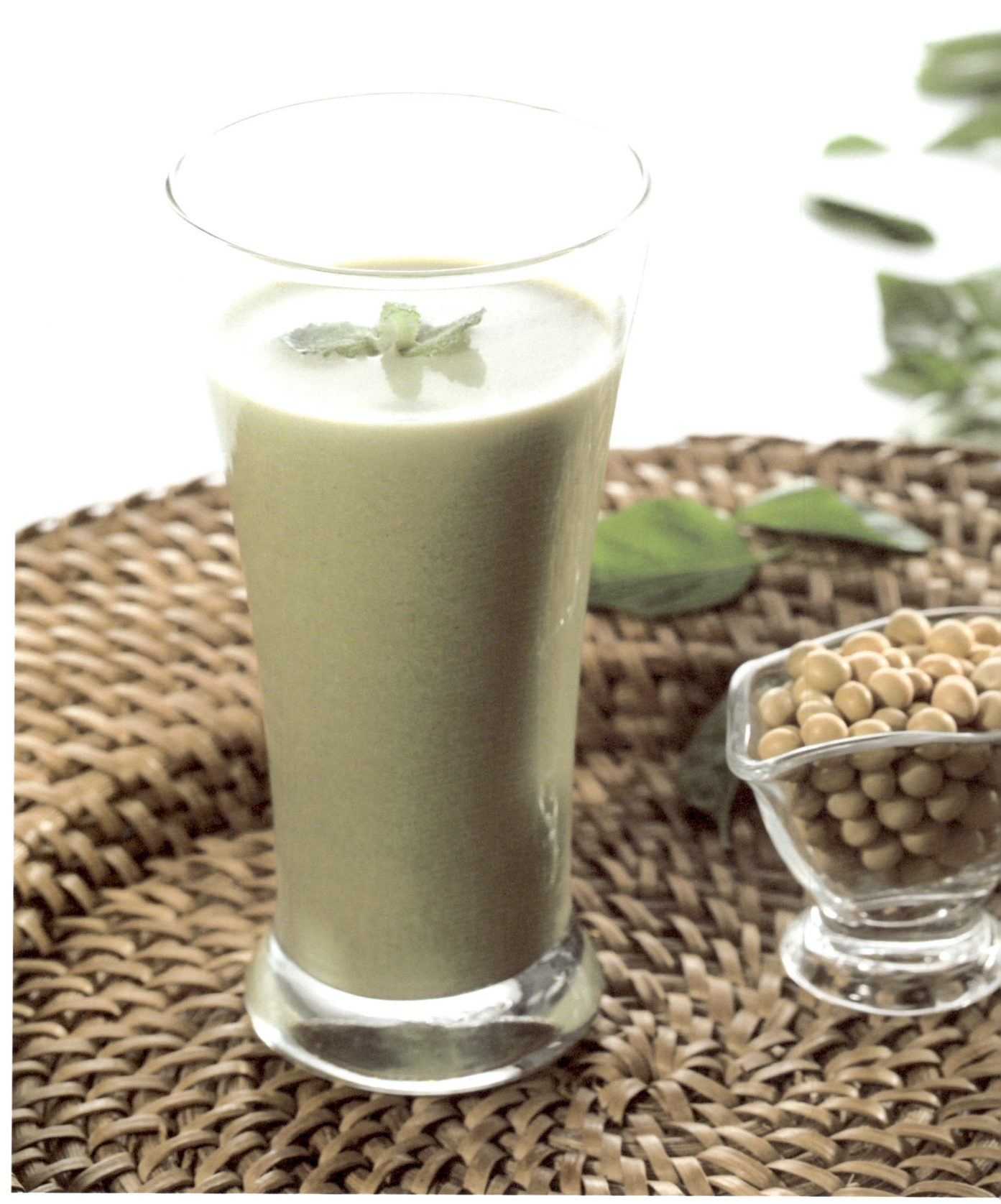

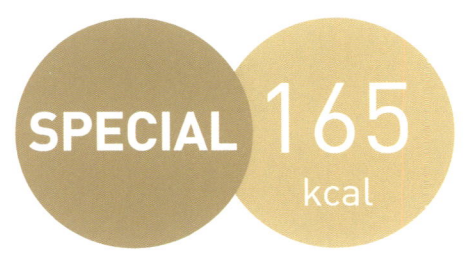

# 녹차두유

**TIP** 녹차의 카테킨 성분은 체내의 지방축적을 막아주고 신진대사를 원활하게 하며 식욕을 억제해 준다. 신경과 근육의 긴장 완화에 효과적이다.

고소한 두유와 쌉쌀한 녹차가 만나면 더욱 건강한 음료가 된다. 녹차두유는 운동 적응기에 증가하는 식욕을 억제해준다. 근력 위주의 운동을 할 때 신진대사를 활발히 하여 운동 효과를 높이고 지방이 축적되는 것을 막아준다. 복부 근력 운동인 레그 레이즈와 함께하면 뱃살 감량에 효과적이다.

### 재료

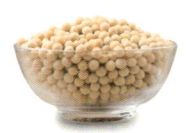 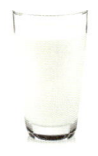 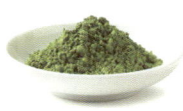

메주콩 1/3컵(50g)   저지방우유 1컵   녹차가루 1/3컵(15g)

### 레시피

1 메주콩은 물에 담가서 5시간 불린다.
2 불린 콩은 끓는 물에서 5분간 익힌다.
3 우유는 전자레인지에 약 20초 돌린다.
4 믹서기에 ①불린 메주콩, ③우유와 녹차가루를 넣고 갈아주면 완성!

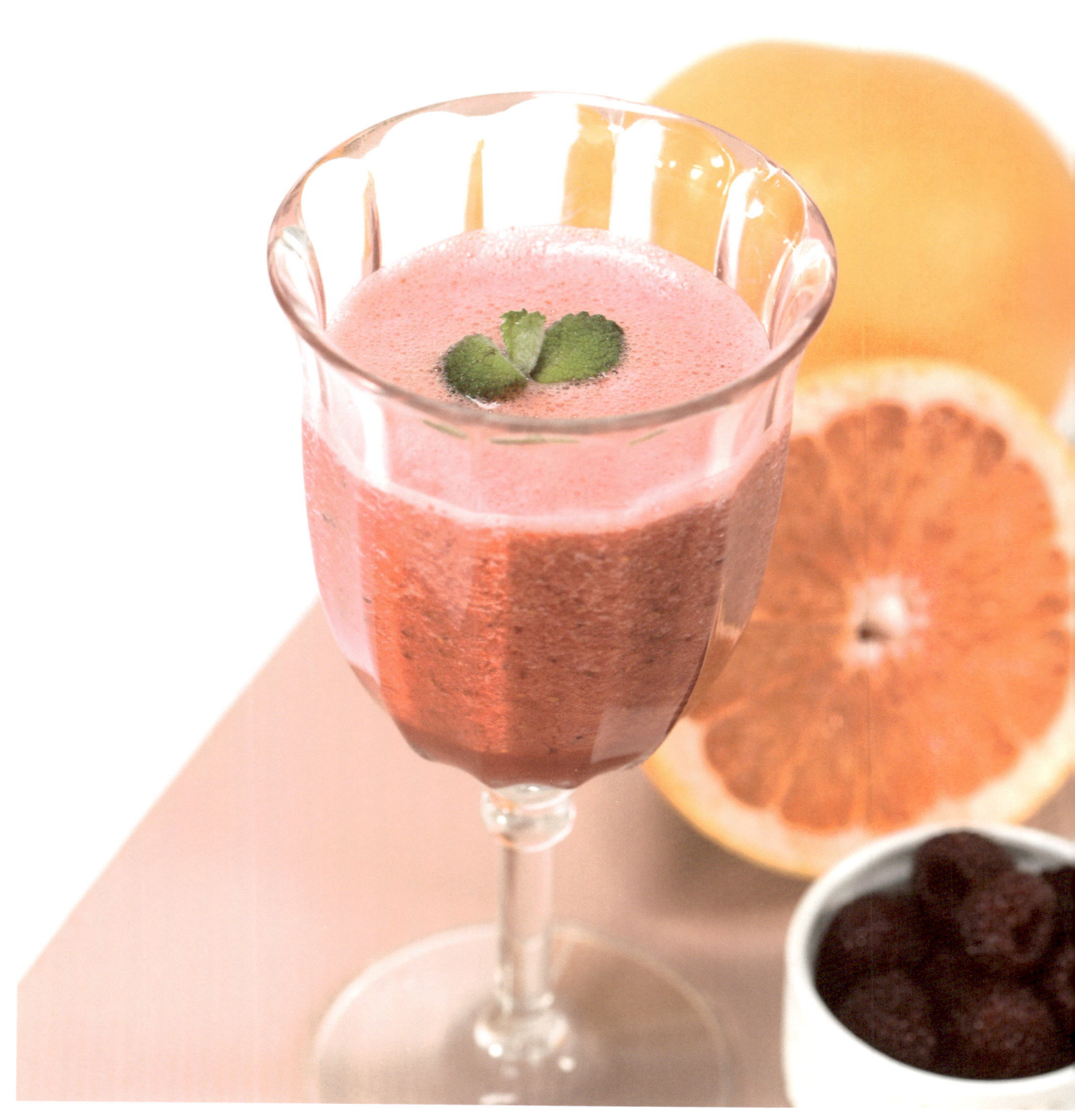

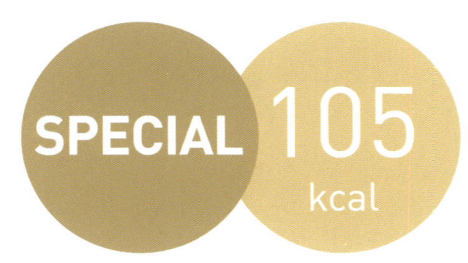

# SPECIAL 105 kcal

# 자몽 산딸기주스

🌙 **TIP** 산딸기는 각종 비타민과 구연산, 안토시아닌, 칼슘, 단백질 등 이로운 성분이 풍부하며 항산화 작용이 크고 항바이러스에 효과적이다. 자몽은 식욕을 억제하고 인슐린 수치를 낮춰줘 각종 질병이 발생하는 것을 막는다.

갑작스러운 운동은 식욕을 상승하게 만든다. 자몽 산딸기주스는 그런 경우 식욕을 억제하게 만들어주는 효과가 있다. 덤벨 로우, 해머 컬 덤벨, 백 인스텐션 등의 근력 운동과 함께하면 2배로 도움이 된다. 색도 좋아 보는 즐거움도 있고, 산딸기와 요구르트가 들어가 어느 정도 달콤한 맛도 느낄 수 있다.

**재료**

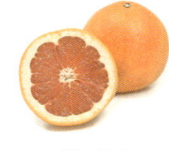 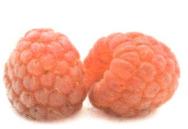 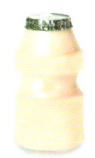

자몽 1/2개 　　　 산딸기 1컵 　　　 요구르트 1/3컵

**레시피**

1 자몽은 껍질을 벗기고 씨를 제거한다.
2 믹서기에 ①자몽과 산딸기, 요구르트를 넣어 갈아주면 완성!
　➕ 자몽은 오렌지 1/2개로 대체 가능하다.

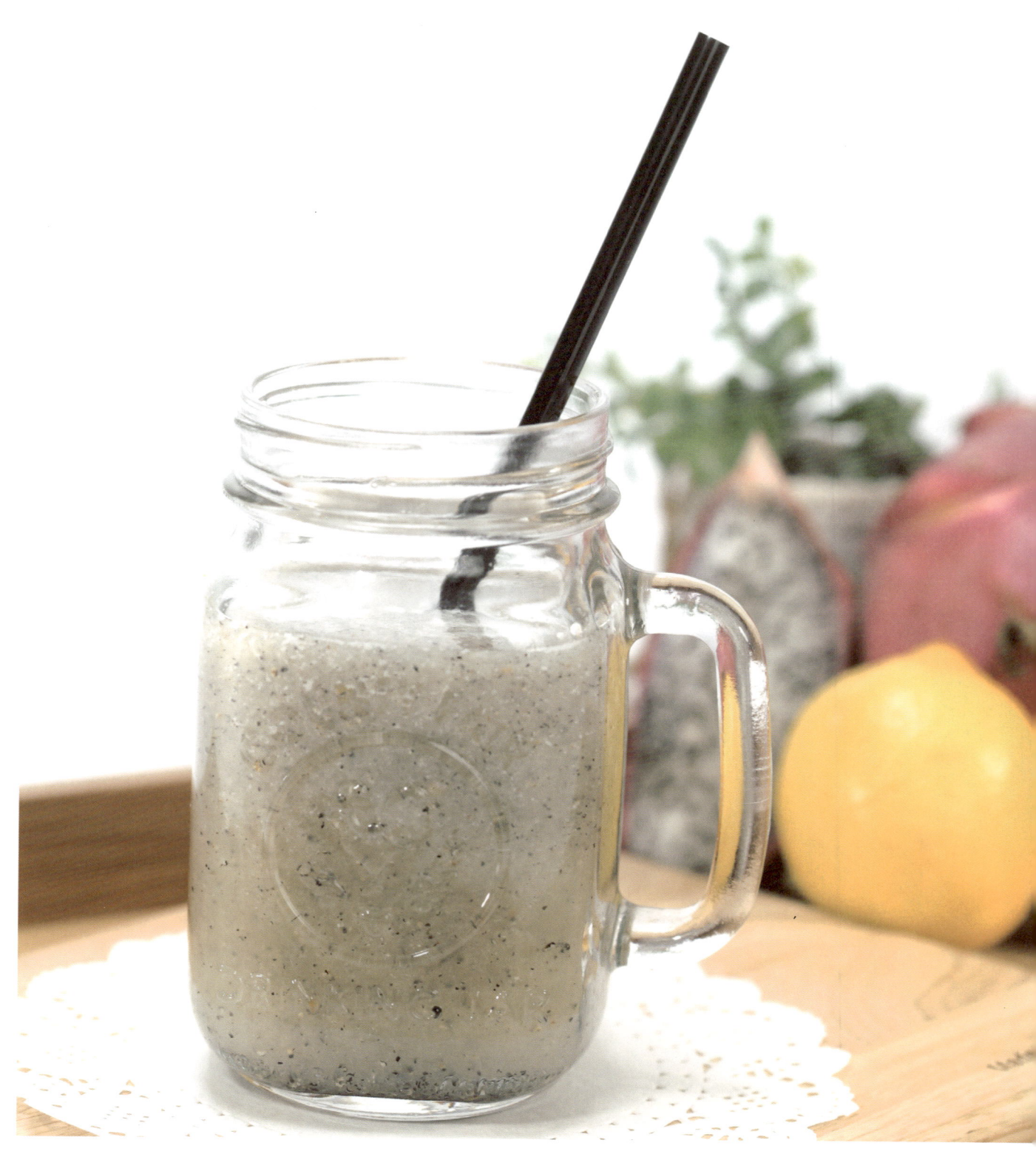

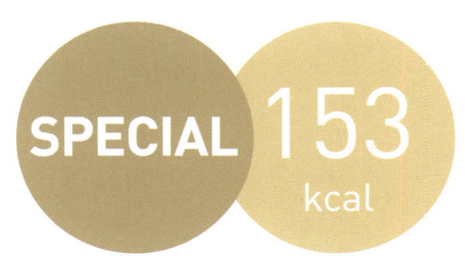

# 레몬 용과주스

**TIP** 레몬은 비타민 C와 구연산이 풍부하여 체내에 축적된 노폐물을 밖으로 내보내 주고 피로 해소를 돕는다. 용과는 미네랄 성분과 항산화 물질을 풍부하게 함유하고 있으며, 장 활동과 이뇨작용의 활성화를 도와 다이어트와 변비에 효과적이다.

레몬 용과주스는 피로 회복에 좋고, 노폐물을 배출시켜주어 몸의 안정을 돕는다. 일요일에 휴식을 취하는 동안 이완 됐던 근육이 힌두 푸시업, 벤치 딥스, 하드 클린 등의 운동을 하면서 다시 긴장을 하게 되었을 때 레몬 용과주스를 마셔주면 도움이 된다. 전신 운동이나 유산소 운동을 할 때 역시 좋다.

### 재료

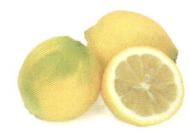 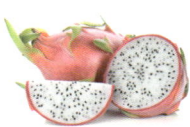 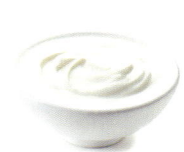 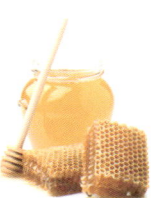

레몬 2개 / 용과 1개 / 무가당 플레인 요거트 1/3컵 / 꿀 1작은술

### 레시피

1 레몬, 용과는 껍질을 벗긴다.
2 믹서기에 ①껍질 벗긴 레몬과 용과, 꿀, 무가당 플레인 요거트를 넣고 갈아주면 완성!
  ➕ 용과는 사과 1/2개로 대체 가능하다.

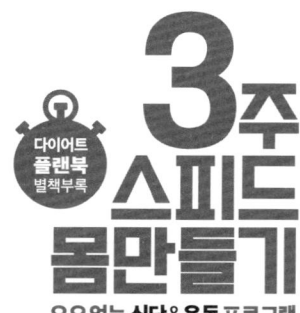

**초판 1쇄 찍음** 2017년 11월 20일
**초판 1쇄 펴냄** 2017년 11월 25일

**지은이** 문대균, 제이킴
**펴낸이** 정용수

**사업총괄** 장충상　**본부장** 홍서진　**편집장(1실)** 박지원
**편집** 김은혜　**표지디자인** 윤대한　**내지디자인·편집** 신묘순
**영업·마케팅** 윤석오 정경민

**펴낸곳** (주)예문아카이브
**출판등록** 2016. 8. 8. 제2016-000240호
**주소** 서울특별시 마포구 동교로18길 10 2층(서교동)
**대표전화** 031-955-1712　**대표팩스** 031-955-0605　**이메일** yeamoonsa3@naver.com
**홈페이지** http://www.yeamoonsa.com　**블로그** http://blog.naver.com/yeamoonsa3
**물류센터** 경기도 파주시 직지길 460(출판도시)　**전화** 031-955-0550

ISBN 979-11-87749-39-4 13510

ⓒ 문대균, 제이킴, 2017

* 이 도서의 국립중앙도서관 출판예정도서목록(CIP)은 서지정보유통지원시스템 홈페이지
 (http://seoji.nl.go.kr)와 국가자료공동목록시스템(http://www.nl.go.kr/kolisnet)에서
 이용하실 수 있습니다. (CIP제어번호 : CIP2017018116)
* 책값은 뒤표지에 있습니다. 잘못된 책은 구입하신 곳에서 바꿔드립니다.

# Before
## 바디 체크표

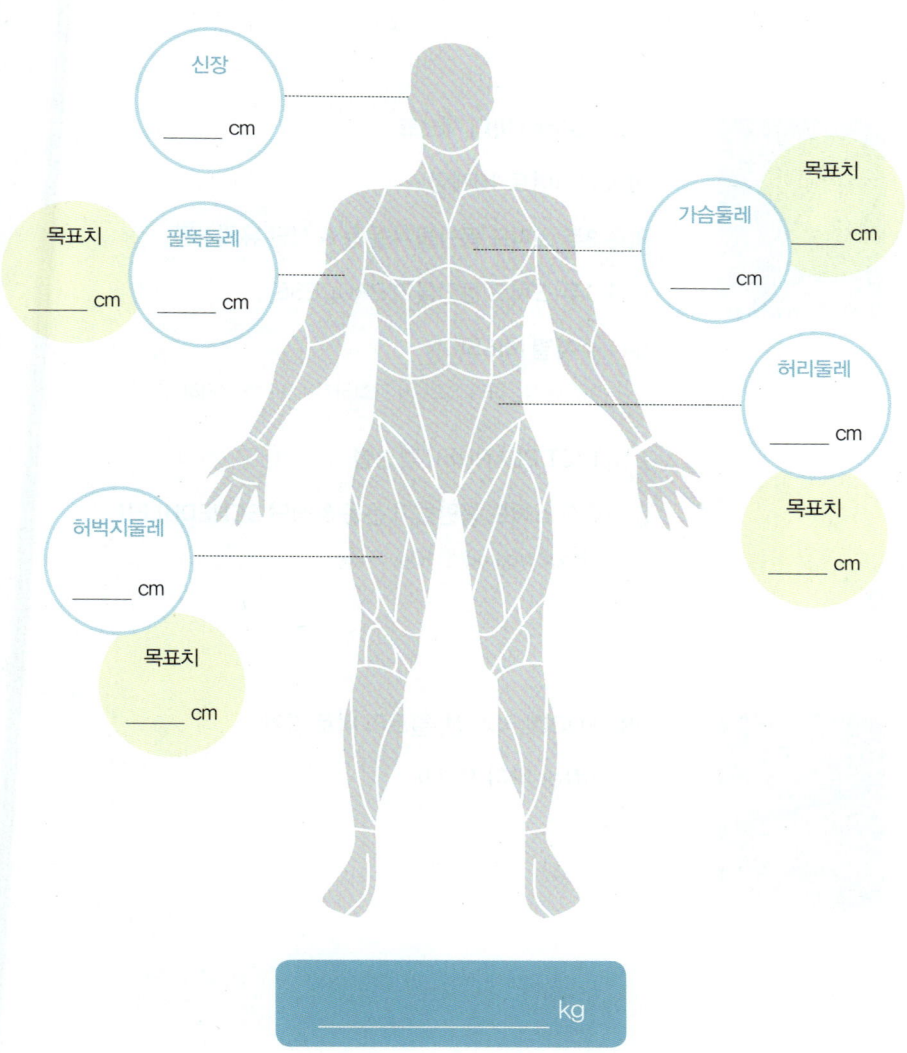

# CONTENTS

**3주 스피드 몸만들기 INTRO**

- 001 Before 바디 체크표
- 004 다이어트 10계명
- 006 3주 스피드 몸만들기 운동 & 식단 유의사항
- 009 3주 스피드 몸만들기 PROCESS
- 011 주차별 MISSION
  1주차 적응하기 | 2주차 강화하기 | 3주차 유지하기
- 014 DIET PLANNER 작성법
- 016 3주 스피드 몸만들기 운동 & 식단 SCHEDULER
  1Hour Workout | 1Day Food

**3주 스피드 몸만들기 FINAL**

- 086 FOOD! 먹기 전, 칼로리 바로 알기
- 088 After 바디 체크표

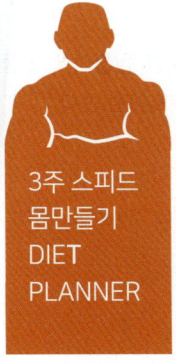

3주 스피드
몸만들기
DIET
PLANNER

### 018 스피드 몸만들기 **1주차 PLAN**

1주차_운동 PROGRAM ·············· **020**
1주차_식단 PROGRAM ·············· **022**
한 번만 장보기 ····················· **024**
1주차_일주일 장보기 ··············· **027**
1주차_PLANNER 실행하기 ·········· **028**

### 042 스피드 몸만들기 **2주차 PLAN**

2주차_운동 PROGRAM ·············· **044**
2주차_식단 PROGRAM ·············· **046**
2주차_일주일 장보기 ··············· **049**
2주차_PLANNER 실행하기 ·········· **050**

### 064 스피드 몸만들기 **3주차 PLAN**

3주차_운동 PROGRAM ·············· **066**
3주차_식단 PROGRAM ·············· **068**
3주차_일주일 장보기 ··············· **071**
3주차_PLANNER 실행하기 ·········· **072**

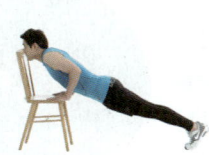
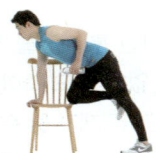
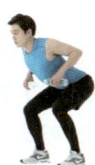

3주 스피드 몸만들기
# 다이어트 10계명

### 1 수분을 자주 섭취한다
수분은 0kcal에 가깝다. 수분을 섭취하면 신진대사를 원활하게 만들어 주며, 운동으로 쌓인 노폐물을 배출시키는 데 큰 도움을 준다.

### 2 규칙적인 식사를 한다
규칙적인 식사를 하면 기초대사량을 높일 수 있다. 기초대사량이 높아지면 지방을 좀 더 빠르게 연소시킬 수 있다.

### 3 잠은 충분히 잔다
불규칙적인 취침 시간은 신체 리듬을 깨뜨리고, 기초대사량을 늘리는 데 방해가 된다. 또한 잠이 부족하면 식욕 호르몬인 그렐린(Ghrelin)이 분비되어 과식을 불러온다. 다이어트의 시작은 바로 규칙적인 생활습관이다.

### 4 스트레칭을 자주 한다
스트레칭은 특히, 직장인에게 필수다. 평소 의자에 앉아서 보내는 시간이 많은 직장인은 신체활동이 적을 수밖에 없다. 스트레칭을 습관화 하면 칼로리가 소모되고 기초대사량을 높일 수 있다.

### 5 롤 모델을 정한다
자신이 원하는 몸을 가진 롤 모델을 정한다. 비록 모델처럼 될 수 없다 해도 다이어트를 하는 동안 꽤 효과적인 자극제가 될 수 있다.

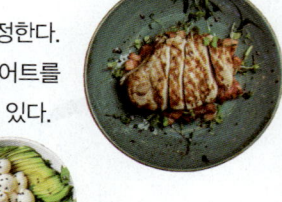

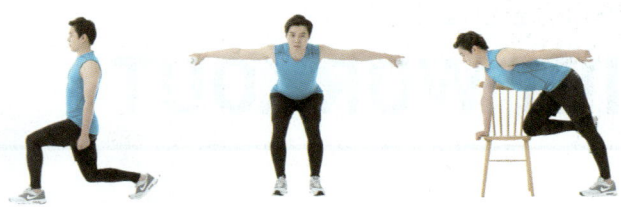

### 6 자신에게 독하게 한다
다이어트는 자신과의 싸움이다. 자신에게 관대해지는 순간 다이어트는 더욱 힘들어지고, 실패할 확률도 높아진다.

### 7 휴식도 다이어트의 일환이다
무리한 운동은 근육 손상의 원인이 되고, 무리한 식단 조절은 폭식의 원인이 된다. 일주일에 한 번은 다이어트로 지친 몸에 휴식을 준다.

### 8 다이어트 일지를 만들어 기록한다
다이어트 일지를 매일 기록한다. 오늘 무엇을 먹었는지, 무슨 운동을 했는지를 기록하면 자연스레 그동안 살이 찐 원인을 알게 될 것이다.

### 9 올바른 습관을 가진다
생활 속 작은 습관도 다이어트에 큰 도움이 된다. 엘리베이터 대신 계단을 이용하거나 식사를 천천히 오래 하는 등의 행동이 쌓여 습관이 되면 다이어트할 때 기대 이상의 효과를 볼 수 있다.

### 10 다이어트를 주변에 알린다
다이어트를 하고 있다는 사실을 주변에 알린다. 도움은 주지 못해도 방해는 하지 않을 것이다. 포기하고 싶더라도 주변의 시선 때문에 쉽게 포기하지 못한다.

3주 스피드 몸만들기 유의사항
# DIET WORKOUT

- 운동은 월요일부터 토요일까지 한다. 일요일은 휴식을 취한다.
- 준비 운동으로 운동의 효과를 높이고 마무리 운동으로 근육통을 예방한다.
- 준비 운동과 마무리 운동은 10분가량 충분히 해준다.
- 운동은 정확한 동작으로 했을 때 효과를 볼 수 있다.
- 무리한 근력 운동은 근손실 등의 역효과를 가져올 수 있다.
- 다이어트 효과를 극대화하려면 근력 운동 후 유산소 운동을 15분 이상 해준다. 장소가 협소할 경우 전신 운동만 해도 충분한 유산소 운동 효과를 얻을 수 있다.

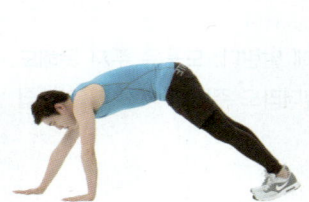
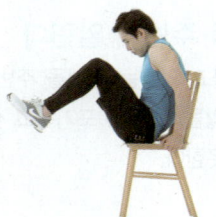
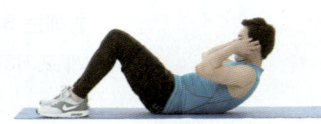

# DIET FOOD

- 아침식사 메뉴 중 반찬은 칼로리에 맞춰 조절하여 먹는다.
- 점심식사는 일반식으로 한다. 단, 500kcal 이상을 넘지 않는다.
- 일요일에는 자유식으로 한다. 단, 하루 섭취량이 2,100kcal를 넘지 않는다.
- 자극적이고 칼로리가 높은 식품을 주의한다. 특히 튀긴 음식, 분식, 밀가루, 인스턴트, 패스트푸드는 절대 먹지 않는다.
- 술은 절대 금물! 술을 먹으면 포만감을 느끼지 못하여 많은 양의 안주를 먹게 된다. 특히 운동 후 음주는 근육 성장을 방해하고 지방 감소를 저해시킨다.
- 규칙적인 식사를 한다. 아침은 7~8시, 점심은 12~13시, 저녁은 19~20시에 먹는다. 건강주스는 오후 10시 전에 마시고 오후 10시 이후에는 음식을 먹지 않는다.
- 물은 수시로 마신다. 많이 마실수록 식이 조절에 도움이 되고 체지방도 없애준다.

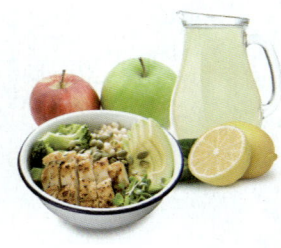

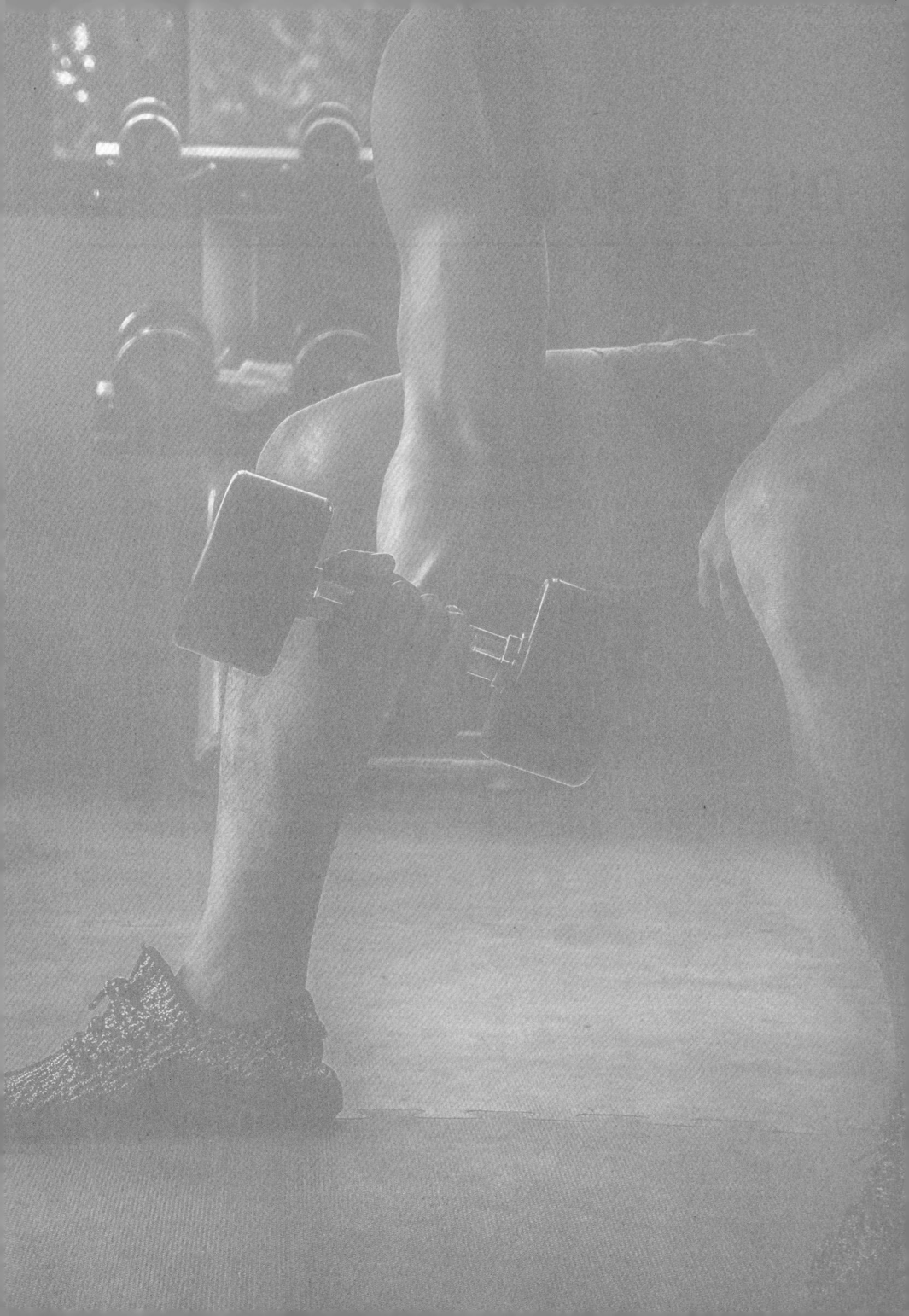

3주 스피드 몸만들기
# PROCESS

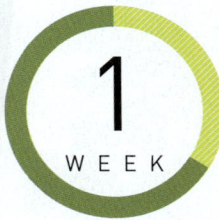

### 기초 근력 만들기
[운동] 신체 균형과 기초 체력 기르기
[식단] 식단 변화에 적응하기

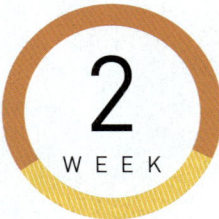

### 근지구력 강화하기
[운동] 지구력 높이기
[식단] 식사량 적정선으로 줄이기

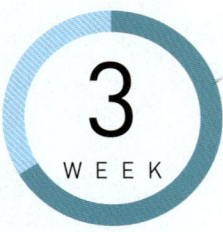

### 최대 근력과 지구력 증가시키기
[운동] 최대 근력 끌어올리기
[식단] 다양한 응용요리로 슬럼프 방지하기

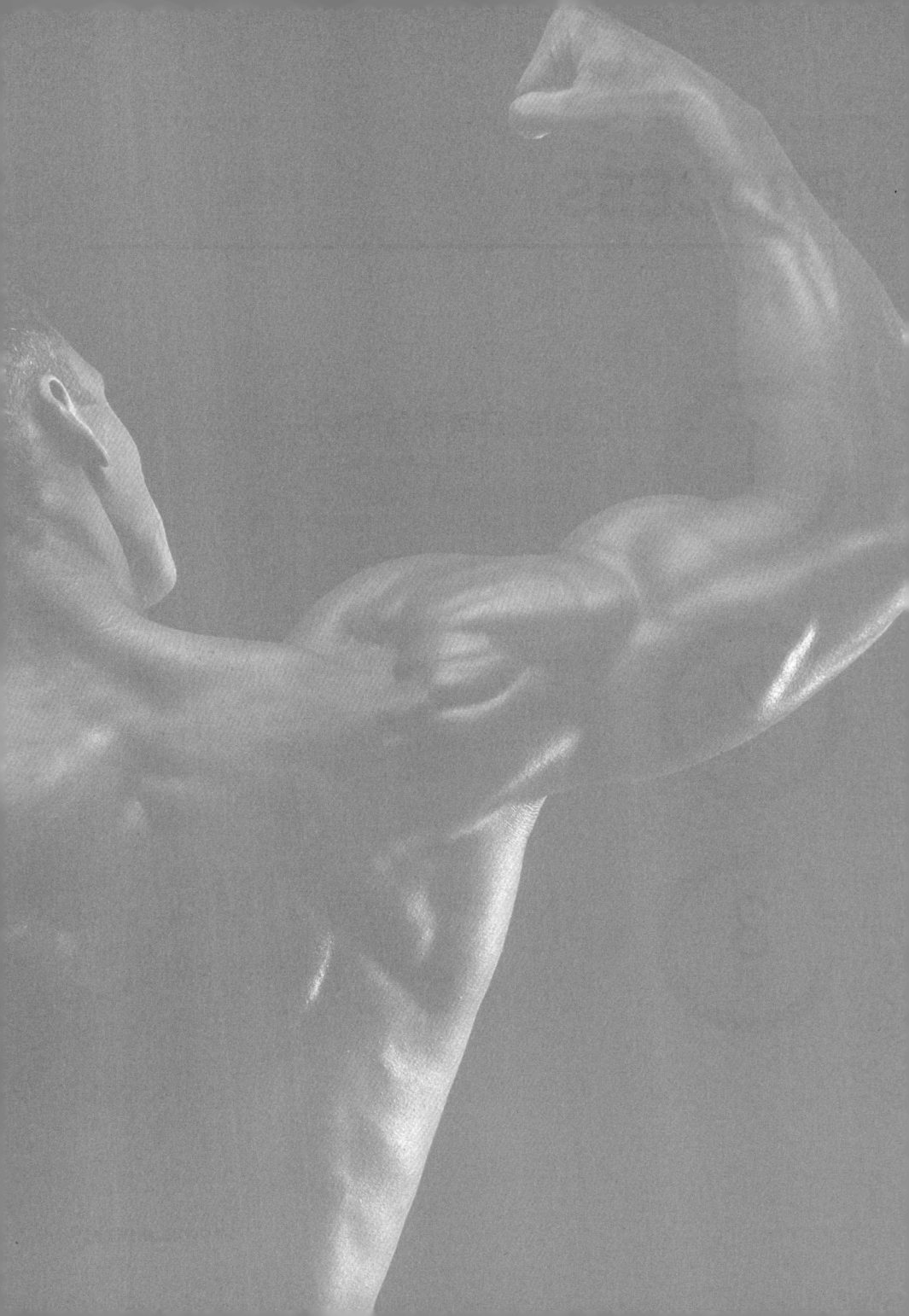

3주 스피드 몸만들기 - 1주차

# WEEK MISSION 1

## 적응하기

**WORKOUT**

- 1주차는 처음 시작하는 단계여서 초보자도 부담 없이 따라 할 수 있으면서 기초 체력을 기르는 데 효과적인 프로그램으로 구성하였다.
- 대부분의 동작은 평소에 사용하지 않던 근육들을 고루고루 사용하고 있다. 이때 무리 되지 않도록 오버 트레이닝에 주의하고, 준비 운동과 마무리 운동을 충분히 한다.
- 동작마다 총 3세트를 시행한다. 1세트는 10회, 2세트는 12회, 3세트는 15회 순으로 점차 횟수를 늘려간다. 단, 수요일과 토요일 마지막 동작인 크런치와 니업은 세트별 15회 반복하여 복부를 강화한다.

**FOOD**

- 1주차 기간은 적응하는 시기이므로 식단은 평소보다 식사량을 줄인다. 이때 운동을 병행하므로 무리 되지 않는 수준으로 적절히 조절한다.
- 아침과 점심 메뉴는 잡곡이나 현미 위주의 일반식을 유지하면서 운동 시 생길 수 있는 공복감을 줄여준다.
- 저녁은 고단백, 저칼로리인 닭가슴살 메뉴로 운동으로 손실된 에너지를 보충한다.
- 저녁간식으로 건강주스나 단백질이 풍부한 두유를 마셔 갑작스러운 운동으로 깨진 신체의 균형을 회복시켜 준다.

3주 스피드 몸만들기-2주차
# WEEK MISSION

## 2 강화하기

### WORKOUT

- 2주차는 신체의 변화를 가장 많이 느끼는 중요한 시기로, 근력을 강화하는 프로그램 중심으로 짜였다.
- 2주차는 기초 체력을 만든 후에 최대 근력을 끌어올리기 위한 전 단계로, 근력을 강화하는 데 중점을 두었다.
- 2주차 프로그램은 1주차 동작을 일부 병행하면서 조금 더 근육의 이완과 수축을 느낄 수 있는 동작들로 교체하여 강도를 높였다.
- 동작마다 총 3세트를 시행하며, 세트별 15회를 한다. 단, 수요일과 토요일 마지막 동작인 레그 레이즈와 크런치는 세트별 20회 반복하여 복부를 강화한다.

### FOOD

- 2주차 기간은 본격적으로 몸의 변화가 나타나는 시기이므로, 식단은 저탄수화물, 고단백질 위주로 섭취한다.
- 2주차부터는 완전 다이어트 식단으로 바꾼다. 아침에 3일은 신선한 과일과 채소 중심으로 먹고, 2일은 가정식 백반을 먹되 밥의 양을 절반으로 줄인다. 점심의 식사량도 절반으로 줄인다.
- 저녁은 단호박 닭가슴살 찜 등 영양가 높은 닭가슴살 요리를 섭취해 강도 높은 운동으로 손상된 근육을 회복시킨다.
- 저녁 때 줄어든 식사량으로 인해 찾아오는 식욕은 건강주스를 섭취하여 조절한다.

3주 스피드 몸만들기-3주차
# WEEK MISSION

# 3
## 유지하기

## WORKOUT

- 3주차는 완성 단계로, 처음에 어려웠던 운동도 근육의 성장을 통해 쉽게 따라 할 수 있음을 느끼는 시기다.
- 3주차 프로그램은 최대 근력 향상과 체지방 감소에 집중하도록 운동 난이도와 강도를 2주차 보다 더 높였다. 이때 자신의 성장한 근육을 믿고 오버 트레이닝 하면 부상으로 이어질 수 있으니 몸 상태에 따라 적절히 조절하며 강도를 높여간다. 절대 무리하지 않는다.
- 동작마다 총 3세트를 시행한다. 1세트는 15회, 2세트는 18회, 3세트는 20회 순으로 점차 횟수를 늘려간다. 단, 수요일과 토요일 마지막 동작인 니업과 레그 레이즈는 세트별 25회 반복하여 복부를 강화한다.

## FOOD

- 마지막 3주차는 변화된 몸을 유지하는 시기이므로, 식사량을 유지하면서 나트륨의 양을 최대한 줄이는 식단으로 짜였다.
- 아침은 닭가슴살이나 닭가슴살 샐러드, 삶은 달걀 등과 같이 적당한 열량의 메뉴를 선택해 고강도 운동 시 필요한 에너지를 공급한다.
- 저녁은 강도 높은 운동 시 최대 근력을 끌어올릴 수 있도록 영양가 높은 닭가슴살 요리 위주로 구성하였다.
- 저녁간식은 운동으로 쌓인 피로를 해소하고 노폐물을 배출시키는 데 효과적인 건강주스 메뉴로 구성하였다.

3주 스피드 몸만들기

# DIET PLANNER 작성법

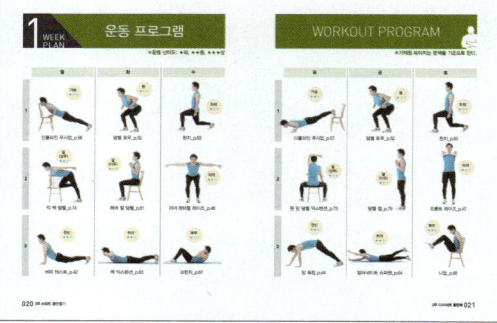

### 운동 프로그램

- 주차별로 매일 실행해야 할 근력 운동 프로그램을 소개함.
- 각각의 근력 운동 동작을 자세히 알고 싶다면, 기재된 페이지를 참고. 본책에 자세히 소개함.
- 동작별로 어느 부위 운동인지 표시함.

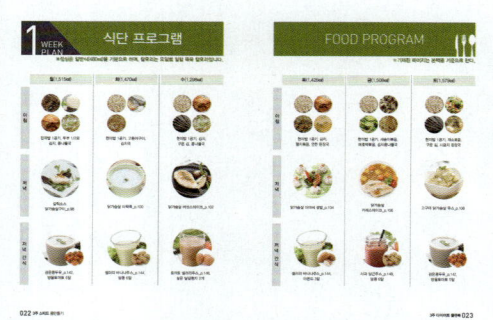

### 식단 프로그램

- 주차별로 매일 먹어야 할 식단 프로그램을 추천함. 점심은 일반식을 권함.
- 저녁의 닭가슴살 요리와 건강주스 레시피를 자세히 알고 싶다면, 기재된 페이지를 참고. 본책에 자세히 소개함.
- 한 끼 식단별로 칼로리를 표시하여, 과식하지 않도록 유도함.

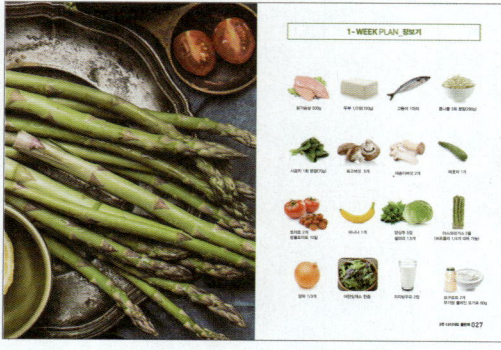

### 장보기

- 주차별 식단 프로그램에 필요한 식재료 목록을 한눈에 볼 수 있도록 하며, 일주일 분량을 한 번에 준비할 수 있도록 함.
- 신선함을 유지해야 하는 재료는 일주일마다 준비하고, 오래 보관할 수 있는 재료는 1주차 장 볼 때 함께 준비할 수 있도록 함.
- 식재료는 품목별로 보여주어, 구매를 용이하도록 함.

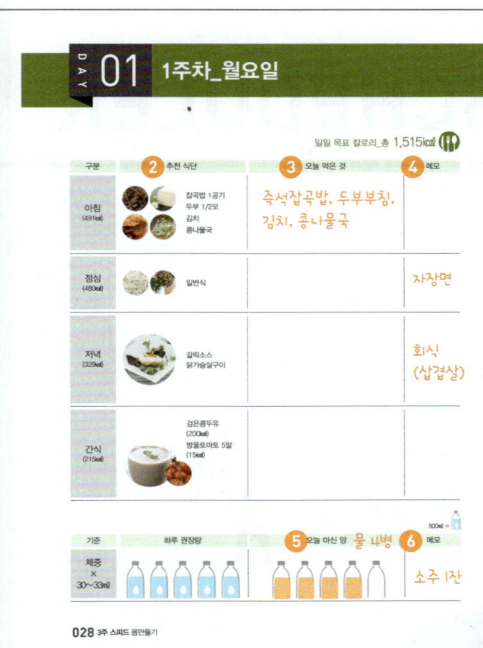

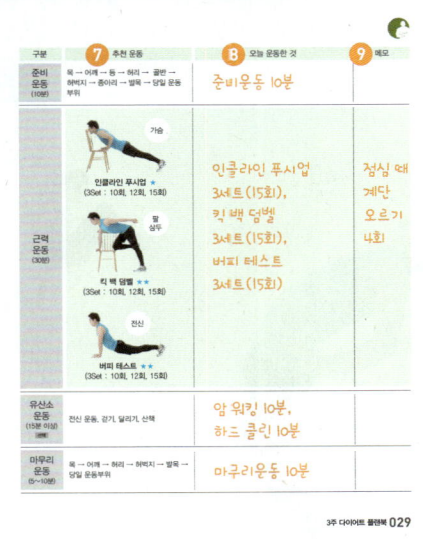

❶ **Date**
날짜 적기

❼ **추천 운동**
매일 실행할 운동을 추천함.

❽ **오늘 운동한 것**
하루 동안 실행한 운동 적기

❾ **메모**
계단 오르기, 산책 등 특별히 실행한 운동 적기

❷ **추천 식단**
하루 동안 아침, 점심, 저녁, 간식으로 먹을 메뉴를 추천함.

❸ **오늘 먹은 것**
하루 동안 아침, 점심, 저녁, 간식으로 먹은 메뉴 적기

❹ **메모**
특별히 먹은 메뉴나 회식 등 특이사항 적기

❺ **오늘 마신 양**
하루 동안 마신 물의 양 적기

❻ **메모**
물 이외에 마신 음료 적기

3주 다이어트 플랜북 **015**

3주 스피드 몸만들기 운동(1시간)
# WORKOUT SCHEDULER

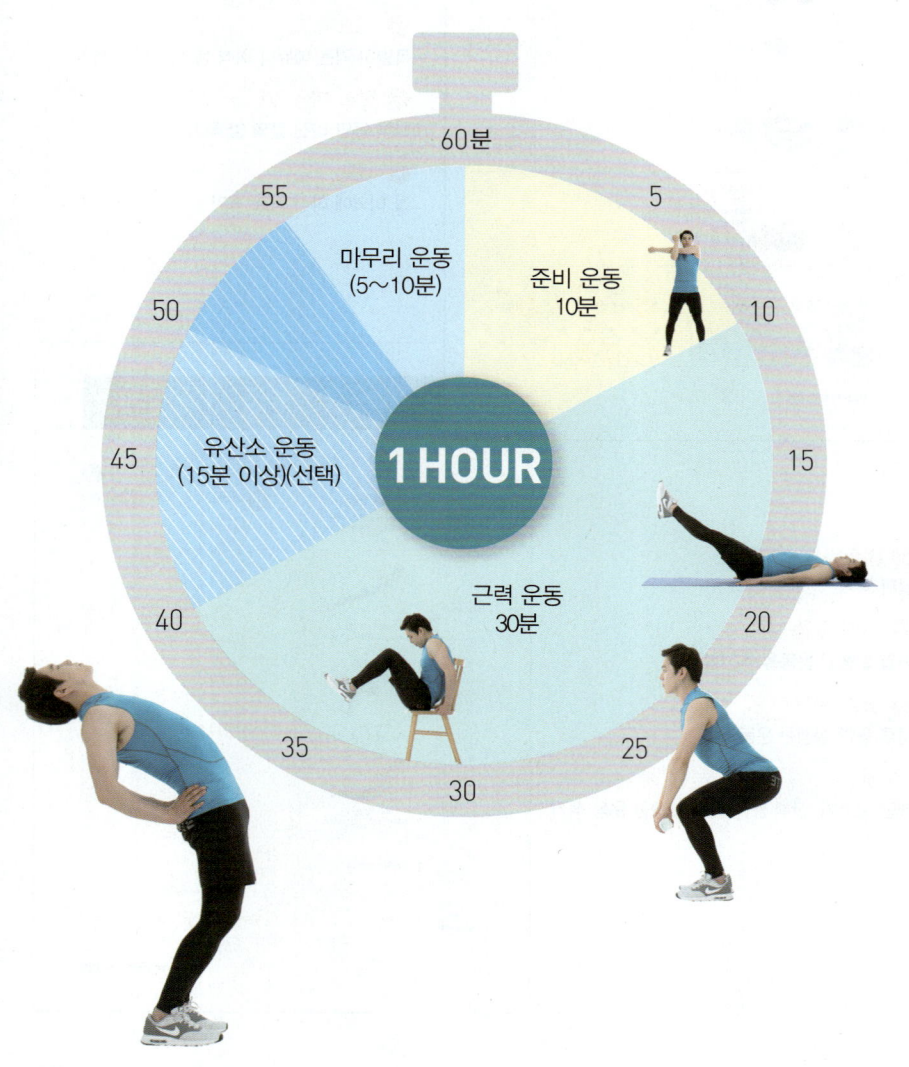

# FOOD SCHEDULER

3주 스피드 몸만들기 **식단(1일)**

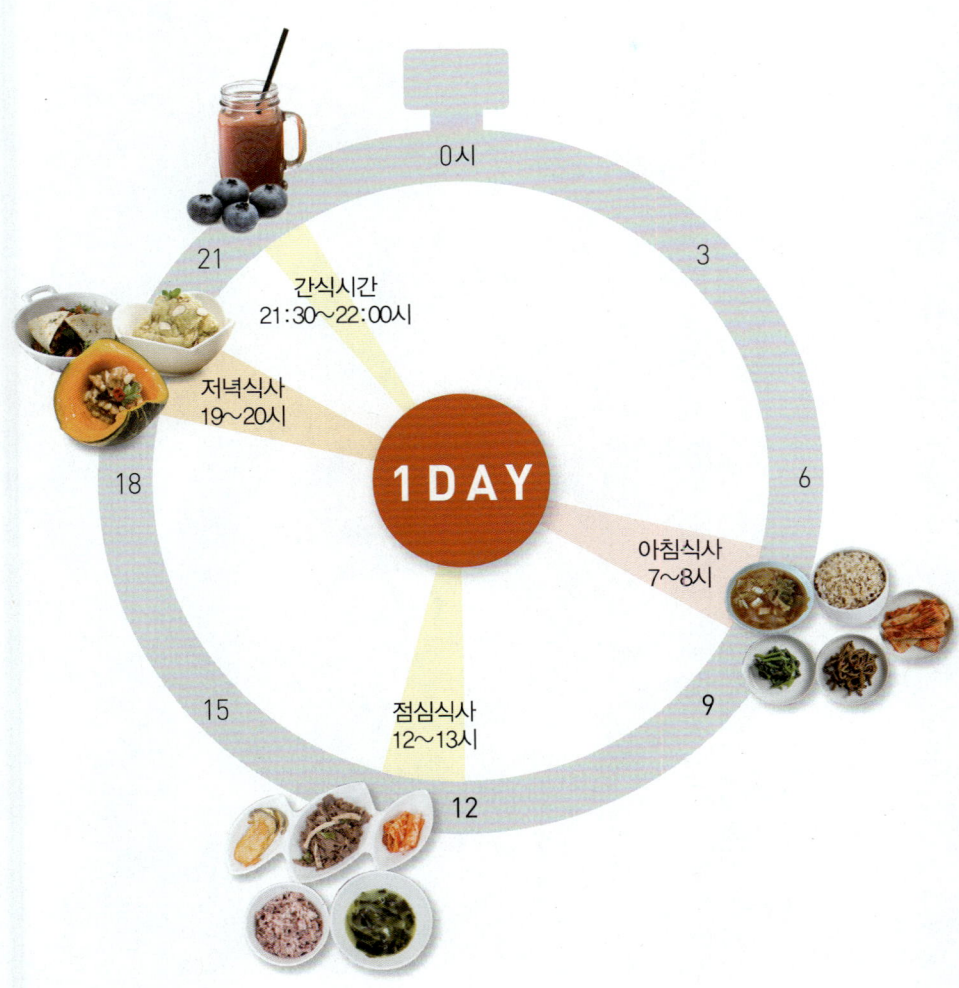

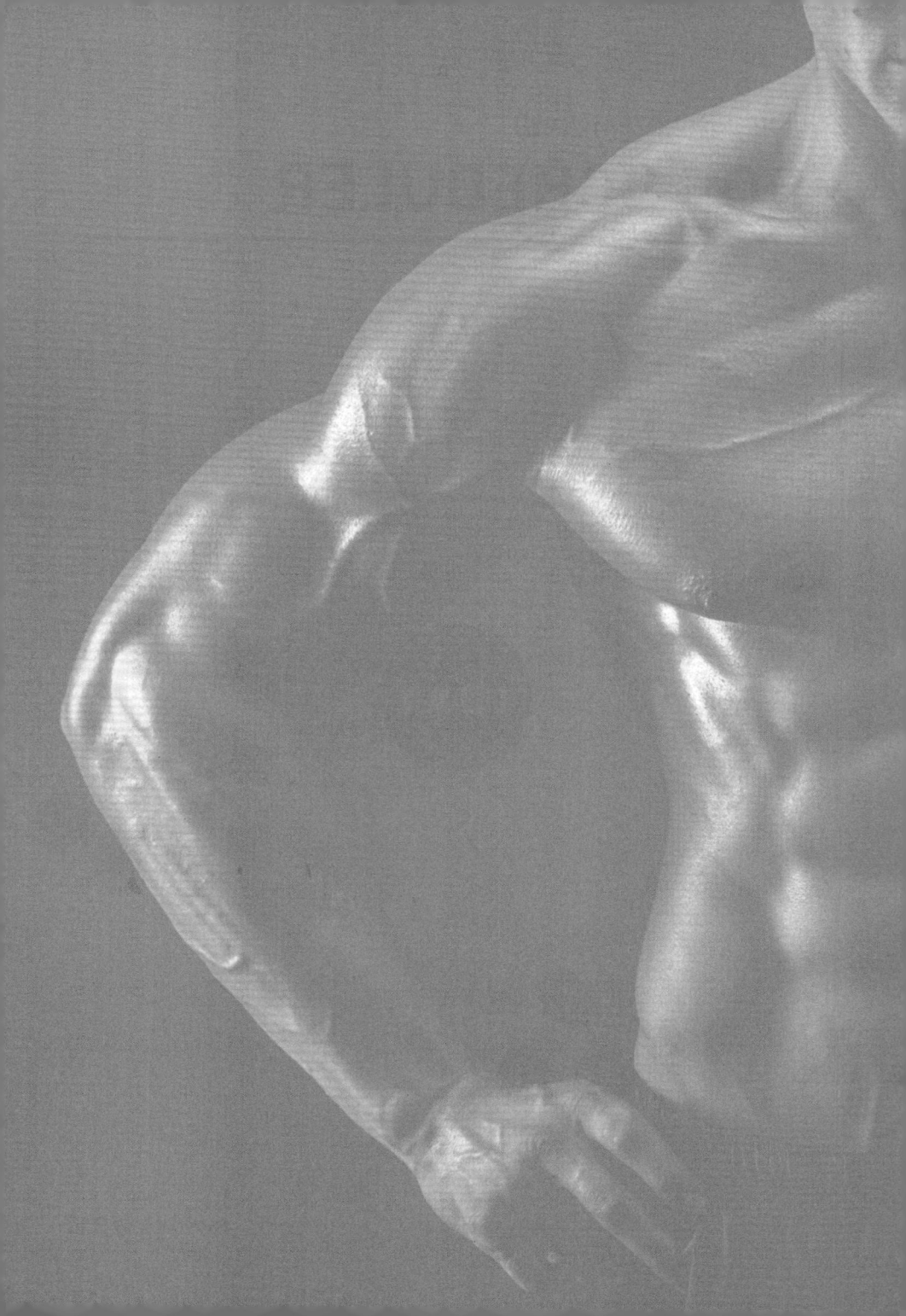

# 1 WEEK PLAN

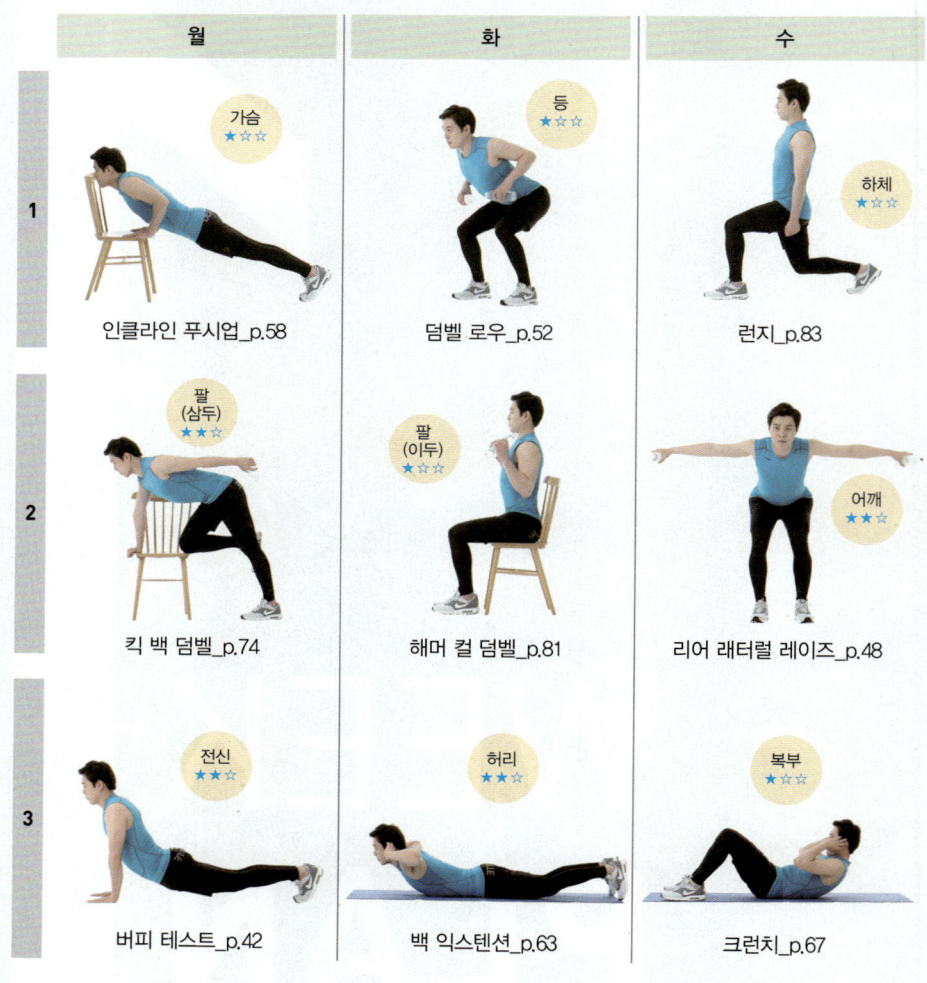

# WORKOUT PROGRAM

※기재된 페이지는 본책을 기준으로 한다.

| | 목 | 금 | 토 |
|---|---|---|---|
| 1 | 가슴 ★★☆<br>디클라인 푸시업_p.57 | 등 ★☆☆<br>덤벨 로우_p.52 | 하체 ★☆☆<br>런지_p.83 |
| 2 | 팔(삼두) ★☆☆<br>원 암 덤벨 익스텐션_p.73 | 팔(이두) ★☆☆<br>덤벨 컬_p.79 | 어깨 ★☆☆<br>프론트 레이즈_p.47 |
| 3 | 전신 ★★☆<br>암 워킹_p.44 | 허리 ★★☆<br>얼터네이트 슈퍼맨_p.64 | 복부 ★★☆<br>니업_p.68 |

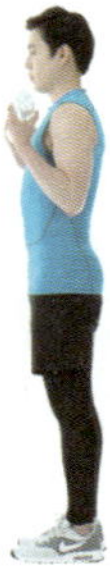

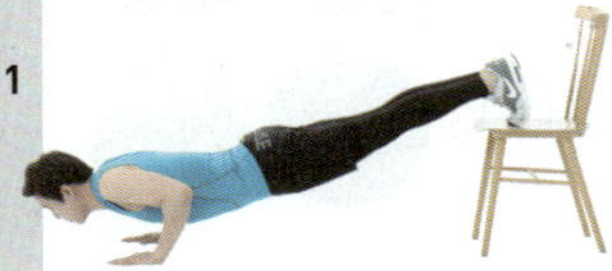

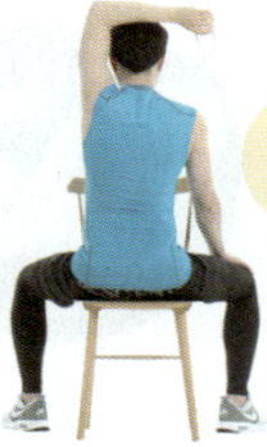

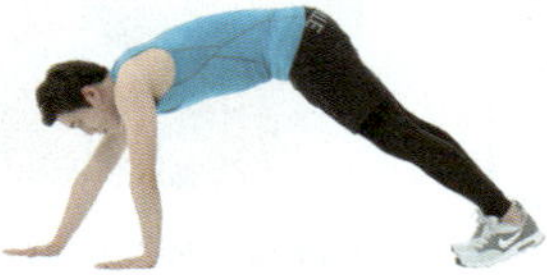

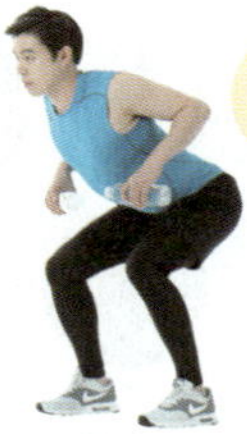

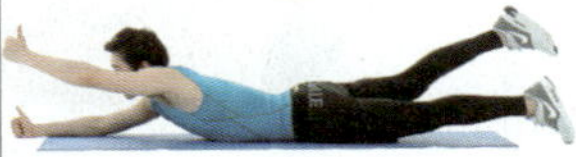

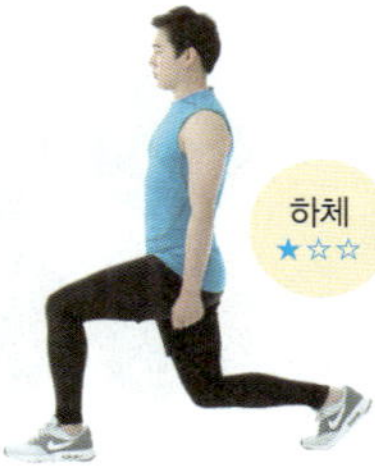

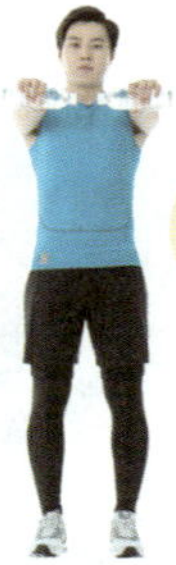

3주 다이어트 플랜북 **021**

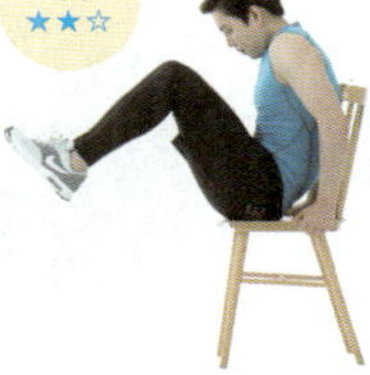

# 1 WEEK PLAN

## 식단 프로그램

※점심은 일반식(480kcal)을 기본으로 하며, 칼로리는 요일별 일일 목표 칼로리입니다.

| | 월(1,515kcal) | 화(1,470kcal) | 수(1,298kcal) |
|---|---|---|---|
| 아침 | 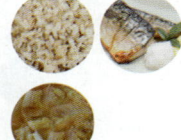<br>잡곡밥 1공기, 두부 1/2모<br>김치, 콩나물국 | 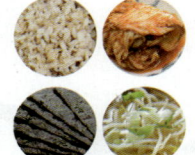<br>현미밥 1공기, 고등어구이,<br>김치국 | 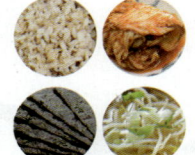<br>현미밥 1공기, 김치,<br>구운 김, 콩나물국 |
| 저녁 | 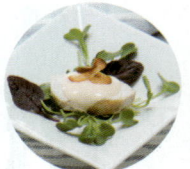<br>갈릭소스<br>닭가슴살구이_p.98 | 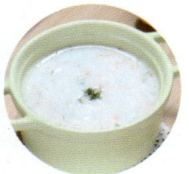<br>닭가슴살 타락죽_p.100 | 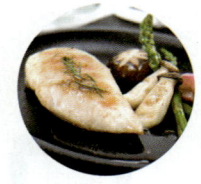<br>닭가슴살 버섯스테이크_p.102 |
| 저녁 간식 | 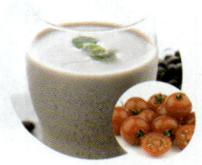<br>검은콩두유_p.142,<br>방울토마토 5알 | 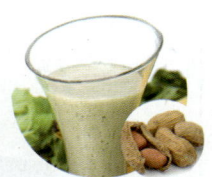<br>셀러리 바나나주스_p.144,<br>땅콩 6알 | 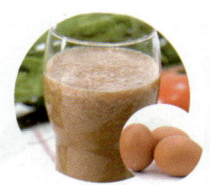<br>토마토 셀러리주스_p.146,<br>삶은 달걀흰자 2개 |

# FOOD PROGRAM

※기재된 페이지는 본책을 기준으로 한다.

|  | 목(1,426kcal) | 금(1,508kcal) | 토(1,579kcal) |
|---|---|---|---|
| 아침 | 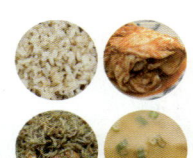<br>현미밥 1공기, 김치,<br>멸치볶음, 연한 된장국 | 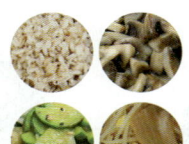<br>현미밥 1공기, 새송이볶음,<br>애호박볶음, 김치콩나물국 | 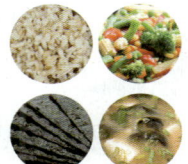<br>현미밥 1공기, 채소볶음,<br>구운 김, 시금치 된장국 |
| 저녁 | 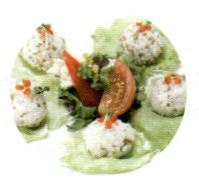<br>닭가슴살 아마씨 쌈밥_p.104 | 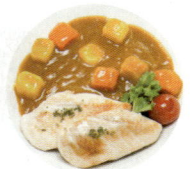<br>닭가슴살<br>카레스테이크_p.106 | 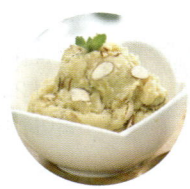<br>고구마 닭가슴살 무스_p.108 |
| 저녁<br>간식 | 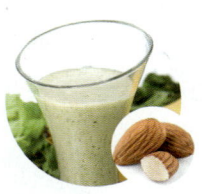<br>셀러리 바나나주스_p.144,<br>아몬드 3알 | 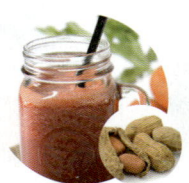<br>사과 당근주스_p.148,<br>땅콩 6알 | 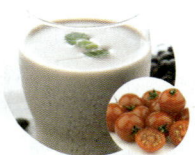<br>검은콩두유_p.142,<br>방울토마토 5알 |

## 한 번만 장보기

 **곡류**
잡곡밥 1공기
현미밥 7.5공기
검은콩 150g
발아현미 2/3컵

 **발효/김치류**
김치 7회
된장 4회

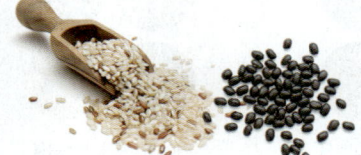

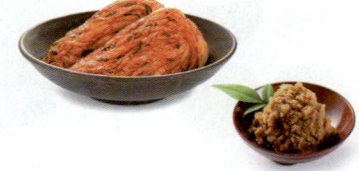

 **달걀/생선&해조류**
달걀 4개
멸치 2회
북어 1회
구운 김 3회

**채소류**
감자 1개    수삼 2개
고구마 4개  무 1개
당근 2개    통마늘 8쪽
단호박 1개  양배추 1/2개

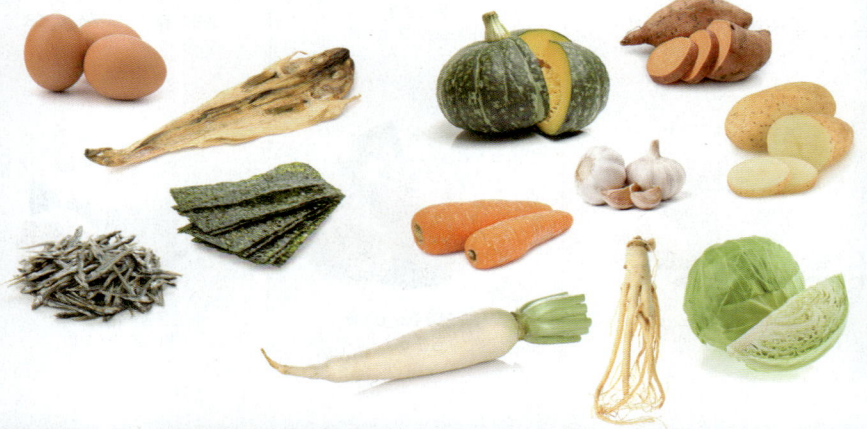

**과일류**
사과 5개
오렌지 2개
레몬 1개

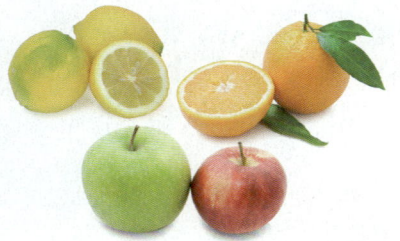

**소스류**
갈릭소스
데리야끼소스
발사믹소스/드레싱
굴소스

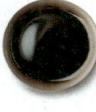

**청류**
올리브유
들기름
레몬청(혹은 설탕)
꿀

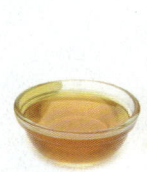
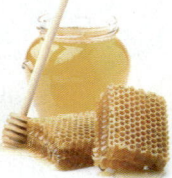
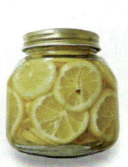
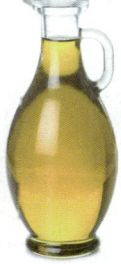

**견과류 외**
카레가루
계피가루
견과류(땅콩, 잣, 호두 등)
아마씨

**기타**
물
소금

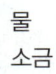
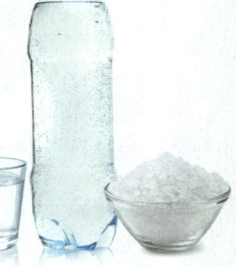
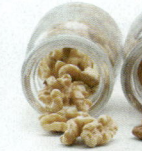
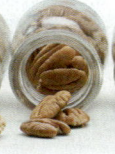
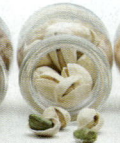
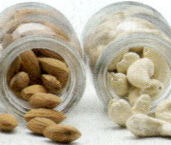
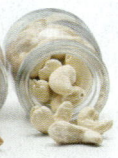

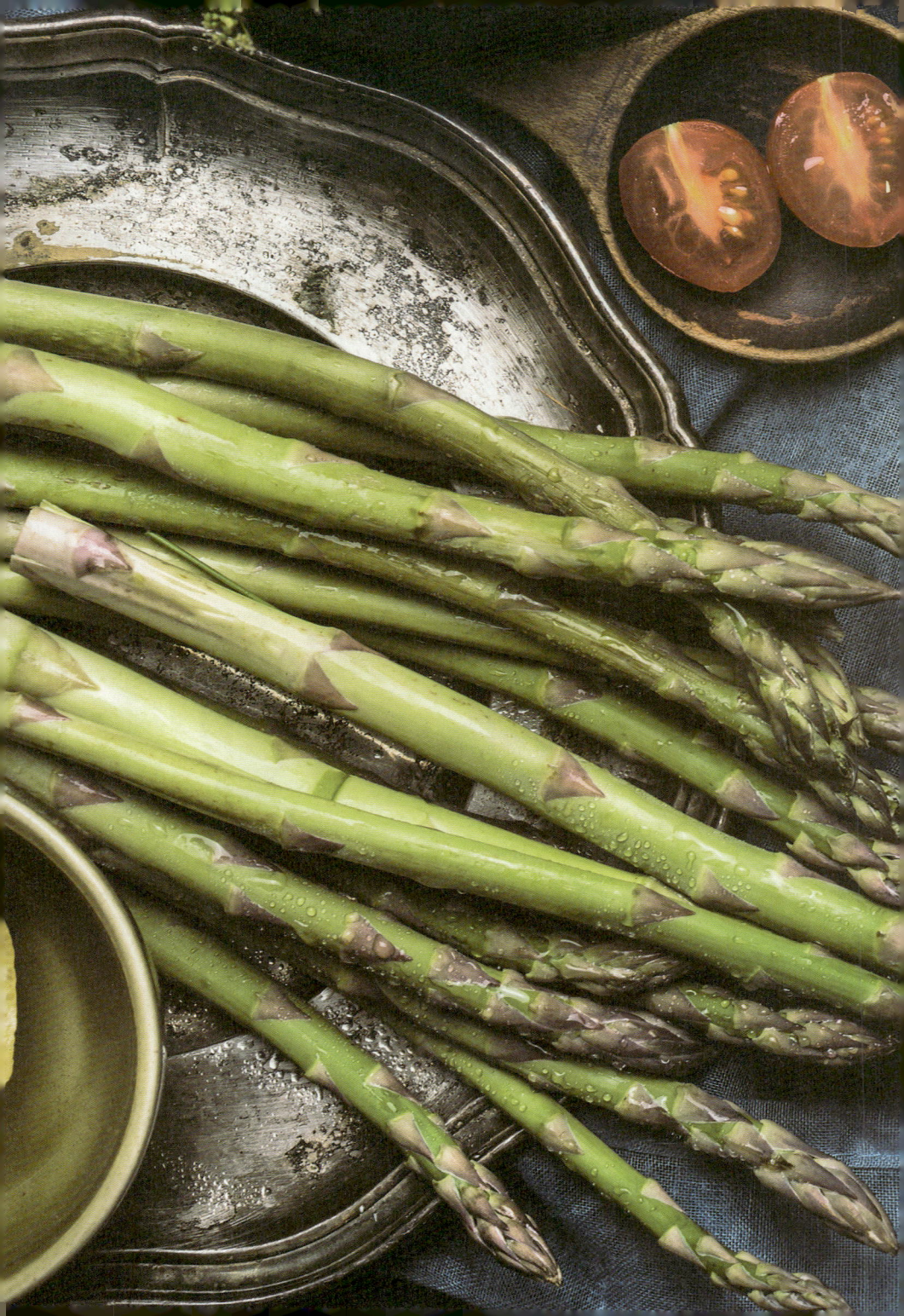

# 1-WEEK PLAN_장보기

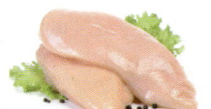
닭가슴살 500g

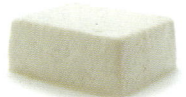
두부 1/2모(150g)

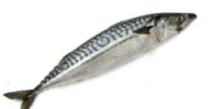
고등어 1마리

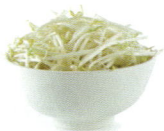
콩나물 3회 분량(280g)

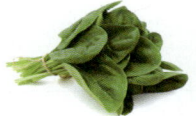
시금치 1회 분량(70g)

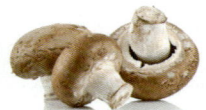
표고버섯 4개

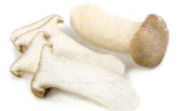
새송이버섯 2개

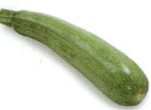
애호박 1개

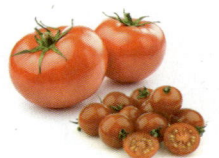
토마토 2개
방울토마토 10알

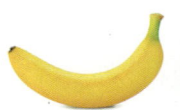
바나나 1개

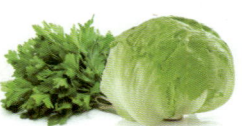
양상추 5장
셀러리 2.5개

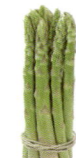
아스파라거스 2줄
(브로콜리 1/4개 대체 가능)

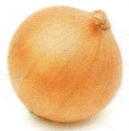
양파 1/3개

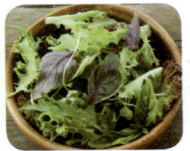
어린잎채소 한줌

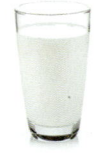
저지방우유 2컵

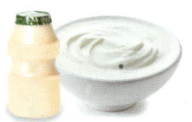
요구르트 2개
무가당 플레인 요거트 60g

# DAY 01  1주차_월요일

일일 목표 칼로리_총 **1,515kcal**

| 구분 | 추천 식단 | 오늘 먹은 것 | 메모 |
|---|---|---|---|
| 아침 (491kcal) | 잡곡밥 1공기<br>두부 1/2모<br>김치<br>콩나물국 | | |
| 점심 (480kcal) | 일반식 | | |
| 저녁 (329kcal) | 갈릭소스<br>닭가슴살구이 | | |
| 간식 (215kcal) | 검은콩두유 (200kcal)<br>방울토마토 5알 (15kcal) | | |

500ml = 🍶

| 기준 | 하루 권장량 | 오늘 마신 양 | 메모 |
|---|---|---|---|
| 체중 × 30~33㎖ | 🍶🍶🍶🍶🍶 | 🍶🍶🍶🍶🍶 | |

028 3주 스피드 몸만들기

Date    .    .    .

| 구분 | 추천 운동 | 오늘 운동한 것 | 메모 |
|---|---|---|---|
| 준비 운동 (10분) | 목 → 어깨 → 등 → 허리 → 골반 → 허벅지 → 종아리 → 발목 → 당일 운동 부위 | | |
| 근력 운동 (30분) | **가슴**<br>인클라인 푸시업 ★<br>(3Set : 10회, 12회, 15회)<br><br>**팔 삼두**<br>킥 백 덤벨 ★★<br>(3Set : 10회, 12회, 15회)<br><br>**전신**<br>버피 테스트 ★★<br>(3Set : 10회, 12회, 15회) | | |
| 유산소 운동 (15분 이상) 선택 | 전신 운동, 걷기, 달리기, 산책 | | |
| 마무리 운동 (5~10분) | 목 → 어깨 → 허리 → 허벅지 → 발목 → 당일 운동부위 | | |

3주 다이어트 플랜북 **029**

# DAY 02 1주차_화요일

일일 목표 칼로리_총 **1,470kcal**

| 구분 | 추천 식단 | 오늘 먹은 것 | 메모 |
|---|---|---|---|
| 아침 (588kcal) | 현미밥 1공기<br>고등어구이<br>김치국 | | |
| 점심 (480kcal) | 일반식 | | |
| 저녁 (265kcal) | 닭가슴살 타락죽 | | |
| 간식 (137kcal) | 셀러리 바나나주스 (101kcal)<br>땅콩 6알 (36kcal) | | |

500ml =

| 기준 | 하루 권장량 | 오늘 마신 양 | 메모 |
|---|---|---|---|
| 체중 × 30~33ml | | | |

**Date** . . .

| 구분 | 추천 운동 | 오늘 운동한 것 | 메모 |
|---|---|---|---|
| 준비 운동 (10분) | 목 → 어깨 → 등 → 허리 → 골반 → 허벅지 → 종아리 → 발목 → 당일 운동 부위 | | |
| 근력 운동 (30분) | 등<br>덤벨 로우 ★<br>(3Set : 10회, 12회, 15회)<br><br>팔 이두<br>해머 컬 덤벨 ★<br>(3Set : 10회, 12회, 15회)<br><br>허리<br>백 익스텐션 ★★<br>(3Set : 10회, 12회, 15회) | | |
| 유산소 운동 (15분 이상) 선택 | 전신 운동, 걷기, 달리기, 산책 | | |
| 마무리 운동 (5~10분) | 목 → 어깨 → 허리 → 허벅지 → 발목 → 당일 운동부위 | | |

# DAY 03　1주차_수요일

일일 목표 칼로리_총 **1,298kcal**

| 구분 | 추천 식단 | 오늘 먹은 것 | 메모 |
|---|---|---|---|
| 아침 (427kcal) | 현미밥 1공기<br>김치<br>구운 김<br>콩나물국 | | |
| 점심 (480kcal) | 일반식 | | |
| 저녁 (268kcal) | 닭가슴살 버섯스테이크 | | |
| 간식 (123kcal) | 토마토 셀러리주스 (89kcal)<br>삶은 달걀흰자 2개 (34kcal) | | |

500ml =

| 기준 | 하루 권장량 | 오늘 마신 양 | 메모 |
|---|---|---|---|
| 체중 × 30~33ml | | | |

3주 스피드 몸만들기

Date . . .

| 구분 | 추천 운동 | 오늘 운동한 것 | 메모 |
|---|---|---|---|
| 준비 운동 (10분) | 목 → 어깨 → 등 → 허리 → 골반 → 허벅지 → 종아리 → 발목 → 당일 운동 부위 | | |
| 근력 운동 (30분) | 하체<br>런지 ★<br>(3Set : 10회, 12회, 15회)<br><br>어깨<br>리어 래터럴 레이즈 ★★<br>(3Set : 10회, 12회, 15회)<br><br>복부<br>크런치 ★<br>(3Set : 15회, 15회, 15회) | | |
| 유산소 운동 (15분 이상) 선택 | 전신 운동, 걷기, 달리기, 산책 | | |
| 마무리 운동 (5~10분) | 목 → 어깨 → 허리 → 허벅지 → 발목 → 당일 운동부위 | | |

# DAY 04  1주차_목요일

일일 목표 칼로리_총 **1,426** kcal

| 구분 | 추천 식단 | 오늘 먹은 것 | 메모 |
|---|---|---|---|
| 아침<br>(449kcal) | 현미밥 1공기<br>김치<br>멸치볶음<br>연한 된장국 | | |
| 점심<br>(480kcal) | 일반식 | | |
| 저녁<br>(375kcal) | 닭가슴살 아마씨 쌈밥 | | |
| 간식<br>(122kcal) | 셀러리 바나나주스 (101kcal)<br>아몬드 3알(21kcal) | | |

500ml =

| 기준 | 하루 권장량 | 오늘 마신 양 | 메모 |
|---|---|---|---|
| 체중<br>×<br>30~33ml | 🍶🍶🍶🍶🍶 | 🍶🍶🍶🍶🍶 | |

034  3주 스피드 몸만들기

Date . . .

| 구분 | 추천 운동 | 오늘 운동한 것 | 메모 |
|---|---|---|---|
| 준비 운동 (10분) | 목 → 어깨 → 등 → 허리 → 골반 → 허벅지 → 종아리 → 발목 → 당일 운동 부위 | | |
| 근력 운동 (30분) | 가슴<br>디클라인 푸시업 ★★<br>(3Set : 10회, 12회, 15회)<br><br>팔 삼두<br>원 암 덤벨 익스텐션 ★<br>(3Set : 10회, 12회, 15회)<br><br>전신<br>암 워킹 ★★<br>(3Set : 10회, 12회, 15회) | | |
| 유산소 운동 (15분 이상) 선택 | 전신 운동, 걷기, 달리기, 산책 | | |
| 마무리 운동 (5~10분) | 목 → 어깨 → 허리 → 허벅지 → 발목 → 당일 운동부위 | | |

# DAY 05 1주차_금요일

일일 목표 칼로리_총 1,508kcal

| 구분 | 추천 식단 | 오늘 먹은 것 | 메모 |
|---|---|---|---|
| 아침 (490kcal) | 현미밥 1공기<br>새송이볶음<br>애호박볶음<br>김치콩나물국 | | |
| 점심 (480kcal) | 일반식 | | |
| 저녁 (334kcal) | 닭가슴살<br>카레스테이크 | | |
| 간식 (204kcal) | 사과 당근주스<br>(168kcal)<br>땅콩 6알(36kcal) | | |

500ml =

| 기준 | 하루 권장량 | 오늘 마신 양 | 메모 |
|---|---|---|---|
| 체중 × 30~33ml | 🍶🍶🍶🍶🍶 | 🍶🍶🍶🍶🍶 | |

036 3주 스피드 몸만들기

Date . . .

| 구분 | 추천 운동 | 오늘 운동한 것 | 메모 |
|---|---|---|---|
| 준비 운동 (10분) | 목 → 어깨 → 등 → 허리 → 골반 → 허벅지 → 종아리 → 발목 → 당일 운동 부위 | | |
| 근력 운동 (30분) | **덤벨 로우** ★ (3Set : 10회, 12회, 15회)<br><br>**덤벨 컬** ★ (3Set : 10회, 12회, 15회)<br><br>**얼터네이트 슈퍼맨** ★★ (3Set : 10회, 12회, 15회) | | |
| 유산소 운동 (15분 이상) 선택 | 전신 운동, 걷기, 달리기, 산책 | | |
| 마무리 운동 (5~10분) | 목 → 어깨 → 허리 → 허벅지 → 발목 → 당일 운동부위 | | |

3주 다이어트 플랜북 **037**

# DAY 06　1주차_토요일

일일 목표 칼로리_총 **1,579kcal**

| 구분 | 추천 식단 | 오늘 먹은 것 | 메모 |
|---|---|---|---|
| 아침 (568kcal) | 현미밥 1공기<br>채소볶음<br>구운 김<br>시금치 된장국 | | |
| 점심 (480kcal) | 일반식 | | |
| 저녁 (316kcal) | 고구마<br>닭가슴살 무스 | | |
| 간식 (215kcal) | 검은콩두유 (200kcal)<br>방울토마토 5알 (15kcal) | | |

500ml =

| 기준 | 하루 권장량 | 오늘 마신 양 | 메모 |
|---|---|---|---|
| 체중 × 30~33ml | | | |

038　3주 스피드 몸만들기

Date . . .

| 구분 | 추천 운동 | 오늘 운동한 것 | 메모 |
|---|---|---|---|
| 준비 운동 (10분) | 목 → 어깨 → 등 → 허리 → 골반 → 허벅지 → 종아리 → 발목 → 당일 운동 부위 | | |
| 근력 운동 (30분) | 하체<br>런지 ★<br>(3Set : 10회, 12회, 15회)<br><br>어깨<br>프론트 레이즈 ★<br>(3Set : 10회, 12회, 15회)<br><br>복부<br>니업 ★★<br>(3Set : 15회, 15회, 15회) | | |
| 유산소 운동 (15분 이상) 선택 | 전신 운동, 걷기, 달리기, 산책 | | |
| 마무리 운동 (5~10분) | 목 → 어깨 → 허리 → 허벅지 → 발목 → 당일 운동부위 | | |

# DAY 07 1주차_일요일

일일 목표 칼로리_총 1,500~1,900kcal

| 구분 | 추천 식단 | 오늘 먹은 것 | 메모 |
|---|---|---|---|
| 아침 (500kcal) | 일반식 | | |
| 점심 (500~700kcal) | 일반식 | | |
| 저녁 (500~700kcal) | 일반식 | | |

**유의사항**

- 일요일에는 자유식으로 한다. 단, 하루 섭취량이 2,100kcal를 넘지 않는다.
- 아침 식사 메뉴 중 **반찬은 칼로리에 맞춰 조절**하여 먹는다.
- 튀긴 음식, 분식, 밀가루, 인스턴트, 패스트푸드 등 **자극적이고 칼로리가 높은 식품은 절대 먹지 않는다.**
- **절대 금주!** 술을 먹으면 포만감을 느끼지 못하여 많은 양의 안주를 먹게 된다.
- **규칙적인 시간에 식사한다.** (아침) 7~8시/ (점심) 12~13시/ (저녁) 19~20시. 단, 오후 10시 이후에는 먹지 않는다.
- **물은 수시로 마신다.** 많이 마시면 식이 조절에도 도움이 되고 체지방도 줄여주므로 다이어트 할 때 꼭 필요하다.

**Date** . . .

| 추천 프로그램 | 오늘 운동한 것 | 메모 |
|---|---|---|
| 휴식 | | |

500㎖ =

| 기준 | 하루 권장량 | 오늘 마신 양 | 메모 |
|---|---|---|---|
| 체중 × 30~33㎖ | | | |

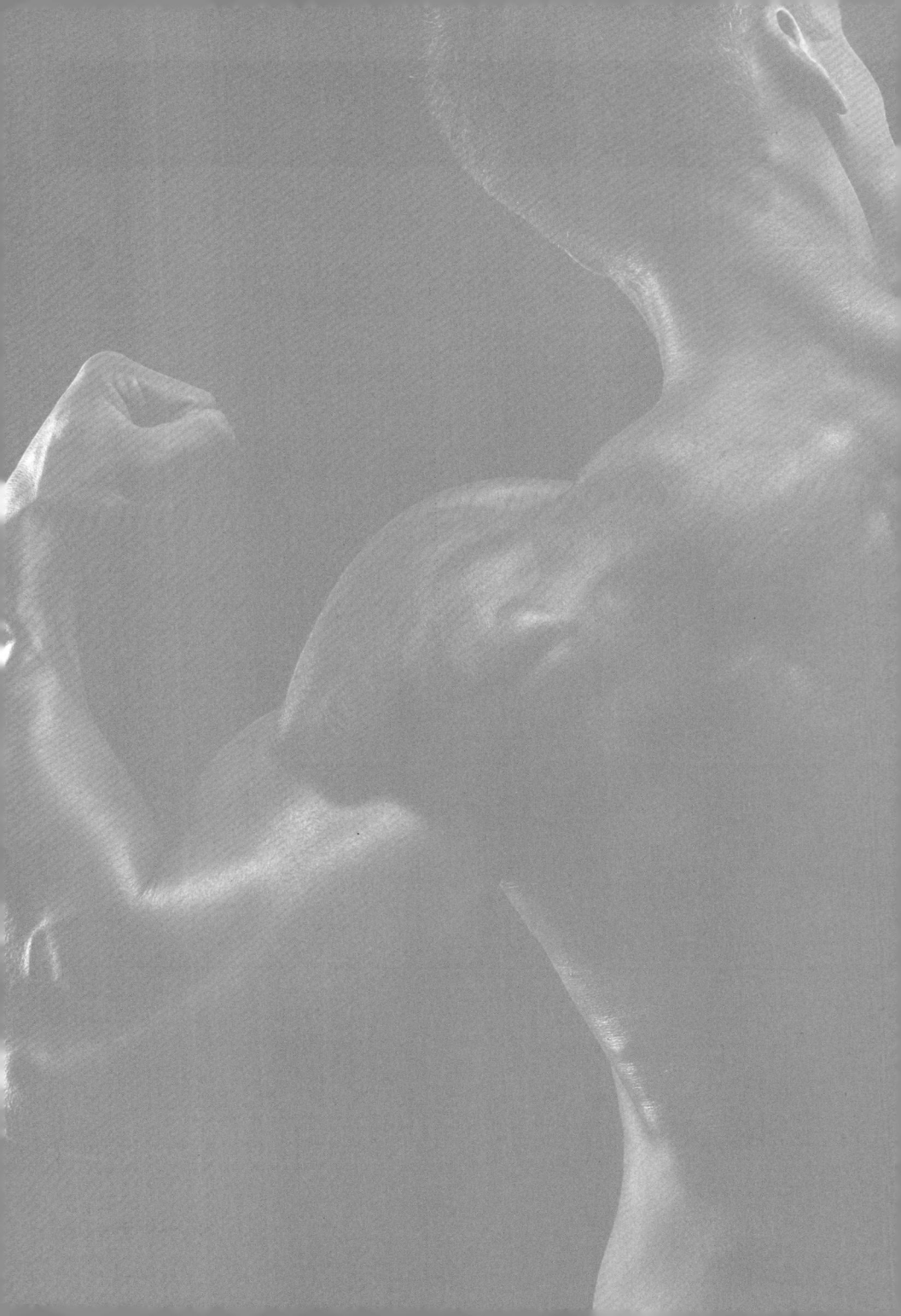

# WEEK PLAN 2

# 운동 프로그램

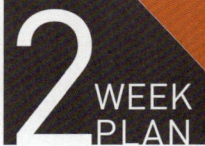

※운동 난이도: ★하, ★★중, ★★★상

| | 월 | 화 | 수 |
|---|---|---|---|
| 1 | 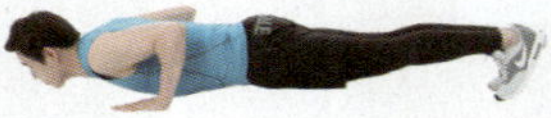 가슴 ★★★<br>힌두 푸시업_p.60 | 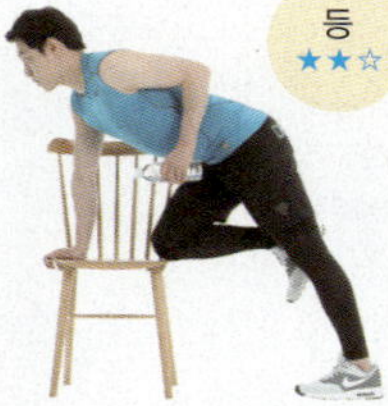 등 ★★☆<br>원 암 덤벨 로우_p.54 | 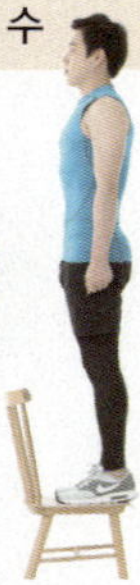 하체 ★★☆<br>스텝 업_p.84 |
| 2 | 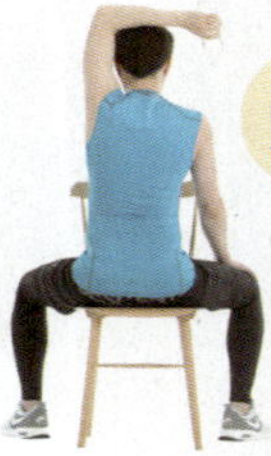 팔(삼두) ★☆☆<br>원 암 덤벨 익스텐션_p.73 | 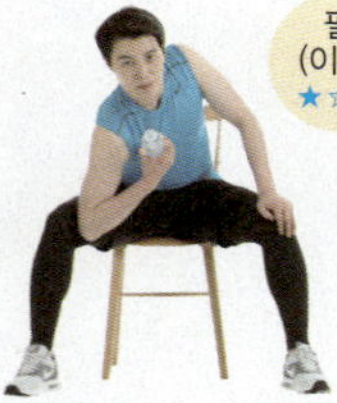 팔(이두) ★☆☆<br>덤벨 컨센트레이션 컬_p.80 | 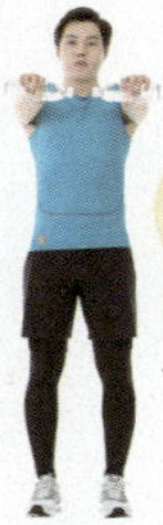 어깨 ★☆☆<br>프론트 레이즈_p.47 |
| 3 | 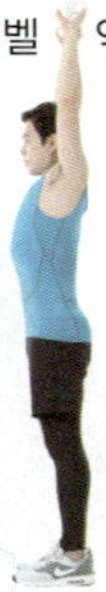 전신 ★★☆<br>하드 클린_p.39 | 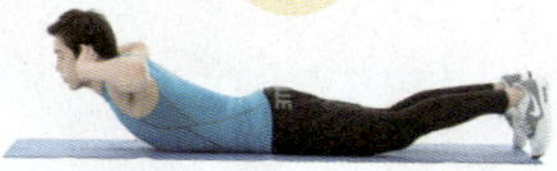 허리 ★★☆<br>백 익스텐션_p.63 | 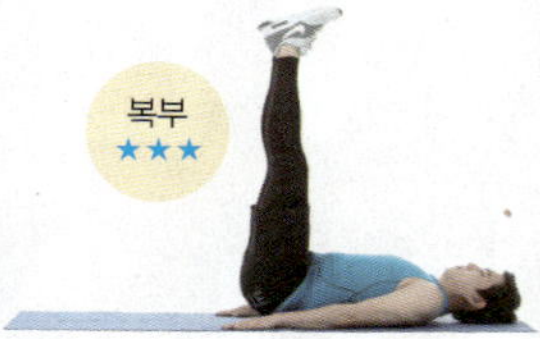 복부 ★★★<br>레그 레이즈_p.70 |

# WORKOUT PROGRAM

※기재된 페이지는 본책을 기준으로 한다.

| | 목 | 금 | 토 |
|---|---|---|---|
| 1 | 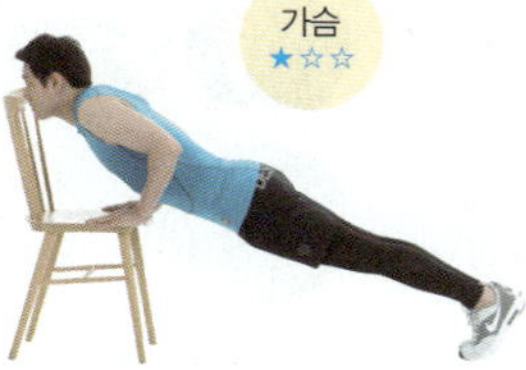 가슴 ★☆☆<br>인클라인 푸시업_p.58 | 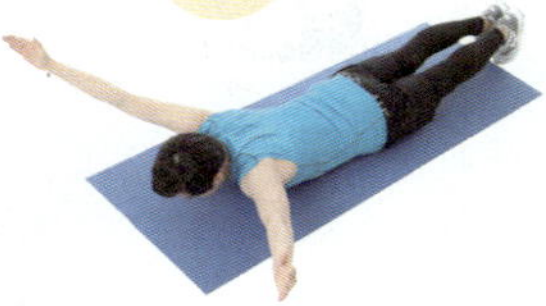 등 ★★★<br>플로어 Y 레이즈_p.51 | 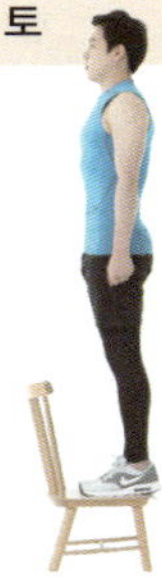 하체 ★★☆<br>스텝 업_p.84 |
| 2 | 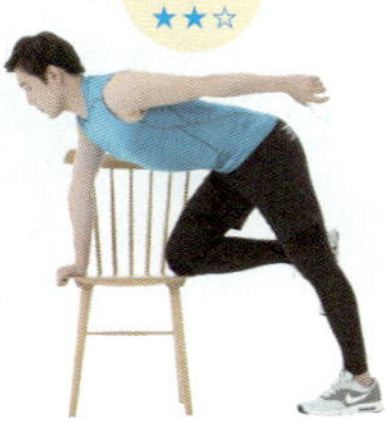 팔(삼두) ★★☆<br>킥 백 덤벨_p.74 | 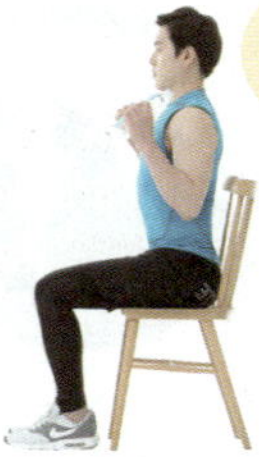 팔(이두) ★☆☆<br>해머 컬 덤벨_p.81 | 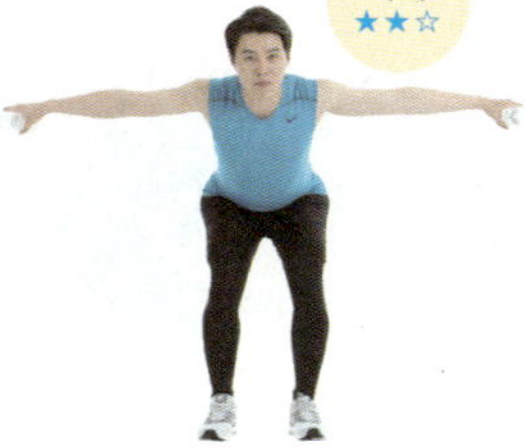 어깨 ★★☆<br>리어 래터럴 레이즈_p.48 |
| 3 | 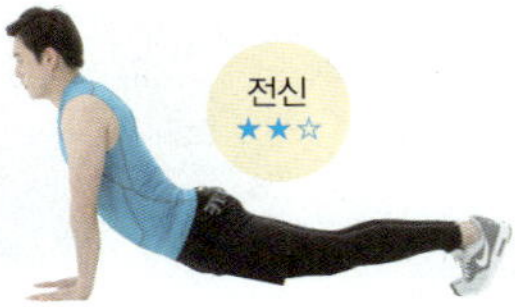 전신 ★★☆<br>버피 테스트_p.42 | 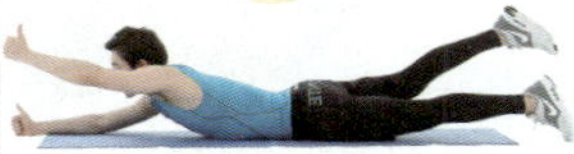 허리 ★★☆<br>얼터네이트 슈퍼맨_p.64 | 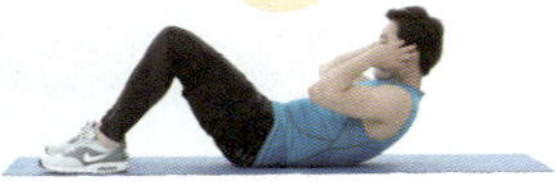 복부 ★☆☆<br>크런치_p.67 |

3주 다이어트 플랜북 **045**

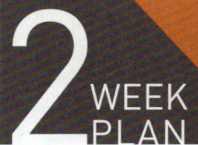

# 식단 프로그램

## 2 WEEK PLAN

※점심은 일반식(300kcal)을 기본으로 하며, 칼로리는 요일별 일일 목표 칼로리입니다.

| | 월(1,166kcal) | 화(1,064kcal) | 수(1,183kcal) |
|---|---|---|---|
| 아침 |   <br>바나나 1개, 저지방우유 1/2컵,<br>무가당 플레인 요거트 1개(85g) | 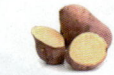  <br>고구마 2개, 저지방우유 1/2컵,<br>무가당 플레인 요거트 1개(85g) | 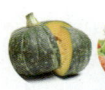  <br>단호박 1/4개, 채소 샐러드 200g,<br>두유 1컵 |
| 저녁 | 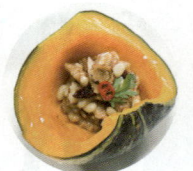<br>단호박 닭가슴살 찜_p.110 | 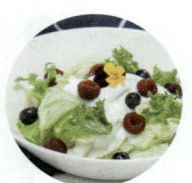<br>베리베리<br>닭가슴살 샐러드_p.112 | 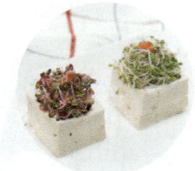<br>닭가슴살 두부 카나페_p.114 |
| 저녁 간식 | 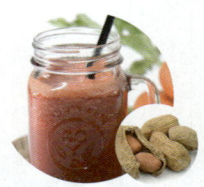<br>사과 당근주스_p.148,<br>땅콩 10알 | 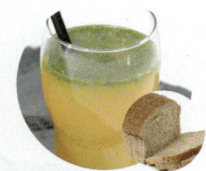<br>파슬리 오렌지주스_p.150,<br>호밀식빵 2조각 | 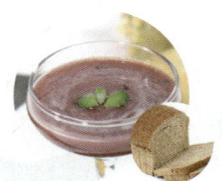<br>블루베리 망고주스_p.152,<br>호밀식빵 2조각 |

# FOOD PROGRAM

※ 기재된 페이지는 본책을 기준으로 한다.

| | 목(1,096㎉) | 금(1,001㎉) | 토(1,177㎉) |
|---|---|---|---|
| 아침 | 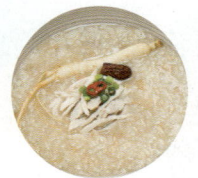<br>바나나 1개, 생채소,<br>익힌 닭가슴살 1개(100g) | 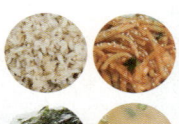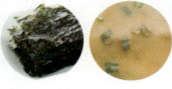<br>현미밥 1/2공기, 무생채,<br>구운 김, 연한 된장국 | 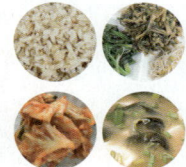<br>현미밥 1/2공기, 나물무침,<br>김치, 시금치 된장국 |
| 저녁 | 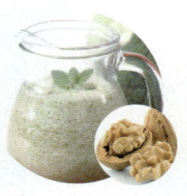<br>닭가슴살 현미죽_p.116 | 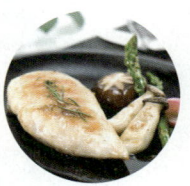<br>닭가슴살<br>버섯스테이크_p.102 | 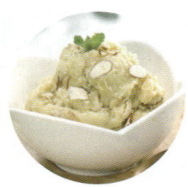<br>고구마<br>닭가슴살 무스_p.108 |
| 저녁<br>간식 | 해독주스_p.154,<br>호두 5알 | 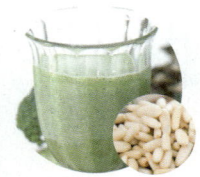<br>브로콜리 파인애플주스_p.156,<br>잣 12알 | 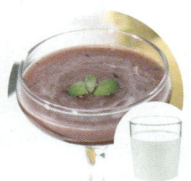<br>블루베리 망고주스_p.152,<br>저지방 우유 1/2컵 |

3주 다이어트 플랜북

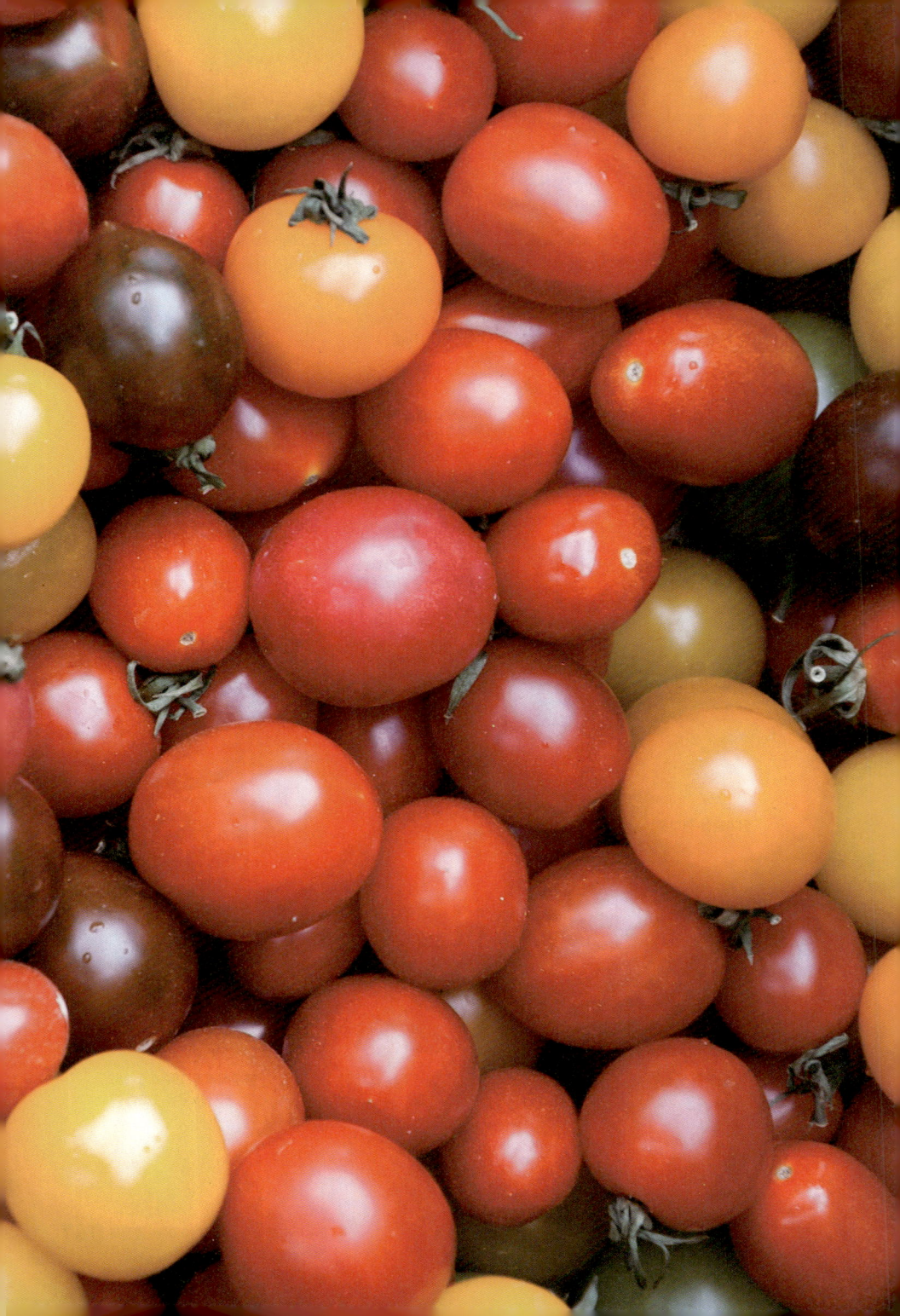

## 2- WEEK PLAN_장보기

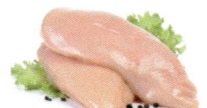
닭가슴살 500g

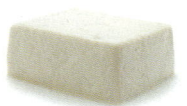
두부 1/2모(150g)

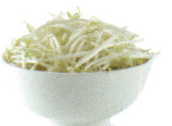
콩나물 1회 분량(70g)
(나물무침 포함)

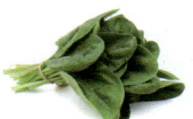
시금치 1회 분량(70g)

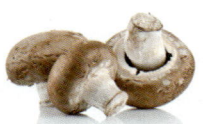
표고버섯 2개

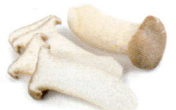
새송이버섯 1/4개

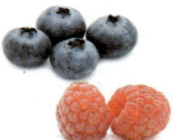
블루베리 1컵
산딸기 1/2컵

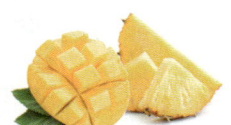
파인애플 1/4개
망고 1개

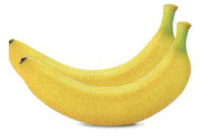
바나나 2개

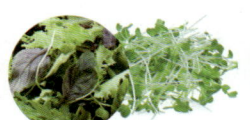
어린잎채소 한줌
새싹채소 한줌

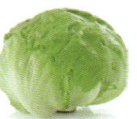
양상추 4장

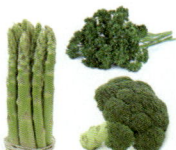
아스파라거스 2줄
파슬리 2줄기
브로콜리 1/2개

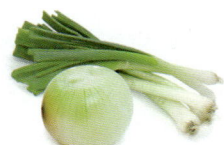
양파 1/3개, 쪽파
대파(국물용) 반 뿌리

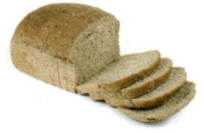
호밀식빵 4조각

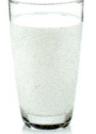
저지방우유 2.5컵
두유 1컵

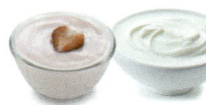
무가당 플레인 요거트 3개(각 85g)
딸기요거트 1개

# DAY 08  2주차_월요일

일일 목표 칼로리_총 **1,166kcal**

| 구분 | 추천 식단 | 오늘 먹은 것 | 메모 |
|---|---|---|---|
| 아침 (233kcal) | 바나나 1개 / 저지방우유 1/2컵 / 무가당 플레인 요거트 1개(85g) | | |
| 점심 (300kcal) | 일반식(1/2) | | |
| 저녁 (405kcal) | 단호박 닭가슴살 찜 | | |
| 간식 (228kcal) | 사과 당근주스 (168kcal) / 땅콩 10알(60kcal) | | |

500ml = 🍶

| 기준 | 하루 권장량 | 오늘 마신 양 | 메모 |
|---|---|---|---|
| 체중 × 30~33ml | 🍶🍶🍶🍶🍶 | ⚪⚪⚪⚪⚪ | |

050  3주 스피드 몸만들기

Date . . .

| 구분 | 추천 운동 | 오늘 운동한 것 | 메모 |
|---|---|---|---|
| 준비 운동 (10분) | 목 → 어깨 → 등 → 허리 → 골반 → 허벅지 → 종아리 → 발목 → 당일 운동 부위 | | |
| 근력 운동 (30분) | 가슴<br>힌두 푸시업 ★★★<br>(3Set : 15회, 15회, 15회)<br><br>팔 삼두<br>원 암 덤벨 익스텐션 ★<br>(3Set : 15회, 15회, 15회)<br><br>전신<br>하드 클린 ★★<br>(3Set : 15회, 15회, 15회) | | |
| 유산소 운동 (15분 이상) 선택 | 전신 운동, 걷기, 달리기, 산책 | | |
| 마무리 운동 (5~10분) | 목 → 어깨 → 허리 → 허벅지 → 발목 → 당일 운동부위 | | |

# DAY 09  2주차_화요일

일일 목표 칼로리_총 **1,064kcal**

| 구분 | 추천 식단 | 오늘 먹은 것 | 메모 |
|---|---|---|---|
| 아침 (352kcal) | 고구마 2개<br>저지방우유 1/2컵<br>무가당 플레인 요거트 1개(85g) | | |
| 점심 (300kcal) | 일반식(1/2) | | |
| 저녁 (251kcal) | 베리베리 닭가슴살 샐러드 | | |
| 간식 (161kcal) | 파슬리 오렌지주스 (68kcal)<br>호밀식빵 2조각 (93kcal) | | |

500㎖ =

| 기준 | 하루 권장량 | 오늘 마신 양 | 메모 |
|---|---|---|---|
| 체중 × 30~33㎖ | 🍶🍶🍶🍶🍶 | 🍶🍶🍶🍶🍶 | |

052  3주 스피드 몸만들기

Date   .   .   .

| 구분 | 추천 운동 | 오늘 운동한 것 | 메모 |
|---|---|---|---|
| 준비<br>운동<br>(10분) | 목 → 어깨 → 등 → 허리 → 골반 →<br>허벅지 → 종아리 → 발목 → 당일 운동<br>부위 | | |
| 근력<br>운동<br>(30분) | 등<br>원 암 덤벨 로우 ★★<br>(3Set : 15회, 15회, 15회)<br><br>팔<br>이두<br>덤벨 컨센트레이션 컬 ★<br>(3Set : 15회, 15회, 15회)<br><br>허리<br>백 익스텐션 ★★<br>(3Set : 15회, 15회, 15회) | | |
| 유산소<br>운동<br>(15분 이상)<br>선택 | 전신 운동, 걷기, 달리기, 산책 | | |
| 마무리<br>운동<br>(5~10분) | 목 → 어깨 → 허리 → 허벅지 → 발목 →<br>당일 운동부위 | | |

# DAY 10  2주차_수요일

일일 목표 칼로리_총 **1,183**kcal

| 구분 | 추천 식단 | | 오늘 먹은 것 | 메모 |
|---|---|---|---|---|
| 아침 (376kcal) | | 단호박 1/4개<br>채소 샐러드<br>두유 1컵 | | |
| 점심 (300kcal) | | 일반식(1/2) | | |
| 저녁 (301kcal) | | 닭가슴살<br>두부 카나페 | | |
| 간식 (206kcal) | | 블루베리 망고주스<br>(113kcal)<br>호밀식빵 2조각<br>(93kcal) | | |

500㎖ =

| 기준 | 하루 권장량 | 오늘 마신 양 | 메모 |
|---|---|---|---|
| 체중<br>×<br>30~33㎖ | | | |

054  3주 스피드 몸만들기

Date      .      .      .

| 구분 | 추천 운동 | 오늘 운동한 것 | 메모 |
|---|---|---|---|
| 준비 운동 (10분) | 목 → 어깨 → 등 → 허리 → 골반 → 허벅지 → 종아리 → 발목 → 당일 운동 부위 | | |
| 근력 운동 (30분) | 하체<br>스텝 업 ★★<br>(3Set : 15회, 15회, 15회)<br><br>어깨<br>프론트 레이즈 ★<br>(3Set : 15회, 15회, 15회)<br><br>복부<br>레그 레이즈 ★★★<br>(3Set : 20회, 20회, 20회) | | |
| 유산소 운동 (15분 이상) 선택 | 전신 운동, 걷기, 달리기, 산책 | | |
| 마무리 운동 (5~10분) | 목 → 어깨 → 허리 → 허벅지 → 발목 → 당일 운동부위 | | |

# DAY 11  2주차_목요일

일일 목표 칼로리_총 **1,096kcal**

| 구분 | 추천 식단 | 오늘 먹은 것 | 메모 |
|---|---|---|---|
| 아침 (295kcal) | 바나나 1개 / 익힌 닭가슴살 100g / 생채소 | | |
| 점심 (300kcal) | 일반식(1/2) | | |
| 저녁 (312kcal) | 닭가슴살 현미죽 | | |
| 간식 (189kcal) | 해독주스(59kcal) / 호두 5알(130kcal) | | |

500㎖ = 🍶

| 기준 | 하루 권장량 | 오늘 마신 양 | 메모 |
|---|---|---|---|
| 체중 × 30~33㎖ | 🍶🍶🍶🍶🍶 | 🍶🍶🍶🍶🍶 | |

056  3주 스피드 몸만들기

Date . . .

| 구분 | 추천 운동 | 오늘 운동한 것 | 메모 |
|---|---|---|---|
| 준비 운동 (10분) | 목 → 어깨 → 등 → 허리 → 골반 → 허벅지 → 종아리 → 발목 → 당일 운동 부위 | | |
| 근력 운동 (30분) | 가슴<br>인클라인 푸시업 ★<br>(3Set : 15회, 15회, 15회)<br><br>팔 삼두<br>킥 백 덤벨 ★★<br>(3Set : 15회, 15회, 15회)<br><br>전신<br>버피 테스트 ★★<br>(3Set : 15회, 15회, 15회) | | |
| 유산소 운동 (15분 이상) 선택 | 전신 운동, 걷기, 달리기, 산책 | | |
| 마무리 운동 (5~10분) | 목 → 어깨 → 허리 → 허벅지 → 발목 → 당일 운동부위 | | |

# DAY 12

## 2주차_금요일

일일 목표 칼로리_총 **1,001kcal**

| 구분 | 추천 식단 | 오늘 먹은 것 | 메모 |
|---|---|---|---|
| 아침 (350kcal) | 현미밥 1/2공기<br>무생채<br>구운 김<br>연한 된장국 | | |
| 점심 (300kcal) | 일반식(1/2) | | |
| 저녁 (268kcal) | 닭가슴살<br>버섯스테이크 | | |
| 간식 (83kcal) | 브로콜리<br>파인애플주스 (69kcal)<br>잣 12알 (14kcal) | | |

500㎖ =

| 기준 | 하루 권장량 | 오늘 마신 양 | 메모 |
|---|---|---|---|
| 체중 × 30~33㎖ | | | |

3주 스피드 몸만들기

Date . . .

| 구분 | 추천 운동 | 오늘 운동한 것 | 메모 |
|---|---|---|---|
| 준비 운동 (10분) | 목 → 어깨 → 등 → 허리 → 골반 → 허벅지 → 종아리 → 발목 → 당일 운동부위 | | |
| 근력 운동 (30분) | 플로어 Y 레이즈 ★★★ (3Set : 15회, 15회, 15회) <br> 해머 컬 덤벨 ★ (3Set : 15회, 15회, 15회) <br> 얼터네이트 슈퍼맨 ★★ (3Set : 15회, 15회, 15회) | | |
| 유산소 운동 (15분 이상) 선택 | 전신 운동, 걷기, 달리기, 산책 | | |
| 마무리 운동 (5~10분) | 목 → 어깨 → 허리 → 허벅지 → 발목 → 당일 운동부위 | | |

# DAY 13  2주차_토요일

일일 목표 칼로리_총 **1,177kcal**

| 구분 | 추천 식단 | 오늘 먹은 것 | 메모 |
|---|---|---|---|
| 아침 (388kcal) | 현미밥 1/2공기<br>나물무침<br>김치<br>시금치 된장국 | | |
| 점심 (300kcal) | 일반식(1/2) | | |
| 저녁 (316kcal) | 고구마<br>닭가슴살 무스 | | |
| 간식 (173kcal) | 블루베리 망고주스 (113kcal)<br>저지방우유 1/2컵 (60kcal) | | |

500ml = 🍼

| 기준 | 하루 권장량 | 오늘 마신 양 | 메모 |
|---|---|---|---|
| 체중 × 30~33ml | 🍼🍼🍼🍼🍼 | 🍼🍼🍼🍼 | |

Date     .     .     .

| 구분 | 추천 운동 | 오늘 운동한 것 | 메모 |
|---|---|---|---|
| 준비 운동 (10분) | 목 → 어깨 → 등 → 허리 → 골반 → 허벅지 → 종아리 → 발목 → 당일 운동 부위 | | |
| 근력 운동 (30분) | 하체<br>스텝 업 ★★<br>(3Set : 15회, 15회, 15회)<br><br>어깨<br>리어 래터럴 레이즈 ★★<br>(3Set : 15회, 15회, 15회)<br><br>복부<br>크런치 ★<br>(3Set : 20회, 20회, 20회) | | |
| 유산소 운동 (15분 이상) 선택 | 전신 운동, 걷기, 달리기, 산책 | | |
| 마무리 운동 (5~10분) | 목 → 어깨 → 허리 → 허벅지 → 발목 → 당일 운동부위 | | |

# DAY 14　2주차_일요일

일일 목표 칼로리_총 **1,300~1,500kcal**

| 구분 | 추천 식단 | 오늘 먹은 것 | 메모 |
|---|---|---|---|
| 아침 (500kcal) | 일반식 | | |
| 점심 (300~500kcal) | 일반식 | | |
| 저녁 (500kcal) | 일반식 | | |

### 유의사항

- 일요일에는 자유식으로 한다. 단, **하루섭취량이 2,100kcal를 넘지 않는다.**
- 아침 식사 메뉴 중 **반찬은 칼로리에 맞춰 조절**하여 먹는다.
- 튀긴 음식, 분식, 밀가루, 인스턴트, 패스트푸드 등 **자극적이고 칼로리가 높은 식품은 절대 먹지 않는다.**
- **절대 금주!** 술을 먹으면 포만감을 느끼지 못하여 많은 양의 안주를 먹게 된다.
- **규칙적인 시간에 식사한다.** (아침) 7~8시/ (점심) 12~13시/ (저녁) 19~20시. 단, 오후 10시 이후에는 먹지 않는다.
- **물은 수시로 마신다.** 많이 마시면 식이 조절에도 도움이 되고 체지방도 줄여주므로 다이어트 할 때 꼭 필요하다.

Date . . .

| 추천 프로그램 | 오늘 운동한 것 | 메모 |
|---|---|---|
| 휴식 | | |

500㎖ =

| 기준 | 하루 권장량 | 오늘 마신 양 | 메모 |
|---|---|---|---|
| 체중 × 30~33㎖ | | | |

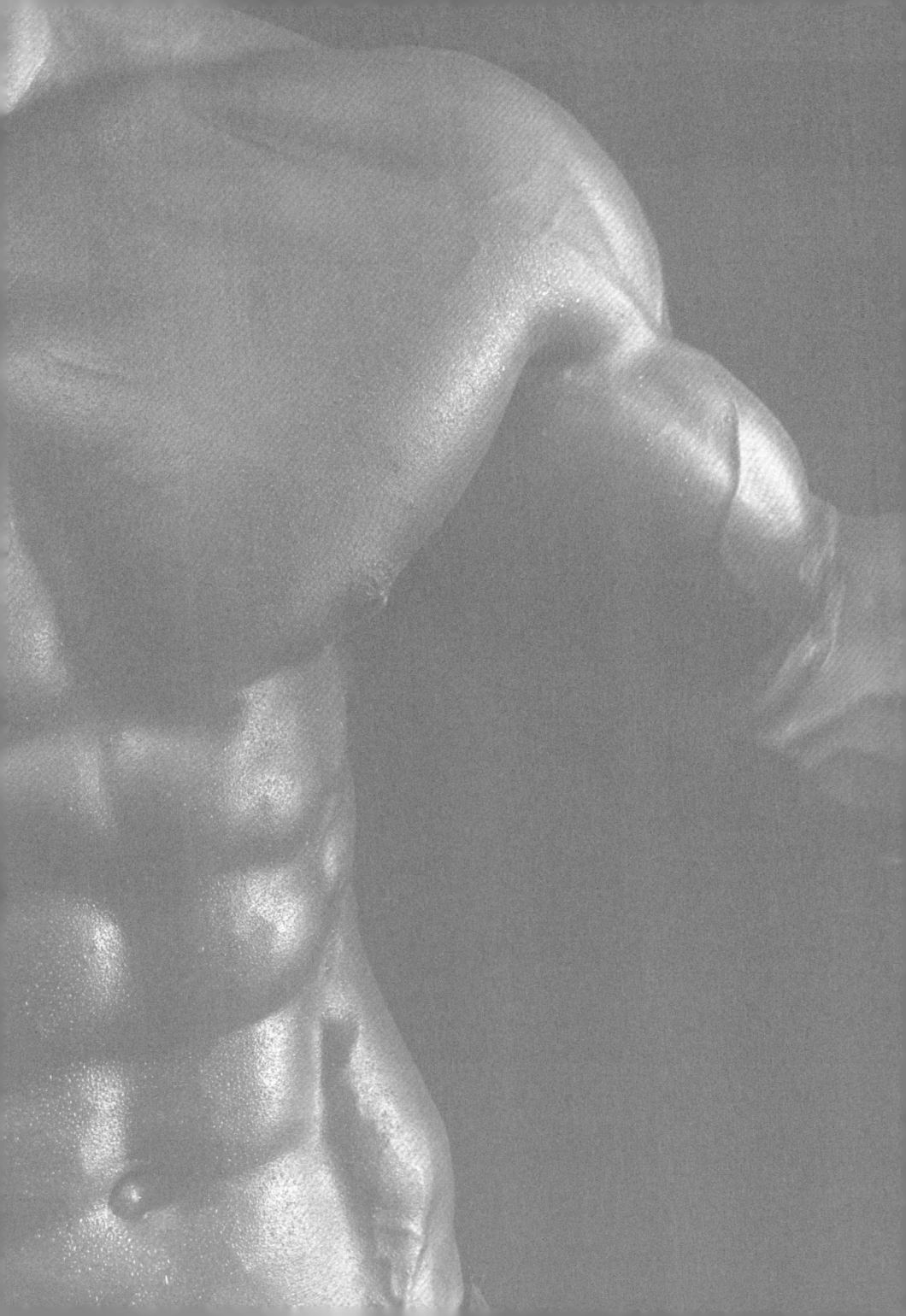

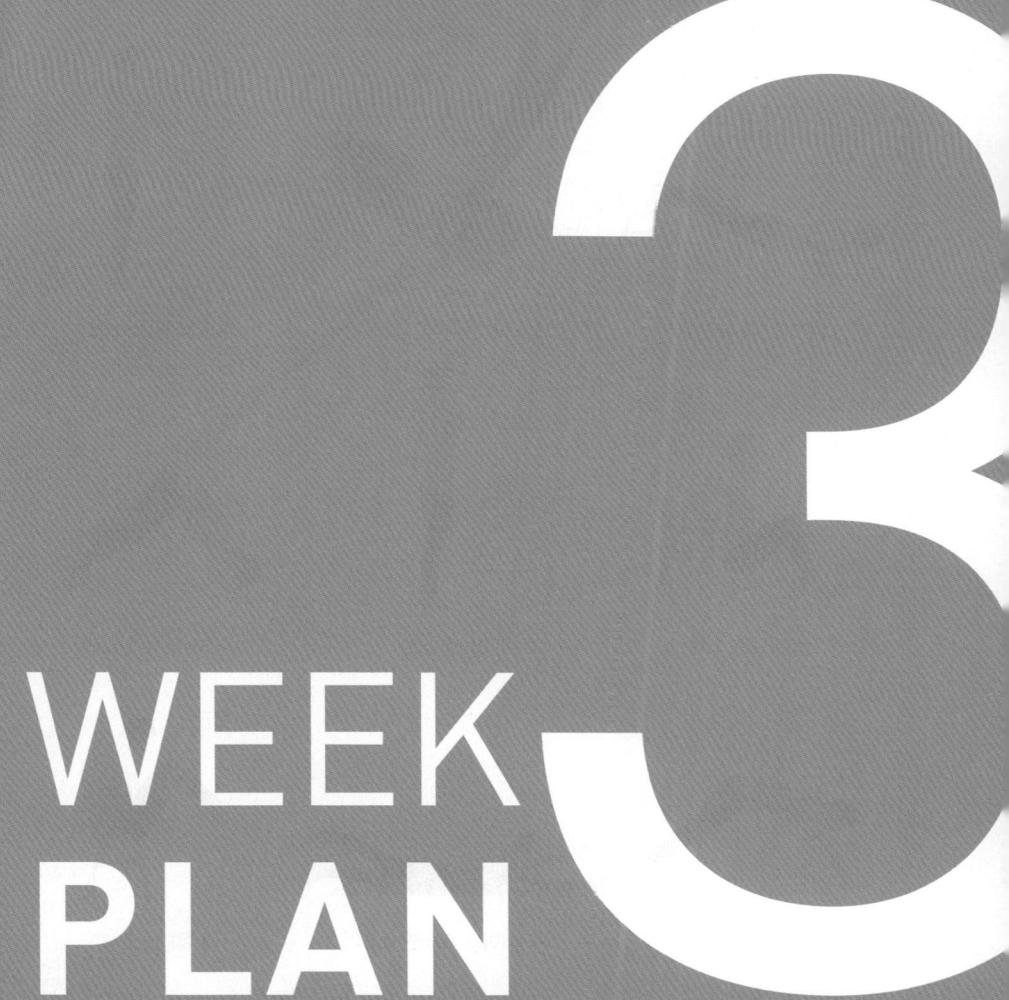

# WEEK 3
# PLAN

# 운동 프로그램

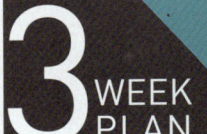

※운동 난이도: ★하, ★★중, ★★★상

| | 월 | 화 | 수 |
|---|---|---|---|
| 1 | 가슴 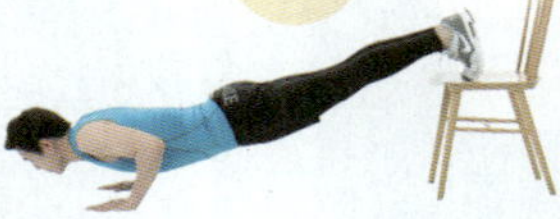 ★★☆<br>디클라인 푸시업_p.57 | 등 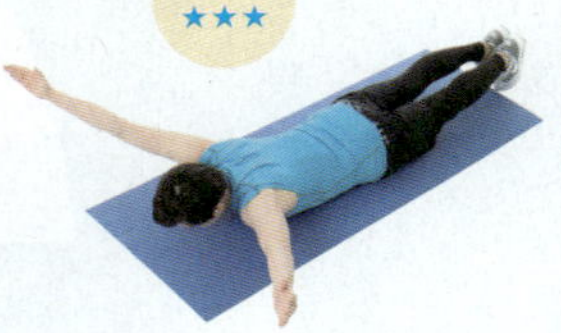 ★★★<br>플로어 Y 레이즈_p.51 | 하체 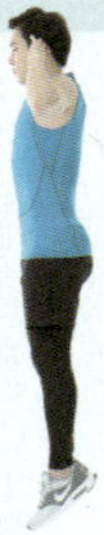 ★★★<br>점프 스쿼트_p.86 |
| 2 | 팔(삼두) 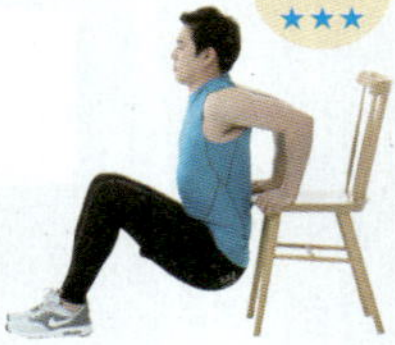 ★★★<br>벤치 딥스_p.76 | 팔(이두) 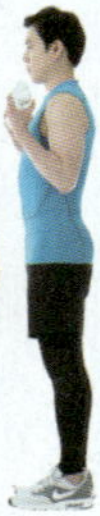 ★☆☆<br>덤벨 컬_p.79 | 어깨 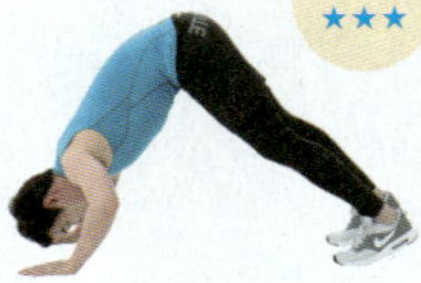 ★★★<br>파이크 푸시업_p.49 |
| 3 | 전신 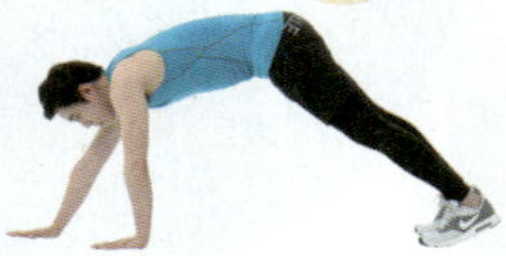 ★★☆<br>암 워킹_p.44 | 허리 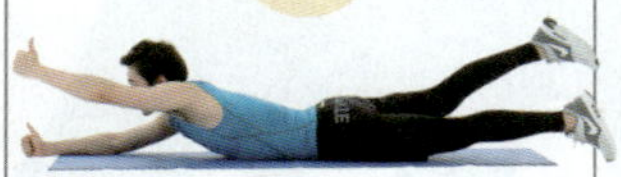 ★★☆<br>얼터네이트 슈퍼맨_p.64 | 복부 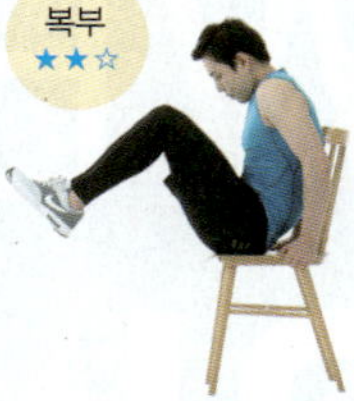 ★★☆<br>니업_p.68 |

# WORKOUT PROGRAM

※기재된 페이지는 본책을 기준으로 한다.

| | 목 | 금 | 토 |
|---|---|---|---|
| 1 | 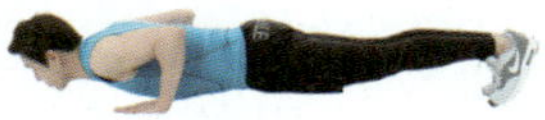 가슴 ★★★<br>힌두 푸시업_p.60 | 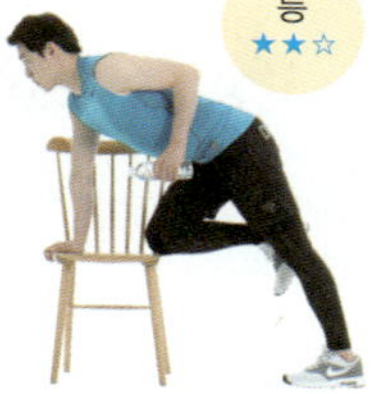 등 ★★☆<br>원 암 덤벨 로우_p.54 | 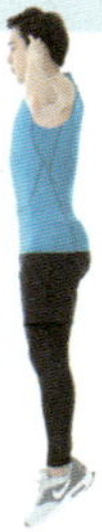 하체 ★★★<br>점프 스쿼트_p.86 |
| 2 | 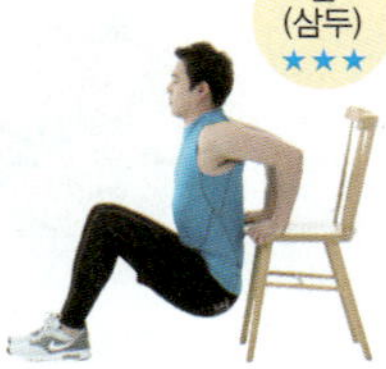 팔(삼두) ★★★<br>벤치 딥스_p.76 | 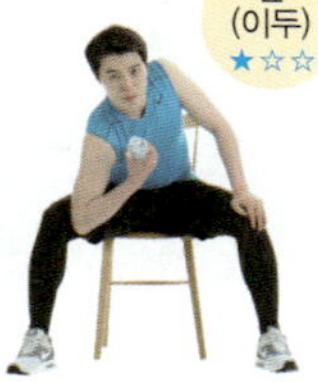 팔(이두) ★☆☆<br>덤벨 컨센트레이션 컬_p.80 | 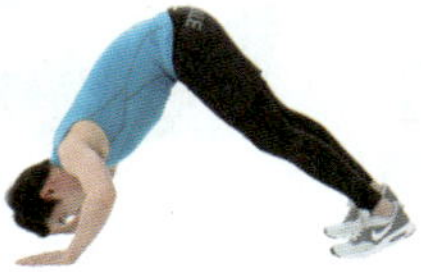 어깨 ★★★<br>파이크 푸시업_p.49 |
| 3 | 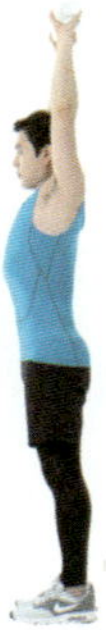 전신 ★★☆<br>하드 클린_p.39 | 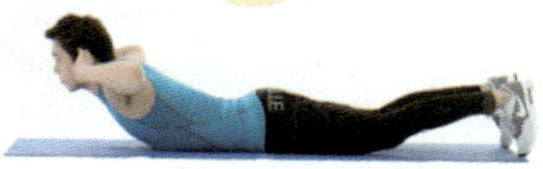 허리 ★★☆<br>백 익스텐션_p.63 | 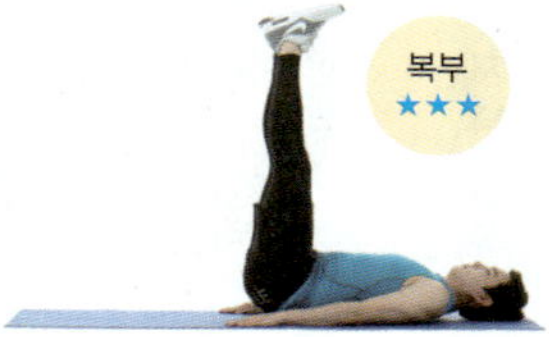 복부 ★★★<br>레그 레이즈_p.70 |

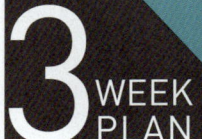

# 식단 프로그램

※점심은 일반식(300kcal)을 기본으로 하며, 칼로리는 요일별 일일 목표 칼로리입니다.

| | 월(1,092kcal) | 화(1,031kcal) | 수(1,096kcal) |
|---|---|---|---|
| 아침 | 현미밥 1/2공기, 시금치무침, 달걀찜, 김치국 | 익힌 닭가슴살 1개, 바나나 1개, 저지방우유 1/2컵 | 닭가슴살 샐러드, 사과 1/2개 |
| 저녁 | 갈릭소스 닭가슴살구이_p.098 | 닭가슴살 타락죽_p.100 | 닭가슴살 카레스테이크_p.106 |
| 저녁 간식 | 파슬리 오렌지주스_p.150, 방울토마토 5알 | 블루베리 망고주스_p.152, 호밀식빵 2조각 | 사과 당근주스_p.148, 호밀식빵 2조각 |

# FOOD PROGRAM

※기재된 페이지는 본책을 기준으로 한다.

| 목(1,181kcal) | 금(1,107kcal) | 토(1,145kcal) |
|---|---|---|
| 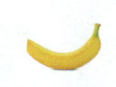<br>바나나 1개, 사과 1/2개,<br>저지방우유 1/2컵 | 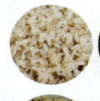<br>현미밥 1/2공기, 오이무침,<br>멸치볶음, 북어국 | <br>파프리카 샐러드, 삶은 달걀 1개,<br>무가당 플레인 요거트 1개(85g) |
| 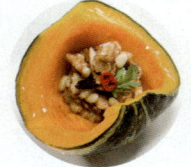<br>단호박 닭가슴살 찜_p.110 | 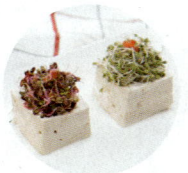<br>닭가슴살 두부 카나페_p.114 | 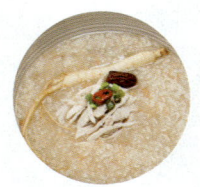<br>닭가슴살 현미죽_p.116 |
| 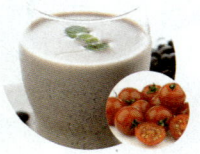<br>검은콩두유_p.142,<br>방울토마토 5알 | 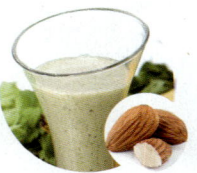<br>셀러리 바나나주스_p.144,<br>아몬드 3알 | 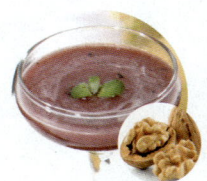<br>블루베리 망고주스_p.152,<br>호두 5알 |

아침 / 저녁 / 저녁 간식

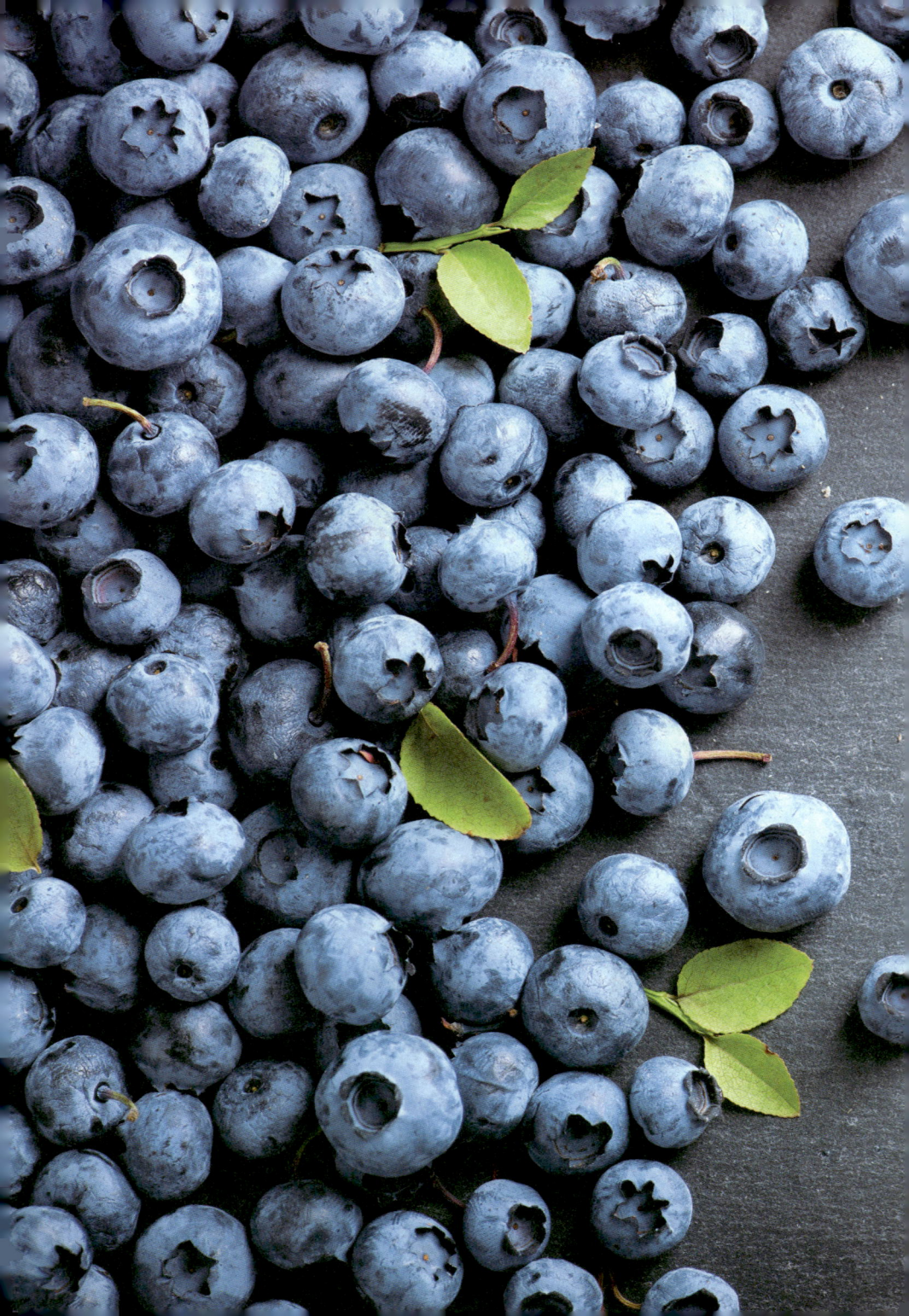

# 3-WEEK PLAN_장보기

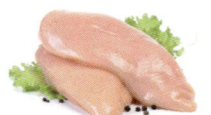 닭가슴살 600g

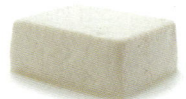 두부 1/2모(150g)

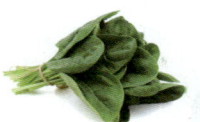 시금치 1회 분량(70g)

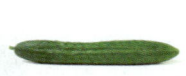 오이 1개

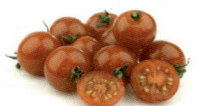 방울토마토 10알

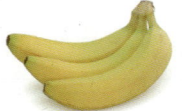 바나나 2.5개

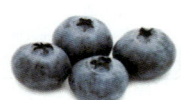 블루베리 1컵

 망고 1개

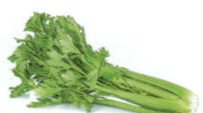 셀러리 1개

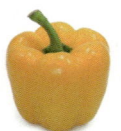 파프리카 1개

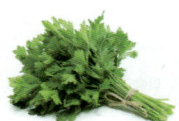 파슬리 2줄기

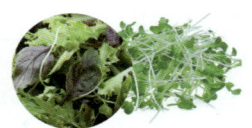 어린잎채소 한줌 새싹채소 한줌

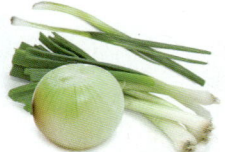 양파 1/3개, 쪽파 대파(국물용) 반 뿌리

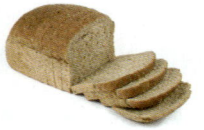 호밀식빵 4조각

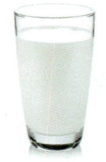 저지방우유 3컵

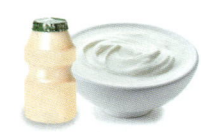 무가당 플레인 요거트 1개(85g) 요구르트 1개

# DAY 15 3주차_월요일

일일 목표 칼로리_총 **1,092kcal**

| 구분 | 추천 식단 | 오늘 먹은 것 | 메모 |
|---|---|---|---|
| 아침 (380kcal) | 현미밥 1/2공기<br>시금치무침<br>달걀찜<br>김치국 | | |
| 점심 (300kcal) | 일반식(1/2) | | |
| 저녁 (329kcal) | 갈릭소스 닭가슴살구이 | | |
| 간식 (83kcal) | 파슬리 오렌지주스 (68kcal)<br>방울토마토 5알 (15kcal) | | |

500㎖ =

| 기준 | 하루 권장량 | 오늘 마신 양 | 메모 |
|---|---|---|---|
| 체중 × 30~33㎖ | 🍶🍶🍶🍶🍶 | 🍶🍶🍶🍶🍶 | |

072 3주 스피드 몸만들기

Date    .    .    .

| 구분 | 추천 운동 | 오늘 운동한 것 | 메모 |
|---|---|---|---|
| 준비 운동 (10분) | 목 → 어깨 → 등 → 허리 → 골반 → 허벅지 → 종아리 → 발목 → 당일 운동 부위 | | |
| 근력 운동 (30분) | 가슴<br>디클라인 푸시업 ★★<br>(3Set : 15회, 18회, 20회)<br><br>팔 삼두<br>벤치 딥스 ★★★<br>(3Set : 15회, 18회, 20회)<br><br>전신<br>암 워킹 ★★<br>(3Set : 15회, 18회, 20회) | | |
| 유산소 운동 (15분 이상) 선택 | 전신 운동, 걷기, 달리기, 산책 | | |
| 마무리 운동 (5~10분) | 목 → 어깨 → 허리 → 허벅지 → 발목 → 당일 운동부위 | | |

# DAY 16 3주차_화요일

일일 목표 칼로리_총 **1,031kcal**

| 구분 | 추천 식단 | | 오늘 먹은 것 | 메모 |
|---|---|---|---|---|
| 아침<br>(260kcal) | | 닭가슴살 100g<br>바나나 1개<br>저지방우유 1/2컵 | | |
| 점심<br>(300kcal) | | 일반식(1/2) | | |
| 저녁<br>(265kcal) | | 닭가슴살 타락죽 | | |
| 간식<br>(206kcal) | | 블루베리 망고주스<br>(113kcal)<br>호밀식빵 2조각<br>(93kcal) | | |

500㎖ =

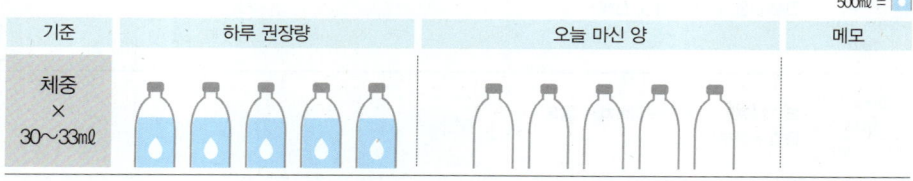

| 기준 | 하루 권장량 | 오늘 마신 양 | 메모 |
|---|---|---|---|
| 체중<br>×<br>30~33㎖ | | | |

Date　　.　　.　　.

| 구분 | 추천 운동 | 오늘 운동한 것 | 메모 |
|---|---|---|---|
| 준비 운동 (10분) | 목 → 어깨 → 등 → 허리 → 골반 → 허벅지 → 종아리 → 발목 → 당일 운동 부위 | | |
| 근력 운동 (30분) | 플로어 Y 레이즈 ★★★ (3Set : 15회, 18회, 20회)<br><br>팔 이두<br>덤벨 컬 ★ (3Set : 15회, 18회, 20회)<br><br>허리<br>얼터네이트 슈퍼맨 ★★ (3Set : 15회, 18회, 20회) | | |
| 유산소 운동 (15분 이상) 선택 | 전신 운동, 걷기, 달리기, 산책 | | |
| 마무리 운동 (5~10분) | 목 → 어깨 → 허리 → 허벅지 → 발목 → 당일 운동부위 | | |

# DAY 17  3주차_수요일

일일 목표 칼로리_총 **1,096kcal**

| 구분 | 추천 식단 | 오늘 먹은 것 | 메모 |
|---|---|---|---|
| 아침 (201kcal) | 닭가슴살 샐러드<br>사과 1/2개 | | |
| 점심 (300kcal) | 일반식(1/2) | | |
| 저녁 (334kcal) | 닭가슴살 카레스테이크 | | |
| 간식 (261kcal) | 사과 당근주스 (168kcal)<br>호밀식빵 2조각 (93kcal) | | |

500ml = 

| 기준 | 하루 권장량 | 오늘 마신 양 | 메모 |
|---|---|---|---|
| 체중 × 30~33ml | | | |

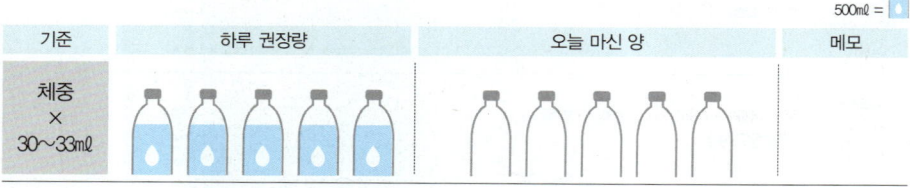

Date    .    .    .

| 구분 | 추천 운동 | 오늘 운동한 것 | 메모 |
|---|---|---|---|
| 준비 운동 (10분) | 목 → 어깨 → 등 → 허리 → 골반 → 허벅지 → 종아리 → 발목 → 당일 운동 부위 | | |
| 근력 운동 (30분) | 하체<br>점프 스쿼트 ★★★<br>(3Set : 15회, 18회, 20회)<br><br>어깨<br>파이크 푸시업 ★★★<br>(3Set : 15회, 18회, 20회)<br><br>복부<br>니업 ★★<br>(3Set : 25회, 25회, 25회) | | |
| 유산소 운동 (15분 이상) 선택 | 전신 운동, 걷기, 달리기, 산책 | | |
| 마무리 운동 (5~10분) | 목 → 어깨 → 허리 → 허벅지 → 발목 → 당일 운동부위 | | |

# DAY 18　3주차_목요일

일일 목표 칼로리_총 **1,181**kcal

| 구분 | 추천 식단 | 오늘 먹은 것 | 메모 |
|---|---|---|---|
| 아침 (261kcal) | 바나나 1개 / 사과 1/2개 / 저지방우유 1/2컵 | | |
| 점심 (300kcal) | 일반식(1/2) | | |
| 저녁 (405kcal) | 단호박 닭가슴살 찜 | | |
| 간식 (215kcal) | 검은콩두유 (200kcal) / 방울토마토 5알 (15kcal) | | |

500ml =

| 기준 | 하루 권장량 | 오늘 마신 양 | 메모 |
|---|---|---|---|
| 체중 × 30~33ml | 🍶🍶🍶🍶🍶 | 🍶🍶🍶🍶🍶 | |

Date . . .

| 구분 | 추천 운동 | 오늘 운동한 것 | 메모 |
|---|---|---|---|
| 준비 운동 (10분) | 목 → 어깨 → 등 → 허리 → 골반 → 허벅지 → 종아리 → 발목 → 당일 운동 부위 | | |
| 근력 운동 (30분) | 가슴<br>힌두 푸시업 ★★★<br>(3Set : 15회, 18회, 20회)<br><br>팔 삼두<br>벤치 딥스 ★★★<br>(3Set : 15회, 18회, 20회)<br><br>전신<br>하드 클린 ★★<br>(3Set : 15회, 18회, 20회) | | |
| 유산소 운동 (15분 이상) 선택 | 전신 운동, 걷기, 달리기, 산책 | | |
| 마무리 운동 (5~10분) | 목 → 어깨 → 허리 → 허벅지 → 발목 → 당일 운동부위 | | |

# DAY 19  3주차_금요일

일일 목표 칼로리_총 **1,107kcal**

| 구분 | 추천 식단 | | 오늘 먹은 것 | 메모 |
|---|---|---|---|---|
| 아침 (384kcal) | | 현미밥 1/2공기<br>오이무침<br>멸치볶음<br>북어국 | | |
| 점심 (300kcal) | | 일반식(1/2) | | |
| 저녁 (301kcal) | | 닭가슴살<br>두부 카나페 | | |
| 간식 (122kcal) | | 셀러리 바나나주스 (101kcal)<br>아몬드 3알 (21kcal) | | |

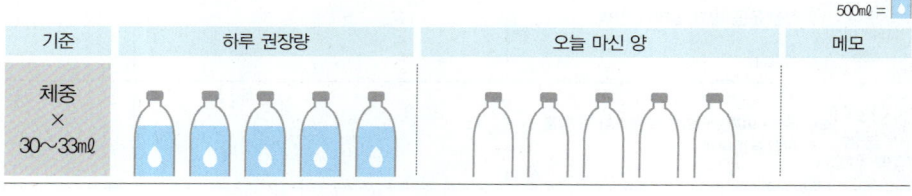

500ml =

| 기준 | 하루 권장량 | 오늘 마신 양 | 메모 |
|---|---|---|---|
| 체중 × 30~33ml | | | |

Date    .    .    .

| 구분 | 추천 운동 | 오늘 운동한 것 | 메모 |
|---|---|---|---|
| 준비 운동 (10분) | 목 → 어깨 → 등 → 허리 → 골반 → 허벅지 → 종아리 → 발목 → 당일 운동 부위 | | |
| 근력 운동 (30분) | **등**<br>원 암 덤벨 로우 ★★<br>(3Set : 15회, 18회, 20회)<br><br>**팔 이두**<br>덤벨 컨센트레이션 컬 ★<br>(3Set : 15회, 18회, 20회)<br><br>**허리**<br>백 익스텐션 ★★<br>(3Set : 15회, 18회, 20회) | | |
| 유산소 운동 (15분 이상) 선택 | 전신 운동, 걷기, 달리기, 산책 | | |
| 마무리 운동 (5~10분) | 목 → 어깨 → 허리 → 허벅지 → 발목 → 당일 운동부위 | | |

# DAY 20 3주차_토요일

일일 목표 칼로리_총 **1,145kcal**

| 구분 | 추천 식단 | 오늘 먹은 것 | 메모 |
|---|---|---|---|
| 아침 (290kcal) | 파프리카 샐러드 / 무가당 플레인 요거트 1개(85g) / 삶은 달걀 1개 | | |
| 점심 (300kcal) | 일반식(1/2) | | |
| 저녁 (312kcal) | 닭가슴살 현미죽 | | |
| 간식 (243kcal) | 블루베리 망고주스 (113kcal) / 호두 5알(130kcal) | | |

500ml =

| 기준 | 하루 권장량 | 오늘 마신 양 | 메모 |
|---|---|---|---|
| 체중 × 30~33㎖ | 🍼🍼🍼🍼🍼 | 🍼🍼🍼🍼🍼 | |

3주 스피드 몸만들기

Date    .    .    .

| 구분 | 추천 운동 | 오늘 운동한 것 | 메모 |
|---|---|---|---|
| 준비 운동 (10분) | 목 → 어깨 → 등 → 허리 → 골반 → 허벅지 → 종아리 → 발목 → 당일 운동 부위 | | |
| 근력 운동 (30분) | 하체<br>점프 스쿼트 ★★★<br>(3Set : 15회, 18회, 20회)<br><br>어깨<br>파이크 푸시업 ★★★<br>(3Set : 15회, 18회, 20회)<br><br>복부<br>레그 레이즈 ★★★<br>(3Set : 25회, 25회, 25회) | | |
| 유산소 운동 (15분 이상) 선택 | 전신 운동, 걷기, 달리기, 산책 | | |
| 마무리 운동 (5~10분) | 목 → 어깨 → 허리 → 허벅지 → 발목 → 당일 운동부위 | | |

# DAY 21  3주차_일요일

일일 목표 칼로리_총 1,300~1,500kcal

| 구분 | 추천 식단 | | 오늘 먹은 것 | 메모 |
|---|---|---|---|---|
| 아침<br>(500kcal) |  | 일반식 | | |
| 점심<br>(300~500kcal) |  | 일반식 | | |
| 저녁<br>(500kcal) |  | 일반식 | | |

**유의사항**

- 일요일에는 자유식으로 한다. 단, 하루섭취량이 2,100kcal를 넘지 않는다.
- 아침 식사 메뉴 중 **반찬은 칼로리에 맞춰 조절**하여 먹는다.
- 튀긴 음식, 분식, 밀가루, 인스턴트, 패스트푸드 등 **자극적이고 칼로리가 높은 식품은 절대 먹지 않는다.**
- **절대 금주!** 술을 먹으면 포만감을 느끼지 못하여 많은 양의 안주를 먹게 된다.
- **규칙적인 시간에 식사한다.** (아침) 7~8시/ (점심) 12~13시/ (저녁) 19~20시. 단, 오후 10시 이후에는 먹지 않는다.
- **물은 수시로 마신다.** 많이 마시면 식이 조절에도 도움이 되고 체지방도 줄여주므로 다이어트 할 때 꼭 필요하다.

Date . . .

| 추천 프로그램 | 오늘 운동한 것 | 메모 |
|---|---|---|
| 휴식 | | |

500㎖ = 

| 기준 | 하루 권장량 | 오늘 마신 양 | 메모 |
|---|---|---|---|
| 체중 × 30~33㎖ | | | |

3주 스피드 몸만들기

# FOOD! 먹기 전, 칼로리 바로 알기

※ 출처 : 식품의약품안전청 '2016 외식 영양성분 자료집'

| 분류 | 식품 | kcal | 1회 제공량(g) |
|---|---|---|---|
| 10kcal | 양파장아찌 | 20 | 50 |
| | 단무지무침 | 20 | 50 |
| | 배추겉절이 | 22 | 50 |
| | 미역초무침 | 26 | 50 |
| | 고구마줄기나물 | 31 | 50 |
| | 미소된장국 | 38 | 150 |
| | 감자볶음 | 58 | 50 |
| | 미역줄기볶음 | 66 | 100 |
| | 무생채 | 79 | 150 |
| | 오이냉국 | 83 | 450 |
| | 노각무침 | 84 | 150 |
| | 김치국 | 89 | 450 |
| | 시래기된장국 | 99 | 450 |
| 100kcal | 매생이국 | 119 | 500 |
| | 소고기무국 | 123 | 400 |
| | 깻잎김치 | 131 | 150 |
| | 파무침 | 131 | 150 |
| | 느타리버섯볶음 | 136 | 150 |
| | 부추무침 | 143 | 200 |
| | 소고기미역국 | 151 | 650 |
| | 우거지해장국 | 154 | 600 |
| | 오징어국 | 167 | 500 |
| | 달걀말이 | 176 | 100 |
| | 황태해장국 | 182 | 600 |
| | 곰탕 | 183 | 300 |

| 분류 | 식품 | kcal | 1회 제공량(g) |
|---|---|---|---|
| 200kcal | 달걀찜 | 201 | 250 |
| | 깻잎나물볶음 | 206 | 200 |
| | 오징어볶음 | 241 | 200 |
| | 햄부침 | 244 | 100 |
| | 우렁된장국 | 245 | 500 |
| | 어묵볶음 | 284 | 150 |
| | 굴비구이 | 289 | 150 |
| 300kcal | 냉김치말이국수 | 303 | 600 |
| | 멸치주먹밥 | 312 | 150 |
| | 두부전골 | 315 | 500 |
| | 추어탕 | 317 | 1000 |
| | 소고기국밥 | 331 | 700 |
| | 북어채무침 | 339 | 150 |
| | 돼지껍데기볶음 | 352 | 250 |
| | 오삼불고기 | 363 | 200 |
| | 감자전 | 375 | 200 |
| | 동태찜 | 394 | 500 |
| 400kcal | 부대찌개 | 400 | 600 |
| | 콩나물국밥 | 430 | 900 |
| | 감자튀김 | 460 | 150 |
| | 소시지볶음 | 471 | 200 |
| | 고구마맛탕 | 491 | 200 |
| | 임연수구이 | 494 | 250 |
| 500kcal | 곤드레나물밥 | 522 | 350 |
| | 닭곰탕 | 522 | 650 |
| | 라면 | 526 | 550 |
| | 양념치킨 | 552 | 200 |
| | 막국수 | 572 | 1000 |
| | 순대볶음 | 582 | 400 |
| 600kcal | 고등어찌개 | 602 | 600 |
| | 비빔밥 | 692 | 450 |
| 700kcal | 떡라면 | 743 | 700 |
| 900kcal | 소머리국밥 | 904 | 1100 |

# After
## 바디 체크표

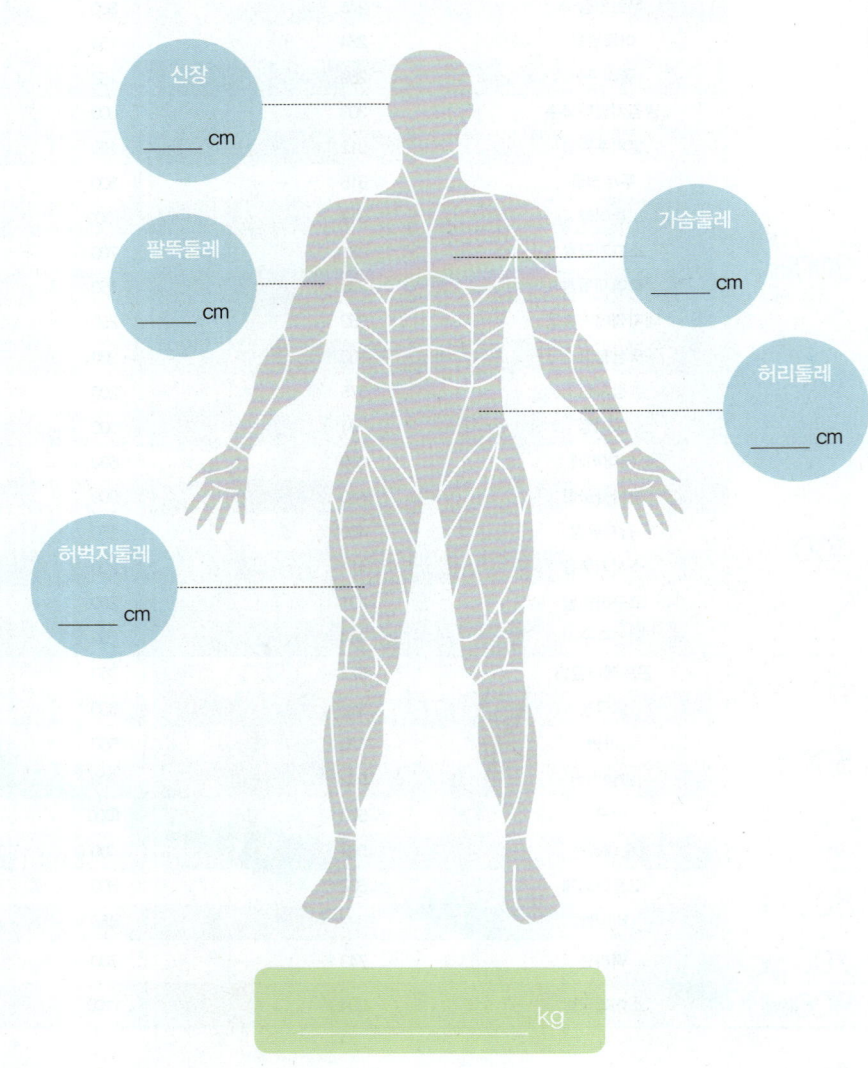